中医护理实习生培训手册

主　编　焦蕴岚　胡海荣　王梁敏

中国中医药出版社
·北　京·

图书在版编目（CIP）数据

中医护理实习生培训手册 / 焦蕴岚，胡海荣，王梁敏主编 .
—北京：中国中医药出版社，2018.12
ISBN 978 - 7 - 5132 - 5168 - 6

Ⅰ . ①中⋯　Ⅱ . ①焦⋯ ②胡⋯ ③王⋯　Ⅲ . ①中医学—护理学—手册　Ⅳ . ① R248-62

中国版本图书馆 CIP 数据核字（2018）第 198001 号

中国中医药出版社出版
北京市朝阳区北三环东路 28 号易亨大厦 16 层
邮政编码　100013
传真　010-64405750
三河市同力彩印有限公司印刷
各地新华书店经销

开本 710×1000　1/16　印张 26.625　字数 476 千字
2018 年 12 月第 1 版　2018 年 12 月第 1 次印刷
书号　ISBN 978 - 7 - 5132 - 5168 - 6

定价　90.00 元
网址　www.cptcm.com

社 长 热 线　010-64405720
购 书 热 线　010-89535836
维 权 打 假　010-64405753

微信服务号　zgzyycbs
微商城网址　https://kdt.im/LIdUGr
官 方 微 博　http://e.weibo.com/cptcm
天猫旗舰店网址　https://zgzyycbs.tmall.com

如有印装质量问题请与本社出版部联系（010-64405510）

中医护理实习生培训手册
编委会

主　编　焦蕴岚　胡海荣　王梁敏

副主编　惠鑫源　许　冰　田亚娟　孙明丽　刘桂英　邓建华

编　者　（按姓氏笔画排序）

序

　　护士是医疗机构中最大的一个执业群体，琐碎、繁重、重复的工作节奏构成她们的每一天，给患者以微笑，给社会以安康，正是这平凡的工作衬托出她们的纯洁、美丽与善良，所以人们常把护士称作白衣天使。

　　护理学是实践性很强的学科，每一位从业者必须经过临床实习阶段训练，可以说临床实习培训是走向临床实际工作的第一步。随着国家医改政策的全面推行，护理专业人员的市场需求量不断扩大，对护理从业者的执业标准也进一步规范和提高，所以每一位从业者从临床实习开始，就应该学会融合所学知识，把握护理共性和特性，不断提高护理的基本能力和水平，为从事临床护理工作奠定良好的基础。

　　《中医护理实习生培训手册》充分研究了护理专业学生的知识结构和执业要求，结合市场需求，以"循证、规范、实用、全面"为原则，从护士仪表形象到行业准则规范，从理论知识到操作流程，从专科护理到中医特色护理，全书内容丰富实用、易懂易学。主编及各位编委都是具有丰富理论知识和临床经验的护士长、带教老师，也渗透了许多护理界前辈及同仁们的学术成就和耕耘所获，内容全面、准确。

　　喜闻该书即将付梓，在此为临床护理学界又增添一理论知识与操作实践结合且适用面广的新作表示祝贺并为之以序。

中华中医药学会医院管理分会主任委员

中国中医科学院西苑医院常务副院长

北京中医药大学东方医院原院长

张允岭

2018 年 11 月 20 日

前　言

　　临床护理实习是培养优秀护理人才的一个重要阶段，它是由理论知识转化为临床实践技能的必要环节，中医护理更有其特殊性。为使护理实习生做好此阶段的学习工作，特编写此书，希望为护理实习生提供全面、规范、正确的实习引导。

　　随着社会的进步，临床需要既具有扎实理论知识，又有精湛护理技术及有效沟通能力的综合型人才。因临床带教老师的性格特点、知识结构、表达能力各有不同，使讲解知识内容、学生掌握程度不统一，导致一些护理实习生实习结束后未能全面熟练地掌握护理知识及技能，影响了护理临床工作的开展。而本书对护理实习生整个实习过程进行正确、规范、全面的指导，为护理实习生的临床护理知识及综合能力的培养提供有效的保障。

　　《中医护理实习生培训手册》立足改革创新，依据临床护理工作中的实际情况和中医医院护理实习生需求，以"循证、规范、实用、全面、易懂、易记"为原则，组织北京中医药大学东方医院具有丰富临床经验的护士长、带教老师，系统归纳总结了护理实习生需要了解、熟悉和掌握的知识点，是一本具有中医特色的护理实习生培训手册。编写过程中也借鉴了多部护理教材、护理规范、护理指南，在此一并向各位作者致以感谢！

　　本手册分为六个章节，从护士仪表到行为规范，从常用知识到操作流程，从专科护理知识到中医护理知识等，为护理实习生临床实践提供了一本非常实用的手边书。希望通过临床实习，使护理实习生的理论实践得到进一步深化、提高和扩展，进一步树立"以患者为中心"的护理理念，培养科学严谨的工作作风、严肃认真的工作态度，为成为一名合格的护士奠定良好的基础。

　　本书是在各位护士长和带教老师带教经验的基础上改革、创新，所涉及的技术方法和操作流程均以国家有关政策、法规为依据，供临床护理实习或执业人员学习和参考之用，切忌擅自机械照搬。在探索过程中难免有不足之处，各教学单位、教学人员、护理实习生和中西医护理从业者在使用过程中若发现问题，敬请批评指正，以便我们重印或再版时予以修改，使本培训手册的质量不断提高，更好地适应中医护理人才培养的需求。

《中医护理实习生培训手册》编委会
2018 年 6 月

目　录

第一章　护士礼仪规范

护士礼仪是护士在整个护理活动中，为了塑造个人和医院的良好形象，所应遵循的礼节和仪表、仪态、仪容等方面的规范或程序。护士的仪容、仪表应形象端庄、整洁简约、高雅大方。

一、护士仪表规范

（一）护士的职业妆容

护士的妆容应为淡妆，以自然、美观、得体、协调为原则，以激发患者对美好生活的向往与追求，为患者尽力创造安宁、舒适、欣赏美、享受美的心理氛围。

（二）护士的服装服饰

1. 护理人员上班一律按规定着工作服、工作帽、工作鞋（图 1-1）。

2. 工作服应合体、平整，保持衣扣完整，无破损、无污迹，并佩戴胸卡。

3. 着浅色（肉色或白色）袜，工作服内衣领不可过高，颜色反差不可过于明显，工作服内衣、裤不得超出工作服、工作裤的底边。

4. 不佩戴外露首饰，如耳饰、手链、戒指、脚链等。

5. 不留长指甲及涂有色指（趾）甲油。

6. 医院内不得穿拖鞋、背心、短裤。外出期间应着便装，不得穿工作服进食堂就餐或出入其他公共场所。

（三）护士的发型

护士在修饰头发时，要注意保持头发清洁，

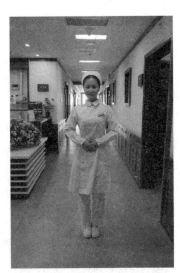

图 1-1　护士的服装服饰

1

发型要整洁大方。刘海不挡眉眼，后面的头发以不过领为度。长发盘起，用发卡固定或用网套罩起（图1-2）。

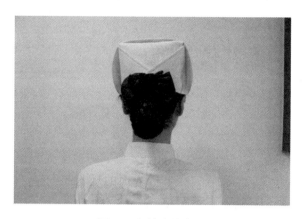

图1-2 护士的发型

二、护士行为规范

（一）站姿

护士站姿体现护士的稳重、端庄、礼貌、挺拔、有教养，显示出一种亭亭玉立的静态美。这是培养优美仪态的起点，也是发展不同质感动态美的起点和基础。其要领是挺、直、高、稳。

1. 站姿的要求

（1）挺：站立时身体各部位要尽量舒展挺拔，做到头平、颈直、肩夹、背挺。

（2）直：站立时身体的支干——脊柱要尽量与地面保持垂直，注意收颌、挺胸、收腹、夹腿、提臀。

（3）高：站立时身体中心要尽量提高，即昂首、提气、直腰、绷腿。

（4）稳：脚跟并拢，脚尖张开45°，重心落在两腿之间，也可采用T字形站姿（图1-3）。

2. 站姿的种类

（1）双手垂握于下腹部：双臂基本垂直，双手几乎平展，一手叠于另一手上，轻握另一手四指指尖，被握之手的指尖不能超过上手的

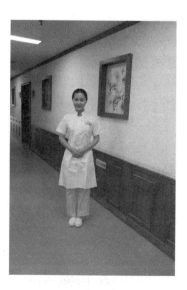

图1-3 护士的站姿

外侧缘。

（2 双手相握于中腹部：双臂略弯曲，双手四指相勾，轻握，置于中腹部。

（3）一臂垂于体侧，一手置于腹侧：垂于体侧的一臂自然放松，手掌放松自然弯曲；另一臂放松自然屈曲于体侧，手轻握成半拳，置于腹侧，前不过身体正中线。

（二）坐姿

单手或双手向后把裙子下端捋平，轻轻落座在椅面前 1/2 ~ 2/3 处，上身端直，微向前倾，两肩平正放松，双手自然地放在双膝或椅子上，双膝并拢，小腿略向后收或小交叉，两脚保持小丁字（图 1 -4）。

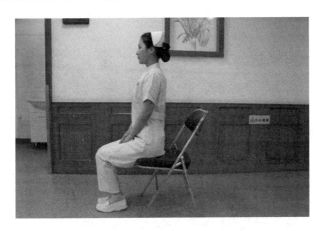

图 1 - 4　护士的坐姿

（三）行姿

行走时两眼平视前方，收腹挺胸，以胸带步，弹足有力，柔步无声，步履轻捷自然，两臂前后自然摆动，摆幅不超过 30°，双脚在一条直线上行走。若两人同行应保持 10cm，防止相互碰撞，失礼失态。

（四）持物

1. 持病历夹姿势　左手握病历夹稍前端，置于肘关节与腰部之间，病历夹前沿略上翘，右手自然下垂或摆动（图 1 -5），翻病历时右手拇指与食指从中缺口处滑到边沿向上轻轻翻动。

2. 端治疗盘姿势　双手握托治疗盘，肘关节成 90°，贴近躯干。开门时用肘将门轻轻推开，进门后关门，绝不能用脚踢门（图 1 -6）。

（五）推治疗车

双手扶车两侧缘，优美平稳又安全，躯干略微向前倾，轻巧无声推向前，

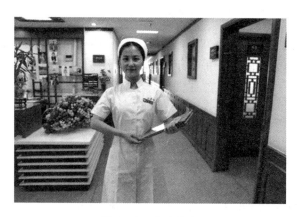

图 1-5　持病历夹

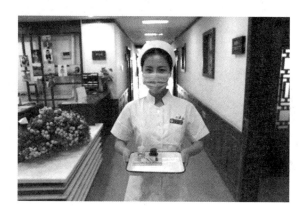

图 1-6　端治疗盘

入房之前先停车，敲门开门手在先，工作细节更完美，推车进出礼仪显。尽量减少治疗车推行过程中发出的声响（图 1-7）。

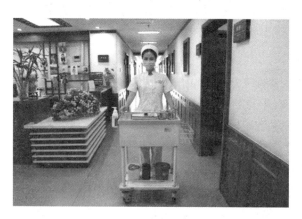

图 1-7　推治疗车

（六）引领手势

手的正确姿态应是手掌自然伸直，掌心向上，手指并拢，拇指自然稍稍分开，手腕伸直，胳膊略向外伸，用正确优美的手势引领患者。在介绍病区环境时，应落落大方运用正确的引导姿势。以肘部为轴，可以右手单臂或双臂横摆式，朝一定的方向伸出手臂。在楼道拐弯处或上下楼梯时，要事先告知患者或来宾，并用手示意"请右拐""请上楼""请注意脚下"等。使来宾或患者安全、准确到达目的地。

三、护士交往规范

（一）护士与院内人员交流的礼仪

护士在医院内与熟人、同事相遇时，应点头示意，主动打招呼问好，注意语言文明，多说"请""麻烦您""谢谢"等礼貌用语，有利于工作开展和同事间关系融洽。在遇有参观、检查人员到院时，应起立，以微笑表示欢迎。

（二）护士与患者的礼仪

1. 电话礼仪　接电话时使用文明用语，响铃不宜过长，遵循电话应对"四原则"，即声音谦和、举止文明、态度尊敬、内容简洁（图1-8）。

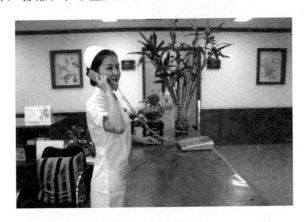

图1-8　电话礼仪

2. 接待门诊患者礼仪　接待患者时，姿势端正，背部挺直，面向患者，做到语言文明、态度诚恳，说话和蔼、亲切，语气声调柔和、悦耳。

3. 接待住院患者礼仪　主动向入院患者介绍医院环境，主管医师和主管护士对患者进行健康教育，若患者有疑问，应耐心细致地解释。患者出院时要做好出院指导。

4. 接待手术患者礼仪　术前做好充分的沟通工作，教会患者如何对待手术以及术中配合、术后注意事项等。

5. 接待急诊患者礼仪　要求急诊护士行动敏捷，技术熟练，具备良好的心理素质和行为习惯，具有较强的应变能力，做到急而不慌、忙而不乱、争分夺秒、处理果断。

6. 接待老年患者礼仪　对待老年患者切忌直呼其名、床号，应加以称谓。老年患者由于视、听、嗅及触觉功能减退，造成不同程度的语言交流障碍，护士应尽量采用接触、手势、面部表情和身体姿势等多种方式与患者交流（图1-9）。

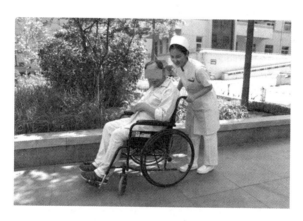

图1-9　接待礼仪

第二章　基础知识

第一节　常用知识

一、三基三严的内容

（一）三基内容

"三基"指基础知识、基本理论、基本技能。

（二）三严内容

"三严"指严格要求、严密组织、严谨态度。

二、慎独的概念

慎独是指一个人独处无人注意时，自己的行为必须谨慎不苟，为重要的医德修养之一。

三、无菌技术原则

（一）无菌技术

无菌技术是指在执行医疗、护理操作过程中，防止一切微生物侵入机体和保持无菌物品及无菌区域不被污染的操作和管理方法。

（二）无菌区域

无菌区域是指经灭菌处理后未被污染的区域。

（三）无菌物品

无菌物品是指用物理或化学的方法灭菌后未被污染的物品。

（四）有菌区（非无菌区）

未经灭菌处理或经灭菌处理后被污染的区域，称有菌区（非无菌区）。

（五）进行无菌技术操作的原则

1. 环境　应清洁、宽阔，操作前30分钟需停止清扫、更换床单。

2. 人员　应穿戴整齐，帽子遮盖头发，口罩盖住口鼻，刷洗双手，修剪指甲；必要时，穿无菌衣物，戴无菌手套。

3. 无菌物品　不可暴露在空气中，与非无菌物品分开放置；无菌包外需标明物品名称、灭菌日期，按失效期的先后顺序摆放。

4. 无菌区域操作　分清无菌区与非无菌区，避免污染；操作者的身体与无菌区保持一定距离，应面向无菌区，手臂应保持在腰部或治疗台面以上，不可跨越无菌区。避免面对无菌区谈笑或打喷嚏。

（六）无菌物品有效期

1. 未使用的无菌包有效期，每年5月1日~10月31日期间，无菌包的有效期为7天，11月1日~次年4月30日期间，无菌包的有效期为14天。

2. 已铺好的无菌盘有效期4小时。

3. 已打开过的无菌包、无菌容器有效期24小时。

四、各种护理标识的使用

（一）床头卡的临床应用及注意事项

1. 各病区需使用护理部统一的床头卡标识，床头卡中的各项信息一律打印，一次性使用。

2. 患者入院后悬挂床头卡，并根据医嘱体现护理级别。

3. 床头卡中的各项警示标识应根据患者实际情况选择提示，损坏、不洁时应及时更换，摆放位置符合要求。

4. 保持床头卡膜的清洁，不可有污渍。

（二）各项警示标识的临床应用及注意事项

1. 过敏标识　有过敏史的患者需悬挂此标识。

2. 禁食水标识　有禁食水医嘱的患者悬挂此标识。

3. 隔离标识　需要床旁隔离的患者悬挂此标识。

4. 小心跌倒标识　根据跌倒评估表分值，高危人群必须悬挂此标识。

5. 防止坠床标识　根据坠床评估表分值，高危人群必须悬挂此标识。

（三）管路标识的临床应用及注意事项

常用的管路标识包括胃管标识、尿管标识、胃肠营养管标识、腹腔引流管标识、盆腔引流管标识、膀胱冲洗标识等。标识上应注明日期、时间、签名，如更换管路或标识脱落、破损、污染等情况需及时更换标识。

五、常用管路的护理方法

（一）静脉留置针

【定义】静脉留置针又称为静脉套管针，它是由不锈钢的针芯、软的外套管及塑料针座组成。穿刺时将外套管和针芯一起刺入血管中，当套管送入血管后，撤出针芯，仅将柔软的外套管留在血管中进行输液的一种输液工具。

【适应证】短期的静脉输液治疗及输液量较多的患者；老人、儿童、躁动不安的患者；每天需多次推注刺激性药物的患者；需做糖耐量以及连续多次采集血标本的患者；输全血和血液制品的患者。

【禁忌证】手术同侧肢体及瘫痪侧肢体不能留置套管针；穿刺局部皮肤感染或损伤、硬结、硬化、受损的静脉不能留置套管针；输入发疱剂及胃肠外营养液等刺激性药物。

【日常维护方法及注意事项】

1. 在留置针维护过程中应遵循 A－C－L 导管维护最佳实践标准。

（1）A 是 Assess，导管功能评估，也就是抽回血。给药和输液前，护士应抽回血以确定导管是否通畅。给药和输液前，如果遇到阻力或者抽吸无回血，护士应进一步确认导管的通畅性，不应强行冲洗导管。

（2）C 是 Clear，冲管，是指将导管内残留的药液和血液冲入血管。应用于输液前后，两种药物输注之间，或抽血前后。避免药液刺激局部血管，减少药物之间的配伍禁忌，避免血液凝结。

（3）L 是 Lock，封管，是指输液完毕或在两次间断的输液之间，用有效的封管技术来保持静脉输液管路的通畅。

2. 封管液的最少量为导管和附加装置容量的 2 倍。

3. 留置针给药前、后用 0.9% 氯化钠注射液或稀释的肝素盐水（每毫升 0.9% 氯化钠注射液含肝素钠 10～100U）脉冲式冲洗导管，即采用推一下、停一下的冲洗方法，使等渗盐水在导管内形成小漩涡，有利于把附着在导管和血管壁的残留药液冲洗干净。

4. 应随时观察导管穿刺部位皮肤有无红肿，并根据病情、导管类型、留置时间、并发症等因素进行评估。

5. 外周静脉留置针应 72～96 小时更换一次，拔除后检查导管的完整性。

6. 外周留置针附加的肝素帽或无针接头，应在更换外周留置针时一并更换。

（二）经外周静脉置入的中心静脉导管

【定义】经外周静脉置入的中心静脉导管（peripherally inserted venous catheters，PICC）是经上肢贵要静脉、肘正中静脉、头静脉、肱静脉、颈外静脉穿刺置管，尖端位于上腔静脉或下腔静脉的导管。

【适应证】缺乏外周静脉通道或静脉条件差者；需要中心静脉穿刺置管输液者；需要中、长期保持静脉通道者；颈、胸部手术者；需要经常测量中心静脉压力者。

【禁忌证】有严重出血性疾病者；有静脉血栓形成史者；有血管外科史或外伤者；外周静脉不能确认者；已知或怀疑与插管相关的感染者；有菌血症或败血症迹象者；已知或怀疑患者对导管所含成分过敏者；既往在预定插管部位有放射治疗史者。

【日常维护方法及注意事项】

1. PICC 的冲管和封管均应使用 10mL 及以上容量的注射器或一次性专用冲洗装置（严禁使用小于 10mL 容量的注射器）。

2. 给药前后宜用 0.9% 氯化钠注射液脉冲式冲洗导管，如果遇到阻力或抽吸无回血，应进一步确定导管的通畅性，不应强行冲管。

3. 输液完毕应用 0.9% 氯化钠注射液或肝素盐水正压封管。

4. 冲管液的最少量为导管和附加装置容量的 2 倍。

5. PICC 导管在治疗间歇期间应至少每周维护 1 次。

6. 每天观察穿刺点周围皮肤的完整性。无菌透明敷料应至少每 7 天更换1 次；无菌纱布敷料应至少每 2 天更换 1 次。穿刺点发生渗血、渗液及穿刺点敷料松动、污染应及时更换敷料，换药时应观察插入深度并记录。

7. 输入全血、血浆、蛋白等黏性较大的液体后，应当以等渗液体冲管，防止管腔堵塞。输入化疗药物前后均应使用 0.9% 氯化钠注射液冲管。

8. 可以使用 4F PICC 导管进行常规加压输液或输液泵给药，但是不能用于高压注射泵推注造影剂等。

9. 护士在为 PICC 患者进行操作时，应当洗手并严格执行无菌操作技术，尽量避免置管肢体测血压。

10. 拔管前应行 B 超检查确认有无血栓，拔出导管后应确认导管的完整性。

（三）中心静脉导管

【定义】中心静脉导管（CVC）是经锁骨下静脉、颈内静脉、股静脉置管，尖端位于上腔或下腔静脉的导管。

【适应证】

1. 测量中心静脉压，用以评估循环生理参数，以利于临床的病情判断。

2. 需大量而快速的静脉输液，常用于失血量较大的手术，或者是急救时维持血压。

3. 长期肠外营养、长期抗生素注射、长期止痛药注射的给予途径。

4. 对于周边静脉（小静脉）较具刺激性的药物，改从中心静脉导管注入，例如胺碘酮、氯化钾等。

5. 血液透析的管道，如血浆置换或床旁透析。

6. 肿瘤的化疗，防止化学性静脉炎的发生，防止药液外渗。

7. 为反复输液的患者建立良好的输液通道，避免反复穿刺的痛苦。

8. 重症患者建立输液通路。

【禁忌证】

1. 广泛上腔静脉系统或所选静脉通路有血栓形成。

2. 穿刺部位有感染或畸形。

3. 凝血功能障碍。

4. 严重肺气肿剧烈咳嗽者慎用锁骨下静脉穿刺。

5. 不合作、躁动不安的患者。

【日常维护方法及注意事项】

1. CVC 应每天观察穿刺点周围皮肤的完整性。无菌透明敷料应至少每 7 天更换 1 次；无菌纱布敷料应至少每 2 天更换 1 次。穿刺点发生渗血、渗液及穿刺点敷料松动、污染应及时更换敷料。

2. CVC 给药前后用肝素盐水脉冲式冲管，如遇到阻力或抽吸无回血，应进一步确定导管的通畅性，不应强行冲管，并及时通知医师。

3. 输入全血、血浆、蛋白等黏性较大的液体后，应当以等渗液体冲管，防止管腔堵塞。输入化疗药物前后均应使用无菌 0.9% 氯化钠注射液冲管。

4. 可以使用 CVC 导管进行常规加压输液或输液泵给药，但不能用于高压注射泵推注造影剂等。

5. CVC 应每日测量外余。

6. 连接 CVC 的无针接头、肝素帽尽可能减少。

7. 可疑导管相关性血流感染时，应遵医嘱抽取血培养并重新建立静脉通路输液，尽早行 B 超检查有无血栓并拔除 CVC。

8. 置管后最好通过 X 线片确认导管位置。如遇清醒患者主诉疼痛时应及时通知医师。尽早发现血栓。

（四）留置胃管

【鼻饲的适应证】

1. 意识障碍不能经口进食及咽喉手术后的患者。

2. 为保证摄入足够的营养、水分和药物的患者。

3. 急性胃扩张。

4. 上消化道穿孔或胃肠道有梗阻。

5. 急腹症有明显胀气者或较大的腹部手术前等。

6. 不能张口的患者，如破伤风患者。

7. 早产儿和病情危重的患者以及拒绝进食的患者。

【鼻饲的日常维护方法及注意事项】

1. 留置胃管后需检查胃管是否在胃内，金标准为 X 线片。

2. 妥善固定，每日观察插入深度、鼻黏膜情况及受压处皮肤等。

3. 间断鼻饲患者应在鼻饲前抽胃液监测胃残留；持续鼻饲患者应每 4 小时监测 1 次胃残留，若胃内容物超过 150mL 时应当通知医师减量或暂停鼻饲。

4. 鼻饲时床头需抬高 30°，防止误吸。鼻饲后应用 20mL 温水冲管，防止堵塞。

5. 鼻饲药物的患者，应将药物研碎后匀速注入。

6. 鼻饲后 30 分钟内尽量不要吸痰，防止胃液反流引起误吸。

7. 长期留置胃管患者应定期更换。

【胃肠减压的适应证】

1. 腹部手术，特别是胃肠手术，术前、术中持续胃肠减压，可防止胃肠膨胀，有利于视野的显露和手术操作；预防全身麻醉时并发吸入性肺炎。

2. 术后应用有利于腹部手术切口及胃肠吻合口的愈合。

3. 胃十二指肠溃疡瘢痕性幽门梗阻的治疗。

4. 减轻胃潴留和腹胀。

【胃肠减压的日常维护方法及注意事项】

1. 胃肠胀气、肠梗阻、胃肠术后患者需连续使用胃肠减压器，此时吸引力不宜过大；保持减压器的功能状态，并观察引流液的颜色、性质和量。

2. 如遇临时用药需暂停胃肠减压，夹闭 1~2 小时后再次打开。胃肠减压器应每 24 小时更换 1 次，并在减压器上标注更换时间（年、月、日及时间）。

（五）留置尿管

【定义】 在导尿后，将导尿管保留在膀胱内，引流出尿液的方法。

【适应证】

1. 无菌法取尿标本做检查或做尿细菌学检查。

2. 解除尿潴留、测定膀胱内残余尿量。

3. 测定膀胱容量和膀胱内压力改变、行膀胱注水试验，鉴别膀胱破裂。

4. 注入对比剂，进行膀胱造影检查。

5. 危重患者观察尿量变化。

6. 产科手术前的常规导尿。大型手术中持续引流膀胱，防止膀胱过度充盈及观察尿量。

7. 进行下尿路动力学检查。

8. 膀胱内药物灌注或膀胱冲洗。

9. 探测尿道有无狭窄；了解少尿或无尿原因。

【日常维护方法及注意事项】

1. 导尿者必须严格无菌操作，以防止医源性感染。

2. 对于膀胱高度膨胀且虚弱患者，插管后第一次放尿不应超过1000mL，以免发生虚脱或血尿。

3. 外出检查患者需夹闭尿管，防止反流，患者返回后及时打开。

4. 加强尿道口的清洁护理，每日遵医嘱行会阴清洗或尿道口消毒。

5. 应用利尿剂后应密切观察尿量，防止管路打折。

6. 定期更换尿袋，长期留置尿管者应定期更换导尿管。

（六）人工气道

【定义】人工气道是将导管经上呼吸道置入气管或直接置入气管所建立的气体通道。人工气道是为保证气道通畅而在生理气道与空气或其他气源之间建立的有效连接，为气道的有效引流、通畅、机械通气、治疗肺部疾病提供条件。人工气道可分为临时人工气道和长期人工气道。临时的人工气道包括鼻咽通气道、口咽通气道、喉罩等；长期的人工气道包括气管插管、气管切开套管。

【适应证】气管切开套管适用于气管切开患者，主要见于长期机械通气患者、上呼吸道狭窄或阻塞的患者等。

【日常维护方法及注意事项】

1. 气管插管可分为经口及经鼻气管插管。插管天数为7~14天。经口气管插管深度为（22±2）cm，经鼻气管插管深度为（27±2）cm。

2. 床头抬高30°，防止呼吸机相关性肺炎的发生；气管插管及气管切开套管的固定应松紧适宜。

3. 按需吸痰，充分痰液引流，保持气道通畅，保证有效通气。

13

4. 加强气道湿化管理，随时了解管路位置。呼吸机管路内积水过多时应及时清除，并防止管道受压、打折。

5. 每日两次口腔护理，应观察口腔黏膜情况及面部皮肤。

6. 气囊压力适中，应随时观察气囊压力，定期清除囊上滞留物，防止囊上滞留物流入肺内。若病情恢复应尽早拔管。

7. 为气管插管、气管切开套管的患者翻身时应注意保护管路，防止患者拔管及管路意外脱出。

8. 气管切开患者应每日更换气管切开套管纱布，并观察切口皮肤，如有异常及时通知医师。

9. 气管切开套管应定期更换。

六、住院患者健康教育内容

（一）入院患者健康教育

1. 病房环境。

2. 作息时间。

3. 探视陪住制度。

4. 贵重物品管理制度。

5. 主管医师及护士。

6. 饮食指导。

7. 功能检查注意事项。

8. 安全教育。

（二）在院期间患者健康教育

1. 中西医用药作用及注意事项。

2. 中医护理操作的相关知识。

3. 卧位、运动和休息的注意事项。

4. 皮肤护理注意事项。

5. 留置管路的注意事项。

6. 情志护理。

7. 一般治疗方法介绍。

8. 疾病相关知识介绍。

9. 健康行为的重要性。

10. 中医养生护理。

（三）出院前患者健康教育

1. 饮食调护。

2. 运动指导。

3. 情志护理。

4. 出院前带药指导。

5. 复诊时间。

七、压疮相关知识

（一）压疮的定义

身体局部组织长期受压，血液循环障碍，局部组织持续缺血、缺氧，营养缺乏致使皮肤失去正常功能而引起的组织破损和坏死。

（二）压疮发生的压力因素

1. 垂直压力造成皮肤缺血性损害。

2. 摩擦力损伤表皮。

3. 剪切力损伤深层皮肤。

（三）沃特罗压疮危险因素评估量表的意义

≥10 分为危险，≥15 分为高度危险，≥20 分为极度危险。

（四）压疮的分期及特点

1. Ⅰ类/期 指压不变白红斑，是指皮肤完整，有局限性指压不变白红色的区域，常位于骨性突起之上。黑色素沉积区域可能见不到发白现象，其颜色可与周围皮肤不同。与邻近组织相比，这一区域可能会疼痛、硬肿、松软、发凉或发热。肤色较深的人可能难以看出Ⅰ类/期迹象。Ⅰ类/期可表明某些人有"风险"（预示有发病的风险）。

2. Ⅱ类/期 部分皮层皮损，表现为浅表的开放型溃疡，创面呈粉红色，无腐肉；也可表现为完好的或开放/破损的血清样水疱，外观呈肿亮或干燥的浅表溃疡，无腐肉及淤伤（淤伤表明疑似有深部组织损伤）。不应使用Ⅱ类/期来描述皮肤撕裂、医用胶布所致损伤、会阴部皮炎、浸渍糜烂或表皮脱落。

3. Ⅲ类/期全层皮损 全层皮损可见皮下脂肪，但骨、肌腱、肌肉并未外露。可有腐肉存在，但并未掩盖组织损失的深度，可出现底蚀和槽蚀。Ⅲ类/期压疮的深度依解剖学位置而变化。鼻梁、耳朵、枕骨部和踝骨部没有皮下组织，这些部位发生三期压疮可呈浅表状；相反，脂肪较多的区域可以发展成非常深的Ⅲ类/期压疮。骨骼和肌腱不可见或无法直接触及。

4. Ⅳ类/期全层组织损伤 全层组织损伤并带有骨骼、肌腱或肌肉的裸露。在创基某些区域可有腐肉和痂疮，通常会有底蚀和槽蚀。Ⅳ类/期压疮的深度依解剖学位置而变化。鼻梁、耳朵、枕骨部和踝骨部没有皮下组织，这些部位发生的压疮可为浅表型。Ⅳ类/期压疮可扩展至肌肉和（或）支撑结构（如筋膜、肌腱或关节囊），有可能引发骨髓炎。裸露的骨骼/肌腱可见或可直接触及。

5. 不可分期的压疮 深度不明，全层组织损伤，创基内溃疡基底部覆盖有腐肉（呈黄色、浅棕色、灰色、绿色或棕色）和（或）焦痂（呈浅棕色、棕色或黑色）。除非去除足够多的腐肉和（或）结痂来暴露伤口基底部，否则无法判断实际深度，也无法分类或分期。足跟处的稳定型焦痂（干燥、固着、完整而无红斑）可起到"身体天然（生物学）屏障"的作用，不应予以去除。

6. 可疑深部组织损伤 是指深度不明的紫色或栗色局部褪色的完整皮肤或充血的水疱，是由皮下组织受压力和（或）剪力所致损伤而造成。某区域发生压疮之前，可表现为与周围组织相比有痛感、硬实、潮湿、有渗出、发热或发凉。在深肤色的患者身上，很难辨识出深层组织损伤，进一步发展可能会在深色创面上出现扁薄的水疱，该创面可进一步演变，覆有一薄层焦痂，再进一步发展，即便使用最佳的治疗方法，其他组织层也会迅速裸露。

（五）卧床患者压疮好发部位

1. 仰卧位 枕骨粗隆、肩胛部、肘部、脊椎体隆突处、骶尾部、足跟部。

2. 侧卧位 面颊部、耳郭、肘部、腹部、膝关节内外侧、内踝处。

3. 俯卧位 面颊部、耳郭、肩部、女性乳房、男性生殖器、髂嵴、膝部、脚趾。

4. 坐位 坐骨结节。

八、长短期医嘱基本处理方法

（一）医嘱的定义

医嘱是医师根据患者病情的需要，为达到诊治目的而拟定的书面嘱咐，由医护人员共同执行。医嘱的内容包括：日期、时间、床号、姓名、护理常规、护理级别、饮食、体位、药物（注明剂量、用法、时间等）、各种检查及治疗、术前准备和医师护士的签名等。一般由医师开写医嘱，护士负责执行。

（二）医嘱的种类

1. 长期医嘱 是指医师开写医嘱时起，至医嘱停止，有效时间在 24 小时以上的医嘱。如一级护理；内科护理常规；低盐饮食；叶酸片 10mg，po，Tid。当医师注明停止时间后医嘱失效。

2. 临时医嘱 有效时间在 24 小时以内，应在短时间内执行，有的临时医嘱需立即执行（st），一般仅执行 1 次。如阿托品注射液 0.5mg，入壶，st。有的临时医嘱有限定执行时间，如会诊、手术、检验及各项功能检查等；另外出院、转科、死亡等列入临时医嘱。

3. 备用医嘱

（1）长期备用医嘱（prn）：有效时间在 24 小时以上，必要时用，两次执行之间有时间间隔，由医师注明停止时间方为失效。如哌替啶注射液 50mg，im，q6h，prn。

（2）临时备用医嘱：指自医生开写医嘱起 12 小时内有效，必要时用，过期未执行则失效。如索米痛 0.5g，po，sos。需一日内连续用药数次者，可按临时医嘱处理。如奎尼丁 0.2g，q2h5。

（三）临床常用给药频次及给药方式的英文缩写（表 2－1）

表 2－1　临床常用给药频次及给药方式的拉丁文缩写

拉丁文缩写	中文	拉丁文缩写	中文
qd	每日 1 次	H	皮下注射
bid	每日 2 次	ivgtt	静脉输液
tid	每日 3 次	im	肌内注射
qid	每日 4 次	iv	静脉注射
qod	隔日 1 次	ID	皮内注射
qn	每晚 1 次	st	即刻
biw	每周 2 次	qh	每小时 1 次
prn	需要时（长期）	po	口服

九、出入量

1. 每日摄入量　包括每日的饮水量、食物中的含水量、输液量、输血量等。患者饮水时应使用固定的饮水容器，并测定其容量；固体食物应记录单位数量或重量，如米饭 1 中碗（约 100g）、柚子 1 个（约 100g）等，再根据医院常用食物含水量表及各种水果含水量表核算其含水量。

2. 每日排出量　主要为尿量，此外其他途径的排出液，如大便量、呕吐物量、咯出物量（咯血、咳痰）、出血量、引流量、创面渗液量等，也应作为排出量记录。除大便记录次数外，液体以毫升为单位记录。为了记录的准确性，昏迷患者、尿失禁患者或需密切观察尿量的患者，最好留置导尿；婴幼儿测量尿量可先测量干尿布的重量，再测量湿尿布的重量，两者之差即为尿量；对于不易收集的排出量，可依据定量液体浸润棉织物的情况进行估算。

第二节　药物知识

一、抢救药物及基本作用

常用抢救药物的基本情况及其基本作用见表 2 - 2。

表 2 - 2　抢救药物及基本作用

药名	别名	规格：剂量	作用
重酒石酸去甲肾上腺素注射液	正肾	1mL：2mg	收缩血管、升高血压、兴奋心脏
盐酸肾上腺素注射液	副肾	1mL：1mg	收缩血管、升高血压、兴奋心脏，松弛支气管和胃肠道平滑肌抢救过敏性休克
盐酸异丙肾上腺素注射液	异丙肾	2mL：1mg	兴奋心脏、扩张血管升压，松弛支气管平滑肌
去乙酰毛花苷注射液	西地兰	2mL：0.4mg	加强心肌收缩力，强心
重酒石酸间羟胺注射液	阿拉明	1mL：10mg	升高血压
洛贝林注射液	山梗菜碱	1mL：3mg	反射性（间接）兴奋呼吸中枢使呼吸加快
尼可刹米注射液	可拉明	1.5mL：0.375g	兴奋延髓呼吸中枢，直接兴奋呼吸中枢药
呋塞米注射液	速尿	2mL：20mg	利尿，扩张血管，减轻心脏负担
盐酸异丙嗪注射液	非那根	2mL：50mg	抗过敏，镇吐，抗晕动，镇静催眠
盐酸多巴胺注射液		2mL：20mg	收缩血管，升高血压，兴奋心脏，扩张血管，排尿利钠
硫酸阿托品注射液		1mL：0.5g	抑制腺体分泌，解痉止痛，散瞳，解救有机磷酯类中毒
氨茶碱注射液		2mL：0.25g	平喘、兴奋作用，利尿
地塞米松磷酸钠注射液		1mL：5mg	抗炎、抗过敏、抗风湿，免疫抑制作用

二、毒麻药管理方法

（一）毒麻药的管理方法

数量固定，双人双锁保管。"五专"管理，即专人负责、专柜加锁、专用账册、专册登记、专用处方。毒麻药的专用处方颜色为粉色。

（二）毒麻药使用登记的内容

领药日期、药名、批号、有效期、使用日期及时间、姓名、病历号、诊断、使用剂量、用法、身份证号、医师姓名、护士签字、处方编号、领药状态、余药处理（剂量、处理时间、处理方式、处理执行人）。

（三）临床上常用的毒麻药

1. 注射剂　盐酸哌替啶注射液、盐酸吗啡注射液、盐酸布桂嗪注射液、枸橼酸芬太尼注射液、枸橼酸舒芬太尼注射液。

2. 片剂　阿桔片、硫酸吗啡控释片、硫酸吗啡缓释片、盐酸羟考酮缓释片、盐酸布桂嗪片、磷酸可待因片。

（四）毒麻药管理及使用中的注意事项

1. 班班交接，当面清点，账物相符。

2. 药品出现沉淀变色、过期、标签模糊等应停止使用并报药房处理。

3. 遵医嘱使用毒麻药品，做到三查八对一注意。空安瓿保留，将处方一并送回药房。

4. 联合两种以上药品使用时应注意配伍禁忌。

5. 科室内毒麻药品的种类、数量、规格如发生更改，需向药库提出申请，护理部备案，并填写毒麻药品变更登记记录单。

三、常用药物的皮试液配制方法

（一）青霉素皮试液的配制（以青霉素 80 万 U/瓶为例）

1. 80 万 U 青霉素 +0.9% 氯化钠注射液溶解至 4mL（20 万 U/mL）。

2. 取上液 0.1mL +0.9% 氯化钠注射液至 1mL（2 万 U/mL）。

3. 取上液 0.1mL +0.9% 氯化钠注射液至 1mL（2000U/mL）。

4. 取上液 0.25mL +0.9% 氯化钠注射液至 1mL（500U/mL）。

5. 取上液 0.1mL 做皮试（即 50U）。

（二）破伤风抗毒素皮试液的配制［以破伤风抗毒素（TAT）1500U/支为例］

1. 取上液 0.1mL + 0.9% 氯化钠注射液至 1mL（150U/mL）。

2. 取上液 0.05mL 作皮试（即 7.5U）。

3. 注射 30 分钟后观察结果，如为阴性可一次性注射，如为阳性者，则行脱敏疗法。

4. 阴性局部无红肿、无异常反应。

5. 阳性皮丘红肿，硬结直径 >1.5cm，红晕范围直径 >4cm，有时出现伪足或有痒感，全身过敏性反应与青霉素过敏反应大致相同。

6. 破伤风抗毒素脱敏疗法方法

（1）用 2mL 注射器抽吸 0.9% 氯化钠注射液 1.8mL + TAT0.2mL，混匀，将抗毒素稀释 10 倍。

（2）第一次取稀释后溶液 0.2mL 肌内注射。

（3）第二次取稀释后溶液 0.4mL 肌内注射。

（4）第三次取稀释后溶液 0.8mL 肌内注射。

（5）第四次取稀释后所有余液 + TAT 原液 0.45mL 肌内注射。

每隔 30 分钟注射 1 次，在脱敏过程中密切观察患者的反应。如患者有气促、面色苍白、发绀、荨麻疹及头晕、心跳等不适时，应立即停止注射并从速处理，报告医师。

（三）结核菌素皮试液的配制

1. 结核菌素 50U/mL，取 0.1mL 做皮试（即 5U/mL），48~72 小时观察结果。

2. 阴性　皮肤硬结 <5mm。

3. 阳性　皮肤硬结 5~10mm（+），皮肤硬结 10~15mm（++），皮肤硬结 15~20mm（+++），皮肤硬结 >20mm 或局部出现水疱或坏死者为（++++），应向患者解释结核菌素试验阳性仅表明曾有结核。

四、中药常用知识

（一）常见中药剂型

包括汤剂、酒剂、茶剂、露剂、丸剂、散剂、膏剂、丹剂、片剂、注射剂等。

（二）内服汤剂

1. 服药时间 一般情况下每剂药分2~3次服用，具体服药时间可根据药物的性能、功效和患者的病情，遵医嘱选择适宜的服药时间，例如：解表药、清热药宜饭前1小时服用，服用解表剂应避风寒或增衣被或辅以粥以助汗出；消食化积药，通常饭后服；泻下药宜饭前服；安神药宜睡前服；补益药宜空腹服；驱虫剂宜清晨空腹服，忌油腻、香甜食物；急诊用药遵医嘱。

2. 服药温度 一般情况宜采用温服法，对有特殊治疗需要的情况应遵医嘱服用。

3. 服药剂量 成人一般每次服用200mL，心衰及限制入量的患者每次宜服100mL，老年人、儿童应遵医嘱服用。

（三）内服中成药

1. 内服中成药一般用温开水（或药引）送服，散剂用水或汤药冲服。

2. 用药前仔细询问过敏史，对过敏体质者，提醒医师关注。

3. 密切观察用药反应，对婴幼儿、老年人、孕妇等特殊人群尤应注意，发现异常，及时报告医师并协助处理。

4. 服用胶囊不能锉碎或咬破；合剂、混悬剂、糖浆剂、口服液等不能稀释，应摇匀后直接服用；如番泻叶、胖大海等应用沸水浸泡后代茶饮。

（四）中药注射剂

1. 用药前认真询问患者药物过敏史。

2. 按照药品说明书推荐的调配要求、给药速度予以配制及给药。

3. 中药注射剂应单独使用，现配现用，严禁混合配伍。

4. 中西注射剂联用时，应将中西药分开使用，前后使用间隔液。

5. 除有特殊说明，不宜两个或两个以上品种同时共用一条静脉通路。

6. 密切观察用药反应，对老人、儿童、肝肾功能异常等特殊人群和初次使用中药注射剂的患者尤应加强巡视和监测，出现异常，立即停药，报告医师并协助处理。

7. 发生过敏反应的护理

（1）立即停药，更换输液管路，通知医师。

（2）封存发生不良反应的药液及管路，按要求送检。

（3）做好过敏标识，明确告知患者及家属，避免再次用药。

（4）过敏反应治疗期间，指导患者清淡饮食，禁食鱼腥发物。

（五）外用中药的使用

使用前注意皮肤干燥、清洁，必要时局部清创。应注意观察用药后的反应，如出现灼热、发红、瘙痒、刺痛等局部症状时，应及时报告医师，协助处理；如出现头晕、恶心、心慌、气促等症状，应立即停止用药，同时采取必要的处理措施，并报告医师。过敏体质者慎用。

第三节　文件书写

一、体温单

（一）体温单的内容及基本书写要求

1. 体温单的内容　包括姓名、科室、床号、入院日期、住院病历号、日期、手术后天数、住院周数、体温、脉搏、呼吸、血压、大便次数、出入液量、体重、特殊治疗等项。

2. 基本书写要求

（1）体温单打印清晰。

（2）项目齐全无涂改。

（3）各项记录及时、客观、真实、准确、无空项。

（二）显示在40℃横线以上部分

1. 需在注释中选择入院、出院、转入、手术、死亡、手术转入、手术入院、急诊手术入院并标明具体时间，精确到分钟。

2. 出院时间应记录为患者实际离院时间。

（三）显示在35℃横线以下部分

1. 在下注释中选择拒测、体温不升、请假、外出等情况。

2. 患者请假或因故离院须经医师批准，并履行相应手续，护士在体温单上记录。

3. 如拒测体温者，在下注释中录入"拒测体温"，脉搏及呼吸正常记录；如体温、脉搏、呼吸均拒测，在下注释中录入"拒测"即可。

（四）体温记录书写要求

1. 电子体温单默认每小格为0.2℃，以"×"显示，将实际测量值录入在体温栏相应时间格内。

2. 新入院、转入、手术后体温正常者每日测量体温 4 次，连续测量 12 次后改为每日 1 次。

3. 体温在 37.5 ~ 38.9℃者每日测量体温 4 次，连续测量 12 次至体温恢复正常后改为每日 1 次。

4. 体温在 39℃以上的每 4 小时测量 1 次。

5. 降温 30 分钟后应将测量值录入在降温后相应时间栏内。

6. 体温在 37.5℃以上时，应将当班体温最高值记录在相应时间点。

7. 若体温不升，则在 35℃横线以下相应时间栏内填写"体温不升"。

（五）脉搏记录书写要求

1. 电子体温单默认每小格为 4 次，以"●"显示，将实际测量值录入在脉搏栏相应时间格内。

2. 心电监护者可直接记录心率数值。

3. 如有脉搏短绌，需在同一时间点记录心率及脉率数值。心率以"○"表示，脉率以"●"表示。

（六）呼吸记录书写要求

将实际测量值录入在呼吸栏相应时间格内，如使用呼吸机，应在菜单中勾选"用呼吸机"。

（七）血压记录书写要求

1. 新入院或转入患者应当日测量并记录，常规每周测量 1 次或根据医嘱测量并记录。

2. 记录方式为收缩压/舒张压，单位为毫米汞柱（mmHg）。如为下肢血压，应在血压数值栏内录入"下肢"两字，记录为"下肢收缩压/舒张压"。

（八）排便情况书写要求

1. 将前 1 日 24 小时的大便次数记录在相应日期栏内，每 24 小时记录 1 次。

2. 无大便，以"0"表示；大便失禁以"※"表示。

3. 灌肠后以"E"表示，灌肠做分母，分子记录大便次数。例：以"1/E"代表灌肠后排便 1 次，"0/E"表示灌肠 1 次后无大便，"4/2E"表示灌肠 2 次后排便 4 次，"1　1/E"表示自行排便 1 次，灌肠后又排便 1 次，"※/E"表示灌肠后排便多次，若需记录大便量时，以斜线区分"大便次数/大便量"。

4. 若为假肛，在项目栏内输入"☆"，每日的大便次数记录在相应时间的大便栏内。

（九）尿量记录书写要求

将前 1 日 24 小时尿液总量记录在相应日期栏内，每 24 小时记录 1 次，单位为毫升（mL）。

（十）出入量记录书写要求

将前 1 日 24 小时出入量记录在相应日期栏内，每 24 小时记录 1 次，第一次记录不足 24 小时时，需在摄入/摄入时间、总出量/总出量时间处输入相应的小时数及总量（如：12 小时 1500mL）。

（十一）体重、身高、腹围记录要求

1. 体重　新入院患者当日应测量体重并记录，常规每周测量 1 次或根据医嘱测量并记录，单位为千克（kg）。因病情重或特殊原因不能测量者，在体重栏内填写"卧床"。

2. 身高　新入院患者当日应测量身高并记录，单位为厘米（cm）。因病情重或特殊原因不能测量者，在身高栏内填写"卧床"。

3. 腹围按医嘱记录在相应时间栏，单位为厘米（cm）。

（十二）其他书写要求

可根据需要增加内容和项目，如各种引流量、呕吐量、痰量等。

二、护理记录

（一）危重患者护理记录单

危重患者护理记录单是指护士根据医嘱和病情对危重患者住院期间护理过程的客观记录。危重患者护理记录应根据专科的护理特点书写。内容包括患者姓名、年龄、科室、床号、住院号（或病案号）、页码、记录日期和时间、出入量、生命体征、病情记录、护理措施和效果、护士签名等。记录时间应具体到分钟。

1. 眉栏包括患者姓名、年龄、科室、住院病历号、记录日期（年、月、日）、页码等项目。

2. 出入量包括对患者 24 小时内所有入量和出量的记录，应定时总结。总结的出入量用红笔在文字下双线标识。

3. 生命体征记录时间应具体到分钟。常规每 4 小时测量 1 次，其中体温至少每日测量 4 次。

4. 病情记录栏主要记录患者在本班内病情变化、护理措施和效果。手术患者还应重点记录麻醉方式、手术名称、返回病室状况、伤口状况、引流情况等。

5. 记录频次原则上随病情变化及时记录。日间至少 4 小时记录 1 次，夜间至少 4 小时记录 1 次。

（二）一般患者护理记录单

一般患者护理记录单是指护士根据医嘱和病情对一般患者住院期间护理过程的客观记录。内容包括患者姓名、科室、床号、住院号（或病案号）、页码、记录日期和时间、病情观察情况、护理措施和效果、护士签名等。

1. 眉栏同危重患者护理记录。

2. 记录内容包括患者病情变化、护理措施及护理效果等。

3. 记录频次原则上随病情变化及时记录。一般患者 3~5 天记录 1 次，术后患者连续记录 3 天。

（三）手术护理记录单

手术护理记录单是指巡回护士对手术患者术中护理情况及所用器械、敷料数量的记录，应在手术结束后及时完成。

1. 记录内容包括患者一般情况、手术中所用器械、敷料的清点与核对及护理情况。

2. 手术所用无菌包的灭菌指示卡及植入体内医疗器具的标识，经核对后粘贴于手术护理记录单的背面。

3. 物品应及时清点，逐项准确填写。

4. 手术中需交接班时，对所用器械、敷料、手术情况，由巡回护士如实记录。

5. 手术结束前，器械护士和巡回护士共同清点台上、台下器械、敷料，确认数量无误后告知医师，如发现器械、敷料的数量与术前不符，护士应及时与手术医师共同查找，经科主任签字后方可进行下一步操作。

6. "其他"栏内记录术前访视主要内容，术中、术毕的护理情况。

7. 器械护士、巡回护士在手术护理记录上签名。

8. 手术护理记录单及时放于病历内保存。

第四节　护理制度

一、消毒隔离制度

1. 工作时必须衣帽整洁，诊疗操作前、后均应认真洗手，严格执行无菌技术操作规程。

2. 严格执行消毒隔离、医院感染管理制度，做好个人防护和公共环境防护。完成操作或离开公共区域时应及时摘手套，严禁穿工作服进入食堂和医院外环境。

3. 治疗室、注射室布局合理，清洁区、污染区分区明确，标志清楚。每日紫外线照射消毒 1 小时，灯管每周用 95% 乙醇擦拭 1 次，有记录。使用中灯管的照射强度不低于 $70\mu W/cm^2$，新灯管的照射强度不低于 $90\mu W/cm^2$，灯管照射强度每半年监测 1 次。窗台、桌椅、门把手、地面等均应每日用有效消毒液擦拭 1 次。

4. 无菌柜应每日进行清洁，无菌物品按灭菌日期依次放入柜内，不应有过期物品，一次性使用无菌物品应分类摆放，标记清晰。

5. 使用一次性无菌医疗用品前，认真检查包装标识是否符合标准，小包装有无破损、失效，产品有无不洁等产品质量和安全方面的问题，发现可疑问题立即停止使用并及时向主管部门报告。

6. 碘酒、乙醇应密闭存放，每周更换 2 次，容器每周灭菌 2 次。安尔碘要注明开瓶时间，超过效期不得使用。

7. 无抗菌能力的无菌容器（纱布、棉球、纱条等敷料罐）一经打开，应每天更换灭菌。

8. 治疗车上物品应摆放有序，上层为清洁区，下层为污染区，进入病房的治疗车应配有快速手消毒剂。

9. 输血、输液、注射抽血时做到一人一巾一带一针一管一手消，用后的各种锐器随时放入利器盒内，止血带用有效消毒液浸泡 30 分钟，洗净晾干备用。

10. 持物钳、镊与容器的尺寸应配套，手持部分应在罐外，干罐使用 4 小时有效。

11. 外科器械使用后经有效消毒液消毒、清水冲净擦干后送供应室消毒灭菌。换药用物，一人一用一消毒。

12. 产生的医疗废物及一次性医疗用品按规定分类放置，禁止与生活垃圾混放。

13. 诊疗物品的消毒

（1）脉诊套、血压计袖带应每周清洗或消毒，特殊污染随时清洁消毒。听诊器随时保持清洁，接触具有传染性的患者后及时消毒。

（2）体温计、服药杯等用后浸泡消毒，清水冲净擦干后备用。

二、查对制度

（一）医嘱查对

1. 护士在执行医嘱过程中，严格执行三查八对一注意。三查即操作前查、操作中查，操作后查；八对即对床号、姓名、药名、剂量、浓度、时间、用法及有效期。一注意即注意用药后不良反应。医嘱执行后要记录执行时间并签署全名。

2. 非紧急情况，口头医嘱不执行。抢救患者时，医师下达口头医嘱，执行护士必须复诵一遍，二人核对后方可执行；使用后的空安瓿暂时保留，经两人核对并记录后方可丢弃。

3. 医嘱做到班班查对，查对的内容包括医嘱单、治疗单、护理单、各种标识（饮食、护理级别、过敏、隔离）等，设医嘱查对登记本并签名。

4. 每周定期全面查对医嘱，护士长每周至少参加查对1次。

（二）服药、注射、输液查对

1. 在发药、各种注射、静脉输液治疗过程中，严格执行三查八对一注意。

2. 药品准备时检查药品有无沉淀、浑浊、变质、瓶口有无松动、裂痕及标签不清、有效期和批号等。任何一项不符合要求，均不得使用。

3. 口服药须经第二人核对后方可发放。

4. 使用易过敏的药物时，给药前应查阅病历，并询问患者有无过敏史。

5. 使用麻醉、精神类药品时，需保留空安瓿；两种以上药品联合使用时注意有无配伍禁忌。

6. 如患者对用药提出疑问，应及时查清，确认无误后，方可执行。

（三）输血查对

1. 护士在血库取血时必须与血库工作人员共同完成核对。核对内容包括血液制品名称、采血日期、血液有无凝血块或溶血，血袋有无破裂；受血者的床号、姓名、病历号、血型、交叉配血的试验结果；供血者血袋号、血型、血量、血液有效期等。核对无误，双方共同签字后方可取血。

2. 输血前必须由两名护士共同核对。内容包括血制品名称、供血者血型、血袋号；受血者床号、姓名、病历号、血型、交叉配血的试验结果，检查血袋有无破损渗漏，血液颜色是否正常。核对无误后方可输入。

3. 输血时，由两名医护人员带病历共同到患者床旁核对患者床号、姓名、性别、年龄、病历号、血型等，确认与配血报告相符，再次核对血液后，用符合标准的输血器按规范输血。

4. 输血完毕后，医护人员将输血记录单放入病历中，并将血袋送回血库保存。

（四）手术室查对

1. 进入手术间前　准备及接患者时，手术室护士按手术通知单核对患者姓名、性别、年龄、病历号、病区、床号、诊断、手术名称及部位、用药情况（术前用药、药物过敏试验结果）、配血报告等。

2. 进入手术间后　核对患者姓名、年龄、病历号、病区、床号、诊断、用药情况（术前用药、药物过敏试验结果）、配血报告、手术间、手术名称、手术部位、手术需要的特殊用物和术中用药等。

3. 术前　刷手护士及巡回护士共同清点器械、纱布、纱垫、缝针等用物。

4. 术中　如遇缝针脱落或折断应及时寻找，洗手、巡回护士及手术医师共同核对，直至找到缝针并检查断端是否完整；术中需增减器械、敷料时，必须由洗手、巡回护士核对，并报手术医师确认，详细记录。

5. 术后　关闭切口前、后应核对手术器械、纱布、纱垫、缝针等手术用物数目是否与术前相符并记录；手术取下的标本，应由刷手护士与手术者核对后，填写病理检验单送检。

（五）供应室查对

1. 准备器械、敷料包时查对物品名称、数量、规格、性能、洁净度、包布、敷料有无破损，经两人核对后方可包装。

2. 灭菌后须检查无菌包外化学指示胶带、批量监测卡是否符合要求。

3. 发放无菌物品时查对科室、名称、数量、规格、灭菌及失效日期、灭菌指示胶带变色情况。

4. 回收器械包清点时查对器械包名称、物品数量、质量、清洁处理情况，有无器械损坏。

5. 一次性物品入库时查名称、规格、数量、质量、灭菌标识和日期、产品批号、监测报告。

三、分级护理制度

护士根据医师医嘱下达的护理级别，为患者提供基础护理服务和护理专业技术服务。

（一）特级护理

1. 适应证　对病情危重，随时可能发生病情变化进行抢救的患者；各种重症或新开展大手术后的患者；严重外伤和大面积烧伤的患者所实施的护理称特级护理。

2. 护理要求　严密观察患者病情变化，监测生命体征；根据医嘱，正确实施治疗、给药措施、准确测量出入量；根据患者病情，正确实施基础护理和专科护理，如口腔护理、压疮护理、气道护理及管路护理等；实施安全措施；保持患者舒适和功能体位；实施床旁交接班。

（二）一级护理

1. 适应证　对重症患者，各种手术后需严格卧床休息的患者；病情相对稳定，生活不能自理的患者；生活部分自理，但病情随时可能发生变化的患者实施的护理称一级护理。

2. 护理要求　每小时巡视患者，观察患者病情变化；根据患者病情测量生命体征、正确实施基础护理和专科护理，如口腔护理、压疮护理、气道护理等；实施安全措施；根据医嘱，正确实施治疗、给药措施和提供护理相关的健康教育。

（三）二级护理

1. 适应证　对病情相对稳定，需限制活动的患者；年老体弱行动不便的患者；生活部分自理的患者所实施的护理称二级护理。

2. 护理要求　每2小时巡视患者，观察患者病情变化；根据患者病情测量生命体征、正确实施治疗护理措施、安全措施和给药措施；提供护理相关的健康教育。

（四）三级护理

1. 适应证　对病情相对稳定，生活能自理的患者所实施的护理称三级护理。

2. 护理要求　每3小时巡视患者，观察患者病情变化；根据患者病情测量生命体征；根据医嘱，正确实施治疗、给药措施以及提供护理相关的健康教育。

四、危重患者抢救制度

1. 患者病情突然变化时，护士应立即通知值班医师，做好抢救准备工作。必要时报告护士长，护士长根据具体情况及时调整人员参加抢救工作。

2. 抢救时坚守岗位，分工明确，紧密配合。

3. 抢救过程中，医师下达口头医嘱，护士在执行时必须复诵一遍，认真、仔细核对抢救药品的药名、剂量，并督促医师据实补开医嘱，抢救时所用药品的空安瓿，经二人核对后方可弃去。

4. 护士应及时观察患者的生命体征、病情变化、抢救过程、抢救用药等，在抢救完成后6小时内补记危重患者护理记录，确保护理记录的连续性、真实性和完整性。

5. 抢救完毕，及时补充抢救器材和药品，使之处于备用状态。

6. 遇有重大灾害、事故抢救等情况时，应服从医院安排，随叫随到。科室之间相互配合，必要时成立临时抢救组，确保抢救工作顺利进行。

7. 重大抢救活动及特殊病例的抢救治疗应及时向医院有关部门及院领导报告，以便协调各方面工作，更好地组织力量进行及时、有效的抢救和治疗。

8. 对不明来源的患者或群死群伤等情况，按有关制度及时上报。

9. 及时与患者家属联系，履行告知程序。

五、交接班制度

（一）人员要求

1. 当日在岗护士准时交接班，了解并掌握病区情况及患者病情变化。交接清楚后，交班者方能离开岗位。

2. 严格做到"十不交接"，衣着不整齐不交接；危重患者抢救时不交接；患者已入院或转科、死亡手续未处理完毕不交接；皮试结果未观察未记录不交接；医嘱未处理完不交接；床边处置未完成不交接；各种引流管、输血、输液管路不通畅不交接；物品、麻醉药物数目清点不属实不交接；护理记录未完成不交接；治疗室、办公室、护士休息室不整洁不交接。

3. 对患者实施逐个床头交接，如发现病情、治疗交接不清和患者不在病区时须立即查问。接班时发现的问题由交班者负责，接班后发现的问题由接班者负责。

（二）交接班形式

1. **集体交接班** 交班护士就值班期间的工作情况，向当日在岗护士进行口头或书面报告，时间一般在 15～30 分钟。

2. **床旁交接班** 交班护士与当日接班护士在住院患者床旁进行重点口头交接班，对危重、新入院、术后、病情有特殊变化、特殊检查治疗前后的护理情况交接和确认。

（三）交接班主要内容

1. **病房动态** 即当日病房内留院患者总数、出院（转院、转科）、入院（转入）、手术（分娩）、危重及死亡患者人数等。

2. **重点患者交接** 交班护士向接班护士交代本病房重点患者的疾病变化情况、存在的护理问题、护理要点及特殊检查、治疗等。

3. **危重患者交接** 交班护士向接班护士交代患者生命体征、病情变化情况，与护理相关的异常指标、特殊用药情况，在患者床旁完成对患者意识、皮肤、管路及护理措施实施后的效果的交接，以及完成尚待继续完成医嘱的交代。

4. **死亡患者交接** 交班护士向接班护士交代死亡患者的抢救经过、死亡时间等。

5. **药品交接** 交、接班护士务必当面清点麻醉、精神类药品及贵重药品，记录完整并清晰签署全名。

6. **物品交接** 交、接班护士当面清点医院内所规定的必查物品，记录完整并清晰签署全名。

（四）注意事项

护士长应对交接班内容、工作情况进行综合评价，提出当日护理工作重点及注意事项；针对交接班中发现的问题提出改进措施；评价前 1 天针对护理问题采取措施后的效果，以达到持续改进的目的。

六、护理文件管理制度

（一）基本制度

1. 护理文件纳入病历保存的包括体温单、长期医嘱单、临时医嘱单、手术清点记录单、危重患者护理记录、日常生活自理能力评定单、心电监护记录单、护理记录单、压疮护理记录、压疮危险因素评估情况登记表、跌倒/坠床评估单等。

2. 护理文件应与医疗病历共同放置、保存，由病区医护人员共同保管。

3. 护理文件及医疗病历不得让患者、家属或非工作人员借阅。

4. 患者外出检查、会诊、转科时，病历由专业陪送人员负责传递保管。

5. 患者或家属提出复印护理文件及病历时，应执行复印病历的相关程序。

6. 出院病历或死亡病历由当班护士负责整理，经护士长检查签字后与医疗病历一并送病案室保管。

7. 护理文件必须严格管理，保证其准确性、完整性、真实性。

8. 发生医疗纠纷时按医院病案管理相关规定执行。

（二）病历封存注意事项

1. 封存病历前　护士应完善的工作如下。

（1）完善护理记录，要求护理记录完整、准确、及时；护理记录内容与医疗记录一致，如患者诊断、病情变化时间、死亡时间等；护理人员必须在6小时之内据实补记抢救记录，并在紧急封存病历实施之前将各种护理文书整理完毕。

（2）检查体温单、医嘱单记录是否完整，包括医师的口头医嘱是否及时记录。

2. 封存病历后　由病案室或总值班保管。

七、冰箱管理制度

1. 冰箱放置位置要通风、干燥，不得受阳光暴晒，勿靠近热源，冰箱后壁要求离墙10cm以上。

2. 冰箱不得轻易搬动，如需搬动不可倒翻或剧烈震动。

3. 冰箱内外要保持清洁，每周清洁1次。

4. 根据药品保存要求，冰箱内温度保持在2~8℃，温热物品需冷却后再放入冰箱，以免损坏冰箱。

5. 冰箱内严禁存放私人物品。

6. 挥发性强的物品注意封口存放，预防爆炸；有强烈气味的物品应严密封口包装，以防影响其他物品。

7. 需放入冰箱内保存的药品，应定期检查，确保在有效期内。

第五节　流程预案

一、入院护理流程

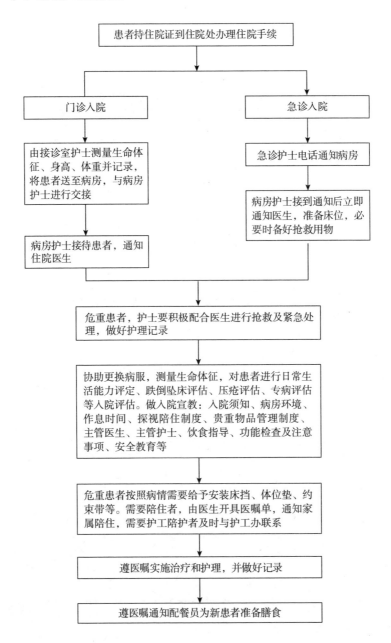

患者持住院证到住院处办理住院手续

门诊入院

急诊入院

由接诊室护士测量生命体征、身高、体重并记录，将患者送至病房，与病房护士进行交接

急诊护士电话通知病房

病房护士接到通知后立即通知医生，准备床位，必要时备好抢救用物

病房护士接待患者，通知住院医生

危重患者，护士要积极配合医生进行抢救及紧急处理，做好护理记录

协助更换病服，测量生命体征，对患者进行日常生活能力评定、跌倒坠床评估、压疮评估、专病评估等入院评估。做好入院宣教：入院须知、病房环境、作息时间、探视陪住制度、贵重物品管理制度、主管医生、主管护士、饮食指导、功能检查及注意事项、安全教育等

危重患者按照病情需要给予安装床挡、体位垫、约束带等。需要陪住者，由医生开具医嘱单，通知家属陪住，需要护工陪护者及时与护工办联系

遵医嘱实施治疗和护理，并做好记录

遵医嘱通知配餐员为新患者准备膳食

二、出院护理流程

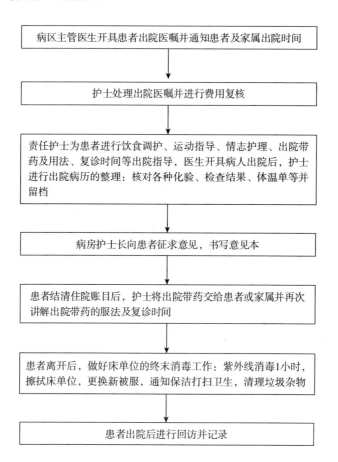

病区主管医生开具患者出院医嘱并通知患者及家属出院时间

护士处理出院医嘱并进行费用复核

责任护士为患者进行饮食调护、运动指导、情志护理、出院带药及用法、复诊时间等出院指导，医生开具病人出院后，护士进行出院病历的整理：核对各种化验、检查结果、体温单等并留档

病房护士长向患者征求意见，书写意见本

患者结清住院账目后，护士将出院带药交给患者或家属并再次讲解出院带药的服法及复诊时间

患者离开后，做好床单位的终末消毒工作：紫外线消毒1小时，擦拭床单位，更换新被服，通知保洁打扫卫生，清理垃圾杂物

患者出院后进行回访并记录

三、输血输液反应的应急预案

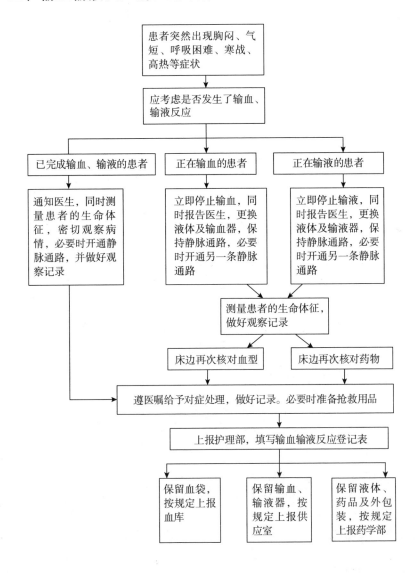

四、住院患者发生猝死的应急预案

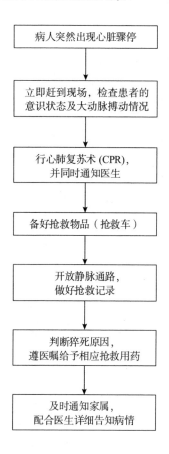

病人突然出现心脏骤停

立即赶到现场，检查患者的
意识状态及大动脉搏动情况

行心肺复苏术(CPR)，
并同时通知医生

备好抢救物品（抢救车）

开放静脉通路，
做好抢救记录

判断猝死原因，
遵医嘱给予相应抢救用药

及时通知家属，
配合医生详细告知病情

第六节　安全防护

一、标准预防知识

（一）标准预防概念

针对医疗机构所有患者及其血液、体液、分泌物、排泄物，无论是否被确认具有感染性，均视其具有感染性而应采取的防护措施。

（二）标准预防措施

1. 进行有可能接触患者血液、体液的诊疗、护理、清洁等工作时应戴清洁手套，操作完毕，脱去手套后立即洗手或进行卫生手消毒。

（1）戴手套指征

①直接接触：接触血液；接触黏膜组织和破损皮肤；有潜在高传染性、高危险性的微生物；疫情或紧急情况；静脉注射；抽血；静脉导管拔管；妇科检查；非密闭式吸痰。

②间接接触：倾倒呕吐物；处理（清洁）器械；处理废物；清理喷溅的体液。

（2）无需戴手套情况

①直接接触：量血压；测体温和脉搏；皮下和肌内注射；给患者洗澡和穿衣；转运患者；医治眼睛和耳朵（无分泌物）；无渗血的静脉导管操作。

②间接接触：使用电话；书写医疗文书；发放口服药物；收发患者餐具；更换被服；放置无创呼吸机和氧气插管；移动患者使用的设备。

（3）七步洗手法

①第一步洗手掌（内）：流水湿润双手，涂抹洗手液（或肥皂），掌心相对，手指并拢相互揉搓。

②第二步洗背侧指缝（外）：手心对手背沿指缝相互揉搓，双手交换进行。

③第三步洗掌侧指缝（夹）：掌心相对，双手交叉沿指缝相互揉搓。

④第四步洗指背（弓）：各手指关节，半握拳把指背放在另一手掌心旋转揉搓，双手交换进行。

⑤第五步洗拇指（大）：一手握另一手大拇指旋转揉搓，双手交换进行。

⑥第六步洗指尖（立）：弯曲各手指关节，把指尖合拢在另一手掌心旋转揉搓，双手交换进行。

⑦第七步洗手腕（腕）：洗手腕、手臂，揉搓手腕、手臂，双手交换进行。

根据个人工作环境和其他情况，洗手全过程要认真揉搓双手15秒以上。洗手后最好用洁净的毛巾或纸巾将双手擦净。

（4）手消毒的指征：护理具有传染性或对多种抗生素耐药定植的患者之后；接触被致病微生物污染的物品后，如被黏膜、血液、体液、分泌物等污染；接触伤口后；护理免疫力低下的患者或新生儿之前；实施侵入性操作之前。

2. 戴口罩

（1）护士必须戴口罩，以防止吸入感染患者分泌物产生的气溶胶。提倡使用一次性口罩，建议4小时更换1次，用完后丢入医用垃圾桶内，要求护士戴口罩时，口罩边缘在距下眼睑1cm处，下缘要包住下巴，四周要遮盖严密，不戴时，应将口罩贴脸面叠于内侧，放置于清洁袋内，定期更换。

（2）在诊疗、护理过程中，有可能发生血液、体液飞溅到面部时，应戴外科口罩、防护眼镜或防护面罩；有可能发生血液、体液大面积飞溅或污染身体时，应穿戴具有防渗透性能的隔离衣或围裙。

（3）在进行侵袭性诊疗、护理操作过程中，如在置入导管、经椎管穿刺等时，应戴医用外科口罩等医用防护用品，并保证光线充足。

3. 应密封运送被血液、体液、分泌物污染的被服。

4. 对有呼吸道症状的患者、探视者、医务人员等应采取呼吸道卫生（咳嗽礼仪）相关感染控制措施。

5. 注意在与患者接触前一定要有对患者的评估、对需操作内容的评估，无需过度防护。在整个诊疗、护理过程中，手卫生是切断接触传播的重要措施。

6. 隔离措施

（1）根据疾病传播途径不同，采取接触隔离、飞沫隔离或空气隔离。

（2）隔离患者除同种病原体感染之外应设单人隔离房间。

（3）隔离患者的物品应专人专用，定期清洁与消毒；出院、转院或死亡后应进行终末消毒。

（4）接触隔离患者的工作人员，应按照消毒隔离要求，穿戴相应的隔离防护用品，戴医用外科口罩、手套等，并进行手卫生。

（5）穿脱隔离衣时应遵循正确的步骤。

①穿隔离衣：洗手→穿隔离衣并系好颈后领带及腰带→戴口罩→戴手套。

②脱隔离衣：解开腰带→脱手套→洗手→脱口罩→解开颈后领带，并将污染面向里脱下，放入污衣袋内→洗手。

二、垃圾分类及处理原则

（一）医疗垃圾

1. 破损的温度计、锐利器具、压舌板等器材和一次性使用的医疗卫生用品。

2. 污染的纱布、绷带、脱脂棉等敷料。

3. 血、尿、粪便、呕吐物等检验标本，化验用器材、培养基等废弃物。

4. 废弃的病理标本，手术切除的组织器官、实验动物尸体和排泄物。

（二）生活垃圾

1. 患者剩余饭菜、果皮、果核、罐头盒、饮料瓶、手纸。

2. 药品及一次性注射器、输液器的外包装材料。

（三）放射性垃圾

具有放射核素性及摄影所用化学试剂的放射性垃圾和化学垃圾。

（四）垃圾处理原则

1. 生活垃圾装入黑色垃圾袋；医疗垃圾装入黄色垃圾袋；放射性垃圾装入红色垃圾袋；利、锐器装入利器盒。

2. 垃圾入袋应严格按分类弃入不同颜色袋中，不能混放。

3. 垃圾袋必须加盖，防渗漏、防蝇、防鼠，并便于搬运及消毒。封扎运送，不得外露外泄。

4. 利器盒内装入弃用利、锐器，如注射器针头、针灸针、留置针、采血针、输液器带针部分等。使用时桶身和桶盖合拢盖好后就要标明使用科室、日期、时间，有效期 24 小时。当桶内垃圾达到 3/4 满或是超过 24 小时，均要封闭好利器桶盖，不能继续使用。

三、针刺伤的预防及处理

（一）针刺伤的定义

针刺伤是指一种由医疗利器如注射针头、缝针、各种穿刺针、手术刀、剪刀等造成的意外伤害，造成皮肤深部的足以使受伤者出血的皮肤损伤，是护理工作中最常见的一种职业性伤害。

（二）针刺伤的预防

1. 改变不安全行为，养成规范操作的习惯。

2. 加强岗前培训，加强护理人员教育，认识和重视医疗针刺伤。

3. 在进行护理操作和清洁消毒工作时，要做好个人防护。

4. 严格规范物品的使用，规范医疗废品的处理。

5. 正确使用与传递锐器的方法

（1）使用过的锐器应及时处理，不得重复使用。

（2）任何锐器不能两人同时接触，在手术中应使用消毒盘传递器械，避免经手直接传递。

（3）不要携带锐器在工作区行走。

（4）在使用锐器过程中如遇患者抵抗或慌张情绪，应寻求帮助。

6. 正确处理锐器的方法

（1）在诊疗区放置锐器处理装置，锐器盒应材质坚硬，不能被锐器刺穿，开口大小要合适，能轻易容纳锐器同时防止溅洒，安置地点应选择适当并且容易看到的高度。

（2）使用过的针头、安瓿等锐器应直接丢弃在锐器盒里。

（3）及时将使用过的针头与注射器分离，利用锐器盒专用针头分离孔分离针头，不要毁损、弯曲针头。

（4）不要回套针帽。若确需回套，应使用单手回套法，严禁双手将针帽套回针头。

（5）不要将锐器放入过满的锐器盒中，锐器盒装满至 3/4 满后应将其密封和处理，并及时更换。

（6）处理医疗废弃物的人员严禁直接抓取废弃物，尤其不能将手伸入垃圾袋中向下挤压废弃物。

7. **免疫接种** 采取必要的预防措施，增强体质，如预防接种多价肺炎球菌疫苗、注射流感疫苗、乙肝疫苗、乙肝免疫球蛋白等。

（三）针刺伤的处理

1. 立即由近心端向远心端挤压伤口，切忌只挤压伤口局部，尽可能挤出损伤处的血液。

2. 用肥皂水和流动水清洗。

3. 污染眼部黏膜时，应用大量 0.9% 氯化钠注射液反复冲洗黏膜。

4. 用 0.5% 碘伏或 75% 乙醇对伤口进行局部消毒，必要时到外科进行伤口处理。

5. 发生锐器伤后上报医院感染办公室、填写锐器伤登记表。

6. 暴露后应及时给予干预措施。

7. 其他相关处理，如被无污染乙肝、丙肝、HIV 等病毒的锐器刺伤者只需抽血，密切观察随访即可。

第七节　常用护理诊断

一、护理诊断概述

（一）护理诊断的概念

护理诊断是有关个人、家庭、社区对现存的或潜在的健康问题或生命过程的反应的一种临床判断。是护士为达到预期目标选择护理措施的基础，是护士负责制定的。

（二）护理诊断的四个基本元素

诊断名称、定义、诊断标准、相关因素。

（三）常见护理诊断

到目前护理诊断共有 155 个。我国常用的护理诊断有知识缺乏、焦虑、疼痛、活动无耐力、有感染的危险、恐惧、生活自理缺陷、体温过高、营养失调、清理呼吸道无效、气体交换受损、便秘、睡眠型态紊乱、皮肤完整性受损、有皮肤完整性受损的危险、躯体移动障碍、有受伤的危险等。

（四）护理诊断的排序原则

1. 首优问题　是指会威胁生命，需要立即解决的问题。

2. 中优问题　指虽不直接威胁患者生命，但也能够导致身体不健康或情绪变化的问题。

3. 次优问题　指那些人们在应对发展和生活的变化时产生的问题。

二、护理诊断陈述方法

（一）护理诊断的三种陈述方法

1. 三部陈述　即 PSE 公式。P（护理诊断）、S（症状和体征）、E（相关因素），多用于现存性护理诊断，即诊断、症状和体征以及相关因素三者齐全。如"进食自理缺陷：右上肢活动受限：与脑血栓形成有关"。

2. 二部陈述　即 PE 公式（护理诊断＋相关因素）。PE 多用于危险性护理诊断，即在有危险因素时可能出现的健康问题。如"有皮肤完整性受损的危险：与截瘫有关"。

3. 一部陈述　只有 P（护理诊断）。即不存在相关因素，常用于健康性护理诊断。如"有增强精神健康的趋势"。

三、常见护理诊断及护理措施举例

（一）体温过高

体温过高多与肺部感染有关。

1. 保持室内空气新鲜，每日通风 2 次，每次 15 ~ 30 分钟，并注意保暖。

2. 卧床休息，限制活动量。

3. 出汗后及时给患者更换衣物，并注意保暖。

4. 协助口腔护理，鼓励多漱口，口唇干燥时可涂护唇油。

（二）清理呼吸道无效

清理呼吸道无效多与痰液量多黏稠有关。

1. 指导并鼓励患者有效咳嗽，必要时吸痰。

2. 鼓励患者多饮水，维持足够液体入量。

3. 遵医嘱给药，并观察药物疗效。

4. 痰液黏稠者遵医嘱给予雾化吸入湿化呼吸道分泌物。

（三）急性疼痛

急性疼痛多与咳嗽制约胸膜有关。

1. 遵医嘱给予药物治疗，对于干咳给予止咳药及湿化疗法。

2. 保持患者舒适体位。

3. 指导患者使用放松术，如缓慢深呼吸，全身肌肉放松等（如呼吸操、缩唇式呼吸及五音疗法）。

（四）睡眠型态紊乱

睡眠型态紊乱与过多的刺激有关。

1. 做到四轻，减少噪音及灯光的刺激，保持入睡环境的安静。

2. 睡前中药泡足，饮用牛奶，促进睡眠。

3. 遵医嘱给予耳穴贴压，取心、肾、神门、交感、皮质下、内分泌、肝、脾等穴位。

（五）有误吸的危险

有误吸的危险多与留置胃管有关。

1. 鼻饲患者每日晨间护理时给予中药口腔护理，保持口腔清洁。

2. 胃管固定牢固，指导患者翻身时保护好胃管，防止脱出。

3. 建立鼻饲计划，每天检查胃管，为患者鼻饲前，抬高床头 30°，鼻饲后 20 分钟再将床头放平。

第三章　护理技术

第一节　基础护理技术

一、为卧床患者更换床单技术

（一）为卧床患者更换床单技术操作流程

【目的】使病床平整、舒适，预防压疮，保持病床整洁美观。

【评估】

1. 患者病情、意识状态及合作程度。

2. 各种管路情况，有无牵引、石膏、夹板固定及肢体移动障碍等。

3. 环境设备及有无其他患者进餐或进行无菌性治疗。

【告知】告知患者协助配合。

【准备】

1. 用物　床罩（单）、中单、被套、枕套、床刷及刷套、消毒液（浸泡刷套用），必要时备衣裤。按使用顺序摆放于扫床车上。

2. 着装整洁，举止端庄。

3. 评估并告知患者。

4. 洗净双手，戴口罩。

5. 备齐用物，放置合理。

【流程】

1. 推扫床车至床尾。

2. 酌情关好门窗。

3. 移开床旁桌、凳子。

4. 松开床尾盖被，在保证患者安全情况下，协助患者侧卧于一侧；患者不能侧卧者，可从上至下更换床罩（单）。

5. 将中单及床罩（单）塞于患者身下，清扫棉褥。

6. 将清洁床罩（单）的中线和床的中线对齐，一半卷好塞于患者身下，再将近侧罩（单）展平拉紧，两端折角塞于床垫下。

7. 铺一侧中单，与中线对齐，其余塞于患者身下。

8. 协助患者侧卧于铺好一侧。

9. 撤去污中单及污床罩（单）。

10. 扫净棉褥，依次将清洁床罩（单）、中单逐层拉平，铺好。

11. 协助患者取仰卧位。

12. 棉被在污被套内竖叠三折取出，叠 S 形。

13. 将清洁被套铺于床上。

14. 将 S 形棉被放入清洁被套内展开铺平，系带。

15. 撤去污被套。

16. 两侧被筒与床沿平齐。

17. 叠好被尾。

18. 撤去污枕套。

19. 套好枕套，开口背门，置于患者头下。

20. 安置患者，取舒适卧位。

21. 将床旁桌、凳移回原处，开窗通风。

22. 整理用物，洗手。

（二）常见问题

1. 在更换床单、被套时，如何保护患者？

关好门窗、动作敏捷轻柔。尽量不暴露患者，对危重患者应两人操作，分左右两侧进行。换被套时先将原被套为患者盖好，再将清洁被套铺平，将棉被套入，再撤出污被套，防止患者着凉。

2. 患者身上有多种导管，在更换床单时，应注意什么？

在更换床单前应检查各种导管有无脱出及是否通畅，给患者翻身时应先将各种导管放松，翻身后要检查各导管有无受压、脱落等，换好床单协助患者取适当体位，固定各导管。

附：卧床患者更换床单流程图

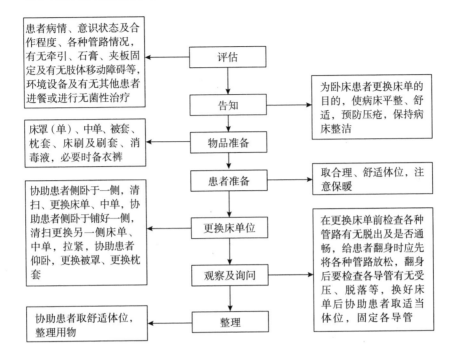

二、体温、脉搏、呼吸测量技术

（一）体温、脉搏、呼吸测量技术操作流程

【目的】

1. 测量并记录患者体温。

2. 计数每分钟的脉率并评价脉搏性质，以了解心脏负荷和心脏功能及周围血管情况。

3. 了解患者呼吸情况，计算呼吸频率。

4. 通过观察体温、脉搏、呼吸的变化，了解机体生命体征正常与否。

5. 体温、脉搏、呼吸的曲线可反映某种疾病或疾病的某个阶段，以及病情的转归。

6. 协助医师做出正确诊断，为治疗和护理提供依据。

【评估】

1. 患者病情、主要症状及临床表现。

2. 被测肢体有无皮肤损伤及功能障碍。

3. 是否有影响体温、脉搏、呼吸数值的因素存在。

4. 心理状况。

【告知】摆好体位，告知患者协助配合。

【准备】

1. 用物　已消毒弯盘1个内放体温表、未消毒弯盘1个、生命体征记录单、有秒针手表、笔、小毛巾1块、纱布，需测肛温时应准备油剂。

2. 着装整洁，举止端庄。

3. 核对医嘱，评估并告知患者。

4. 洗手，戴口罩。

5. 准备并检查用物，放置合理。

【流程】携用物至床旁，核对床号、姓名。

1. 体温测量法

（1）腋下测温法

①协助患者摆好体位，解开衣服，擦干测量侧腋窝的汗液。

②将体温计水银端放于腋窝处紧贴皮肤，嘱患者屈臂过胸，夹紧体温计。

③协助患者整理衣被，5～10分钟后取出体温计，做好记录。

（2）口腔测温法

①嘱患者张口，将口表水银端斜放于舌下。

②紧闭口唇3分钟后取出，擦净口表，阅读并记录。

（3）直肠测温法

①协助患者屈膝侧卧位，暴露臀部。

②用油剂润滑肛表，将水银端轻插入肛门3～4cm。

③3分钟后取出，擦净肛表，阅读并记录。

④协助患者擦净肛门，穿好裤子，协助患者取舒适体位。

2. 脉搏测量法

（1）一般脉搏测量法

①患者取合理体位，手臂置舒适位置，腕部伸展，手掌朝下。

②操作者以食指、中指、无名指指端轻按在患者桡动脉表面（指端按桡动脉压力的大小以能清楚触及脉搏的搏动为宜），默数脉搏跳动次数，测量30秒，得数乘以2后，再做记录。（注意脉搏的节律、强弱等，异常时须测1分钟）

（2）短绌脉搏测量法

①应两人同时分别测量，一人听心率，一人数脉率，测量1分钟。

②用分子式记录，分子代表心率，分母代表脉率。

③绘制体温单，脉搏以红"●"表示，心率以红圈"○"表示，相邻两

点连线，在脉搏与心率曲线之间用红色笔画斜线填满（电子体温单除外）。

3. 呼吸测量法

（1）操作者在测定脉搏后手不要移动，仍维持数脉搏状态。

（2）观察患者的胸、腹起伏，一吸一呼为1次，默数呼吸30秒，得数乘以2后，再做记录。

（3）心、脑、肾疾患，昏迷、出血、休克等患者呼吸有改变，必须测量1分钟。

（4）同时观察呼吸的节律、深浅度，并注意呼吸中有无异常气味。

（5）安置患者，取舒适卧位。

（二）常见问题

1. 影响测量体温准确性的因素有哪些？

（1）进食后或面颊部做冷敷者影响测量口腔温度的准确性。

（2）坐浴或灌肠后立即测肛温，会影响其准确性。

（3）测腋温时是否擦干腋下，体温计的水银端是否放于腋窝深处紧贴皮肤，均可影响测量的准确性。

（4）体温计本身的误差，影响所其测温度的准确性，所以应定期检测体温计。

（5）体温可随性别、年龄、进食、昼夜、运动和情绪的变化等各种因素而出现生理性波动。

2. 正常体温范围是多少？

体温以口腔温度、直肠温度或腋下温度为标准。正常体温范围为：口腔温度为36.3～37.2℃；直肠温度为36.5～37.5℃；腋下温度为36.0～37.0℃。正常人的体温在24小时中不是恒定的，受年龄、饮食、运动、内分泌和情绪等诸多因素的影响而出现生理性波动，但温度始终保持在正常范围内。

3. 体温测量的注意事项有哪些？

（1）精神异常、昏迷、不合作、口鼻手术或呼吸困难者，不可由口腔测温度。进食、吸烟、面颊部做热、冷敷者，应推迟30分钟后，方可测口腔温度。

（2）腹泻、直肠或肛门手术、心肌梗死及某些心脏病患者（刺激肛门后，迷走神经兴奋，会引起心律不齐），不可由直肠测温。坐浴或灌肠后需待30分钟后，方可测直肠温度。

（3）对极度消瘦的患者，不适用腋下测温。沐浴后需待20分钟后再测腋下温度。

（4）发现体温和病情不相符合时，应重复测温，必要时可同时测量另一部位对照，以便得到更为准确的体温数值。

（5）为婴幼儿、意识不清或不合作患者测温时，护士须守候在旁或用手托扶体温计，以免发生意外。

（6）甩表时用腕部力量，不可碰碎。切忌把体温计放在热水中清洗或沸水中煮，以防爆裂。

（7）如患者不慎咬碎体温计，应立即清除玻璃碎屑，再口服蛋清或牛奶延缓汞的吸收。病情允许者可服用纤维丰富的食物促使汞排泄。

（8）肛表、腋表、口表分别清洁消毒。

4. 物理或药物降温后如何观察病情？多长时间再测温？如何绘制？

要密切观察降温情况，一般在30分钟后测量体温。物理降温30分钟后所测得的温度，绘制在降温前温度的同一纵格内，用红圈表示，以红虚线和降温前的温度相连。

5. 为什么要加强对高热患者体温骤降的观察？

高热患者体温骤降时，常伴有大量汗出，造成体液大量丢失，年老体弱及心血管患者极易出现血压下降、脉搏细速、四肢冰冷等虚脱或休克表现，因此应注意观察。一旦出现上述情况，应立即配合医师及时处理。不恰当的使用解热药，可出现类似情况，故对高热患者应慎用解热药。

6. 什么叫脉率、脉律、速脉、缓脉、间歇脉、脉搏短绌？

（1）脉率：每分钟脉搏搏动的次数。正常人安静时脉搏为60～100次/分。

（2）脉律：脉搏的节律性。正常脉搏的节律性应是跳动均匀而间隔时间相等。

（3）速脉：成人脉率超过100次/分，称速脉。

（4）缓脉：成人脉率低于60次/分，称缓脉。

（5）间歇脉：即在一系列正常均匀脉搏中，出现1次提前而较弱的脉搏，其后有一较正常延长的间歇，称间歇脉或期前收缩。

（6）脉搏短绌：单位时间内脉率少于心率。其特点是心律完全不规则，心率快慢不一，心音强弱不等，这种现象称脉搏短绌或无规律的不整脉。

7. 影响脉搏、呼吸测量准确性的因素有哪些？

脉搏随年龄、性别、劳动和情绪波动而变化，一般女性脉搏比男性快，幼儿比成人快，老人较慢，运动和情绪激动时可暂时增快，休息和睡眠时较慢。测量时不可用拇指诊脉，以免拇指小动脉与患者脉搏相混淆，影响脉搏测量的准确性。

8. 呼吸增快常见哪些疾病？呼吸减慢常见于哪些疾病？如何观察？

（1）呼吸增快常见于发热、心肺疾患、贫血、甲亢以及体力活动时。

（2）呼吸减慢常见于颅内压增高、镇静、麻醉药用量过大、中毒时。

（3）如何观察：

①测量脉搏后将手仍按在患者手腕上，以转移患者注意。

②观察患者胸部或腹部的起伏，一吸一呼为1次。

③观察呼吸深度和节律。

④危重患者呼吸微弱不易观察时，可用棉花少许置于患者鼻孔前，观察棉花吹动情况，加以计数，记录1分钟呼吸次数。

附：体温、脉搏、呼吸测量技术流程图

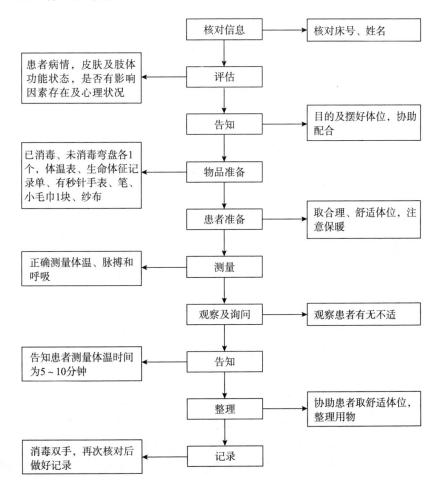

三、血压测量技术

（一）血压测量技术操作流程

【目的】

1. 通过观察血压的变化，了解机体生命体征动态变化。

2. 监测血压的记录，可反映某种疾病或疾病的某个阶段，以及反映病情的好转及恶化。

3. 协助医师做出正确诊断，为治疗和护理提供依据。

【评估】

1. 患者的病情、主要症状及临床表现。

2. 患者的上（下）肢的血运情况。

3. 是否有影响血压数值的因素存在。

4. 患者的心理状况。

【告知】 告知患者测量血压的目的及注意事项，协助摆好体位，取得配合。

【准备】

1. 用物　血压计、听诊器、生命体征记录单。

2. 着装整洁，举止端庄。

3. 核对医嘱，评估并告知患者。

4. 洗手，戴口罩。

5. 准备并检查用物。

【流程】

1. 携用物至床旁，核对床号、姓名，向患者解释，避免紧张。

2. 测量血压

（1）上肢血压测量法

①协助患者取卧位或坐位。卷袖暴露上臂，肘部伸直，手掌向上，使患者心脏、肱动脉、水银柱零位在同一水平。

②放平血压计，驱尽袖带内空气，平整无折地缠于上臂中部，袖带下缘在肘窝上 2～3cm，松紧以能伸入一指为度，打开水银槽开关。

③戴好听诊器，将听诊器置于肘窝肱动脉搏动最强处，一手加以固定。

④同时关闭气门，握住输气球打气至肱动脉搏动消失后 20～30mmHg，慢慢放开气门，使水银柱缓慢下降，并注意听诊器中的搏动声及水银柱所指的刻度。

（2）下肢血压测量法

①患者取俯卧位或仰卧屈膝位。

②放平血压计，驱尽袖带内空气，平整无折地缠于股部，下缘距腘窝3～5cm，松紧以能伸入一指为度，打开水银槽开关。

③戴好听诊器，将听诊器置于腘窝腘动脉搏动最强处，一手固定。

④同时关闭气门，握住输气球打气至腘动脉搏动消失后20～30mmHg，慢慢放开气门，使水银柱缓慢下降，并注意听诊器中的搏动声及水银柱所指的刻度。

3. 测毕，取下袖带，排尽空气，水银柱平面降至零位以下，右倾45°，关闭水银槽开关。

4. 整理床单位，正确记录血压值，误差＜4mmHg。下肢血压测得结果其收缩压比肱动脉收缩压高20～30mmHg，记录时要注明下肢血压。

5. 安置患者，取舒适卧位。

6. 整理用物。

7. 洗手。

（二）常见问题

1. 测量血压的注意事项有哪些？

（1）对需要长期密切观察的患者应定时间、定部位、定体位、定血压计观察血压。

（2）充气不可过猛、过高，防止水银外溢；放气不可过快，以免读值误差。

（3）当血压听不清或异常时，应分析排除外界因素，需重复测量时，应将袖带内气体驱尽，水银柱降至零点后再测量。

（4）偏瘫患者测量健肢。

（5）舒张压变音和消失音相差较远时，应同时记录两个数值。

（6）测下肢血压时须标明下肢血压。

2. 袖带的宽窄对测量血压有何影响？

（1）使用袖带过宽，较长部位的血管受阻增加血流阻力，使搏动在达到袖带的下缘之前已消失，此时测量的血压数值可偏低。

（2）使用袖带太窄，则要较高的充气压力，才能阻止动脉血流，此时测得的血压数值偏高。

3. 患者在坐位或卧位时测量血压，体位有什么注意？

测患者肱动脉时，应先露出一臂至肘上，伸直肘部，手掌向上，使肱动脉与心脏在同一水平线上。坐位时，肱动脉应与第四肋软骨平，卧位时应与腋中线平。

4. 用同一血压计分别测腘动脉及肱动脉的血压，所测的数值有何不同？

腘动脉测得的血压比肱动脉的血压高 20 ~ 30mmHg（2.6 ~ 4kPa）。

5. 影响血压的因素有哪些？

（1）心脏的收缩力与排血量。

（2）大动脉管壁的弹性。

（3）全身各部小动脉的阻力与血液的黏稠度。

（4）有效循环血量。

附：血压测量操作技术流程图

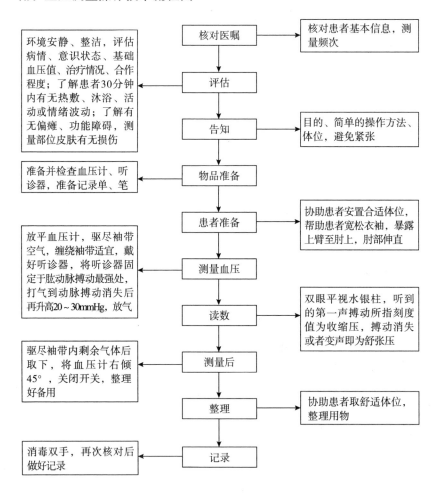

四、物理降温技术

（一）物理降温技术操作流程

【目的】

1. 为高热患者降温。

2. 为患者实施局部消肿，减轻局部充血和出血，限制炎症扩散，减轻疼痛。

3. 为患者实施头部降温，防止脑水肿，并降低脑细胞代谢，减少其需氧量，提高脑细胞对缺氧的耐受性。

【评估】

1. 患者病情、主要症状及临床表现。

2. 患者局部组织状态，皮肤情况。

【告知】

1. 告知患者物理降温的目的及注意事项，协助摆好体位，取得配合。

2. 患者在高热期间，保证摄入足够的水分。

3. 患者在高热期间，采取正确的通风散热方法。

【准备】

1. 用物

（1）冰袋降温：冰袋、布套。

（2）酒精擦浴降温：治疗碗内盛25%～35%酒精200～300mL、大毛巾1条、小毛巾2块、热水袋加套（内盛60～70℃热水）、冰袋加套、干净病号服1套、备用屏风。

2. 着装整洁，举止端庄。

3. 核对医嘱，评估并告知患者。

4. 洗手，戴口罩。

5. 准备并检查用物。

【流程】

1. 携用物至患者旁，核对床号、姓名、年龄，关闭门窗，保证室内温湿度适宜，为患者进行遮挡。

2. 实施操作。

3. 冰袋降温

（1）取出并检查冰袋，装入布套中，置于所需部位。

（2）观察局部血液循环情况，降温30分钟后测体温。

（3）冰袋融化后，需要时可重装。

（4）冷敷完毕，消毒冰袋，冰袋再次冷冻备用。

4. 酒精擦浴降温

（1）松开盖被，必要时给予便器。

（2）冰袋置于头部，热水袋置于足部，松开盖被，脱去上衣，盖在患者胸部，解松腰带。

（3）露出患者对侧上肢，下垫大毛巾，将小毛巾放入治疗碗内酒精中，拧至半干缠于手上，以离心方式边擦边按摩，每侧擦拭时间至少3分钟（顺序：沿颈侧面至上臂外侧到手背，自胸侧经腋窝沿上臂内侧至手掌）。擦拭完毕用大毛巾擦干皮肤，同样的方法擦拭近侧，经常更换小毛巾。

（4）帮助患者侧身，背向操作者，分左、中、右三部分以同样方法，擦拭背部（自颈下至臀部），擦拭时不必遮盖患者以利散热，擦拭完毕穿好干净上衣。

（5）脱去外裤，露出对侧下肢，下垫大毛巾，以同样方法擦拭（顺序：从髂骨开始沿大腿外侧擦至足背，从腹股沟沿大腿内侧擦至足踝，从腰、腘窝擦至足跟）。擦拭完毕用大毛巾擦干皮肤，同样的方法擦拭近侧。

（6）穿好干净外裤，移去热水袋，盖好被子，整理床单位及用物，鼓励患者喝热饮料。

（7）30分钟后测量体温并记录在体温单上，当体温降至39℃以下，取下头部冰袋。

5. 整理用物。

6. 洗手，做好记录。

（二）常见问题

1. 物理降温的注意事项有哪些？

（1）随时观察患者病情变化及体温变化情况。

（2）随时检查冰袋、冰帽、化学制冷袋有无破损、漏水现象，布套潮湿后应当立即更换。冰融化后应立即更换。

（3）观察患者皮肤情况，严格交接班制度，如患者发生局部皮肤苍白、青紫或者有麻木感时，应立即停止使用，防止冻伤发生。

（4）物理降温时，应当避开患者枕后、耳郭、心前区、腹部、阴囊及足底部位。

（5）用冰帽时，保护患者耳部，防止发生冻伤。

2. 一般患者的哪些部位及哪些患者不宜用冷疗？为什么？

（1）部位

①枕后、耳郭、阴囊：用冷疗易引起冻伤。

②腹部：用冷疗易引起腹泻。

③心前区：用冷疗可导致反射性心率减慢、心房纤颤或心室纤颤及房室传导阻滞。

④足底：用冷疗可导致反射性末梢血管收缩影响散热或引起一过性冠状动脉收缩。

（2）不宜用冷疗的疾病

①角膜炎禁用。因角膜无血管，营养由房水及周围血管网供给，当有炎症时，血液循环发生一定程度的障碍，冷可使血管收缩，血流更受影响，导致炎症加重。

②慢性炎症或深部有化脓病灶时，不宜用冷敷。

③类风湿、系统性红斑狼疮、全身硬化症等患者禁用。

3. 冰袋或冰帽用后如何处理？

冰袋及冰帽使用后，用75%酒精擦拭消毒后待干备用。

4. 酒精擦浴降温的原理是什么？其浓度及温度应是多少？

酒精是一种挥发性液体，当酒精在皮肤上迅速蒸发时，吸收和带走机体大量的热量；同时酒精具有刺激皮肤血管扩张的作用，可增加散热。擦浴时酒精的浓度为25%～35%，温度为30℃。

5. 酒精擦浴前冰袋应放置何处？何时取下冰袋？

酒精擦浴前先置冰袋于头部，以助降温并防止血液集中到头部引起充血。擦浴后30分钟测体温，如体温降至39℃以下，应取下头部冰袋。

6. 酒精擦浴过程中，应做好哪些病情观察？

（1）擦浴时应观察患者的全身变化，若有寒战、面色苍白、脉搏、呼吸异常，应立即停止操作，并通知医师。

（2）注意保暖，尽量减少肢体暴露，以免受凉。

（3）擦至关节内面和大血管附近，如腋下、腹股沟、腘窝时，应稍用力多停留，直至皮肤发红时为止，使血管被动扩张，促进散热，提高疗效。

附1：擦浴降温流程图

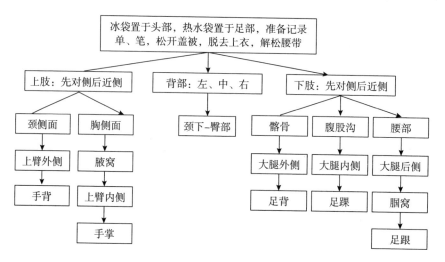

附2：冰袋降温技术操作流程图

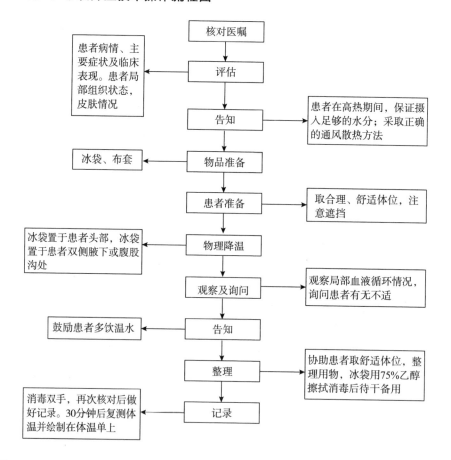

附3：酒精擦浴降温技术操作流程图

```
                            核对医嘱
                               │
患者病情、主要症状及            │
临床表现。患者局部组  ◄────    评估
织状态，皮肤情况               │
                               │
                              告知    ────►  患者在高热期间，保证摄
                               │            入足够的水分；采取正确
                               │            的通风散热方法
治疗碗内盛25%～35%              │
酒精醇200～300mL、大毛          │
巾1条、小毛巾2块、热水  ◄──── 物品准备
袋加套（内盛60～70℃）          │
、冰袋加套、干净病号            │            冰袋置于头部，热水袋置
服1套、备用屏风                 │            于足部，松开盖被，脱去
                              患者准备  ──►  上衣，解松腰带，取合
                               │            理、舒适体位，注意保暖
                               │
                             擦浴降温
                               │
                               │
                            观察及询问  ──►  观察局部血液循环情况
                               │
鼓励患者多饮温水  ◄────        告知
                               │
                               │
                              整理    ────►  协助患者取舒适体位，
                               │            整理用物
消毒双手，再次核对后做          │
好记录：30分钟后复测体  ◄────   记录
温并绘制在体温单上
```

五、口腔护理技术

（一）口腔护理技术操作流程

【目的】

1. 使口腔清洁、湿润、预防口腔感染及其他并发症。

2. 去除口臭、口垢，增进食欲。

【评估】

1. 患者病情、主要症状及临床表现。

2. 患者口腔黏膜、舌苔及特殊口腔气味。

3. 观察牙齿情况。

【告知】

1. 告知患者口腔护理的目的及注意事项，协助摆好体位，取得配合。

2. 操作过程中的不适及配合方法。

3. 正确的漱口方法，避免呛咳及误吸。

【准备】

1. 用物　口护包（内有弯盘2个、棉球16～18个、弯血管钳、镊子、压舌板、方纱布1块）、0.9%氯化钠注射液、一次性水杯2个（其中一个内盛温开水）、吸管、无菌棉签、治疗巾、手电筒、压舌板。昏迷患者需另备开口器、舌钳；高热、口唇干裂患者需另备石蜡油；口腔溃疡患者需遵医嘱另备锡类散类药物。

2. 着装整洁，举止端庄。

3. 核对医嘱，评估并告知患者。

4. 洗手，戴口罩。

5. 准备并检查用物，放置合理。

【流程】

1. 携用物至病房，核对患者床号、姓名、年龄。

2. 协助患者采取侧卧位。

3. 观察患者口腔情况，如有活动义齿需取下，妥善保管。

4. 颌下铺巾，协助患者用温开水漱口（昏迷患者除外）。

5. 用棉签蘸温开水湿润口唇及口角。

6. 打开口护包，清点棉球，将0.9%氯化钠注射液倒入弯盘湿润棉球。

7. 拧干棉球后放于另一弯盘内。

8. 置弯盘于患者的口角旁，清洁口唇。

9. 擦拭两颊，用压舌板轻轻撑开颊部（嘱患者咬合上下齿），自内向外擦拭。

10. 擦拭牙齿的外侧面，擦拭牙齿的内侧面及咬合面，自内向外（磨牙至切齿），纵向擦拭。

11. 擦拭硬腭、舌面、舌下及舌的两侧。

12. 擦拭每个牙面及每个部位时都需要更换棉球。

13. 清点棉球。

14. 协助患者漱口，擦干面部。

15. 遵医嘱处理口腔疾患。

16. 协助患者采取舒适卧位。

17. 消毒双手，做好记录。

18. 整理用物。

19. 洗手。

【义齿的护理流程】

1. 操作前洗手。

2. 帮助患者取下义齿，用冷水冲洗干净。冲刷时禁用热水和酒精，以免龟裂变形、变色及老化。

3. 让患者漱口后，戴上义齿。

4. 义齿如暂不使用，可浸入凉水杯中保存，每日更换清水。

（二）常见问题

1. 特殊口腔护理适用于哪些患者？

特殊口腔护理适用于禁食、高热、昏迷、鼻饲、术后、危重、口腔疾患及生活不能自理的患者。

2. 为昏迷患者做特殊口腔护理时有哪些注意事项？

为昏迷患者做特殊口腔护理时应注意以下几点：

（1）擦洗时动作要轻，特别是凝血功能差的患者，要防止碰伤黏膜和牙龈。

（2）禁忌漱口，棉球不可过湿，以防患者发生误吸。

（3）操作前后要清点棉球数量，擦洗时要用血管钳夹紧棉球，每次一个，防止棉球遗留在口腔内。

（4）对长期使用抗生素的患者，应观察口腔黏膜有无霉菌感染。

（5）如有义齿者应执行义齿的护理方法。

3. 漱口液的种类及用途分别是什么？

（1）1%～3%过氧化氢溶液：具有防腐、防臭作用。

（2）2%～3%硼酸溶液：可改变口腔的酸碱度，有抑菌作用，适用于口腔 pH 值升高。

（3）3%～4%碳酸氢钠溶液：对适应酸性环境的细菌有抑制作用，适用于口腔 pH 值降低。

（4）0.02%呋喃西林溶液：具有广谱抗菌作用，对革兰阳性菌及阴性菌感染均有效。

（5）1%醋酸溶液：对铜绿假单胞菌感染有效。

（6）0.9%氯化钠注射液：可清除部分细菌。

附：口腔护理操作流程图

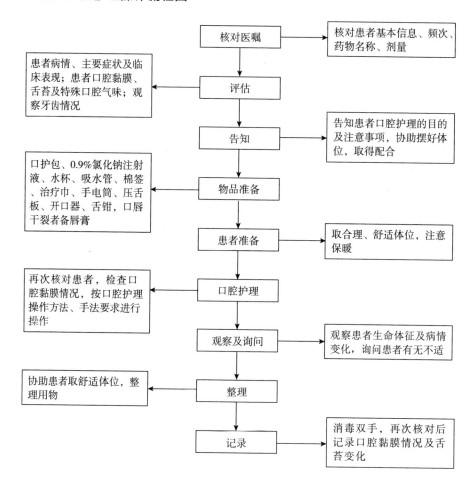

六、吸氧技术（鼻导管）

（一）吸氧技术操作流程

【目的】提高血氧含量及动脉血氧饱和度，纠正缺氧。

【评估】

1. 患者的病情、年龄、意识状态、呼吸状况、缺氧程度。

2. 患者鼻腔状况，有无鼻息肉、鼻中隔偏曲或分泌物阻塞。

3. 患者的心理状况。

【告知】

1. 患者进行有效呼吸的方法。

2. 不要自行摘除吸氧管或者调节氧流量。

3. 如感到鼻咽部干燥不适或者胸闷憋气时，应当及时通知医护人员。

【准备】

1. 用物　氧气装置 1 套、吸氧管 1 个、蒸馏水、消毒棉签、手电筒、治疗碗、吸氧卡。

2. 着装整洁，举止端庄。

3. 核对医嘱，评估并告知患者。

4. 洗手、戴口罩。

5. 准备并检查用物。

【吸氧流程】

1. 检查用物。

2. 携用物至病床旁，核对床号、姓名、年龄，协助患者取舒适体位。做好解释工作，以取得配合。

3. 将湿化瓶及小药杯中注入蒸馏水。

4. 安装氧气装置并检查。

5. 打开手电筒检查患者鼻腔，同时用消毒棉签蘸小药杯的蒸馏水，清洁鼻腔。

6. 连接吸氧管。打开流量表，调节氧流量，将吸氧管轻轻插入患者鼻腔，固定。

7. 填写吸氧卡，记录吸氧开始时间，安置患者。

【停氧流程】

1. 取下吸氧管，再关闭流量表。取下吸氧装置。

2. 安置患者，必要时用患者毛巾擦净面部。

3. 记录吸氧停止时间。

4. 整理用物。

5. 洗手。

（二）常见问题

1. 肺水肿时湿化瓶内放什么液体？为什么？

肺水肿时湿化瓶内应放 20% ~30% 的乙醇，因为乙醇可降低肺泡内泡沫的表面张力，使泡沫破裂，扩大气体和肺泡壁接触面，使气体易于弥散，改善气体交换功能。

2. 长时间高浓度吸氧会发生哪些并发症？

长时间给机体吸入氧浓度超过 60% 的氧气，有引起氧中毒、肺不张、呼吸抑制及晶体后纤维组织增生的危险。

3. 吸氧管低流量给氧，氧浓度如何计算？

可按公式计算：氧浓度% = 21 + 4 × 氧流量。

附：吸氧技术操作流程图

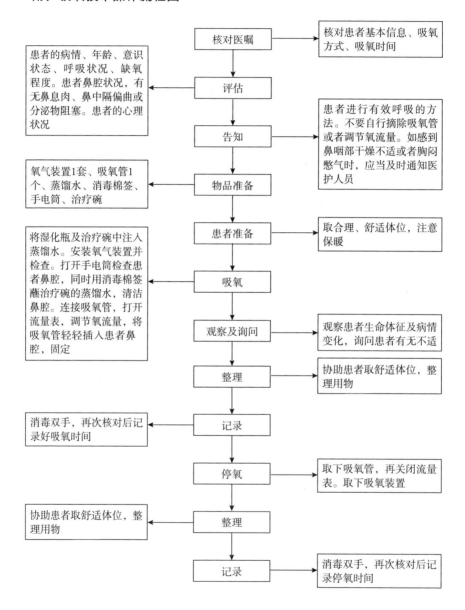

患者的病情、年龄、意识状态、呼吸状况、缺氧程度。患者鼻腔状况，有无鼻息肉、鼻中隔偏曲或分泌物阻塞。患者的心理状况

核对医嘱 → 核对患者基本信息、吸氧方式、吸氧时间

评估

告知 → 患者进行有效呼吸的方法。不要自行摘除吸氧管或者调节氧流量。如感到鼻咽部干燥不适或者胸闷憋气时，应当及时通知医护人员

氧气装置1套、吸氧管1个、蒸馏水、消毒棉签、手电筒、治疗碗 → 物品准备

患者准备 → 取合理、舒适体位，注意保暖

将湿化瓶及治疗碗中注入蒸馏水。安装氧气装置并检查。打开手电筒检查患者鼻腔，同时用消毒棉签蘸治疗碗的蒸馏水，清洁鼻腔。连接吸氧管，打开流量表，调节氧流量，将吸氧管轻轻插入患者鼻腔，固定

吸氧

观察及询问 → 观察患者生命体征及病情变化，询问患者有无不适

整理 → 协助患者取舒适体位，整理用物

消毒双手，再次核对后记录好吸氧时间 → 记录

停氧 → 取下吸氧管，再关闭流量表。取下吸氧装置

协助患者取舒适体位，整理用物 → 整理

记录 → 消毒双手，再次核对后记录停氧时间

七、经鼻/口腔吸痰技术

(一) 经鼻/口腔吸痰技术操作流程

【目的】清除患者呼吸道分泌物,保持呼吸道通畅,保证有效的通气。

【评估】

1. 患者的意识状态、生命体征、吸氧流量。对使用呼吸机的患者了解呼吸机参数设置情况。

2. 患者呼吸道分泌物的量、黏稠度、部位。

3. 患者的心理状态。

【告知】告知患者此项操作的目的及注意事项。

【准备】

1. 用物 吸痰器、吸痰管(含无菌手套)、0.9%氯化钠注射液。

2. 着装整洁,举止端庄。

3. 核对医嘱,评估患者。

4. 洗手,戴口罩。

5. 备齐用物,放置合理。

【流程】

1. 携用物至患者旁,核对床号、姓名、年龄,帮助患者取合适体位。

2. 接通电源,打开开关,检查吸引器性能,调节合适的负压。

3. 检查患者口鼻腔,取下活动义齿。

4. 连接吸痰管,润滑、冲洗吸痰管。

5. 经口腔吸痰,告诉患者张口,吸痰管由口腔颊部插至咽喉部,利用负压作用吸出咽喉部及气管内的分泌物,吸痰时应上下左右移动,防止固定一处吸引而损伤黏膜。

6. 对昏迷患者可以使用压舌板或者口咽气道帮助其张口,吸痰方法同清醒患者。

7. 吸痰毕,取出压舌板或口咽气道。

8. 吸痰过程中应当密切观察患者的病情变化,吸痰时间不超过15秒。

9. 冲洗吸痰管和负压吸引管。如需再次吸痰应重新更换吸痰管。

10. 擦净患者面部,帮助患者恢复舒适体位。

11. 整理用物。

12. 洗手,做好记录。

（二）常见问题

1. 经鼻/口腔吸痰的注意事项有哪些？

（1）按照无菌操作原则，插管动作轻柔，敏捷。

（2）吸痰前后应当给予高流量吸氧，吸痰时间不宜超过15秒。如痰液较多，需要再次吸引，应间隔3~5分钟，患者耐受后再进行。1根吸痰管只能使用1次。

（3）插管深度适宜，吸痰时轻轻左右旋转上提吸痰管吸痰。

（4）如患者痰液黏稠，可以配合翻身叩背、雾化吸入；患者发生缺氧的症状如发绀、心率下降等症状时，应当立即停止吸痰，休息后再吸。

（5）观察患者痰液性状、颜色、量。

附：经鼻/口腔吸痰技术操作流程图

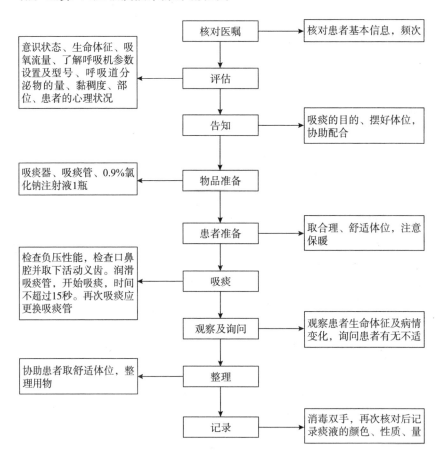

八、雾化吸入技术

（一）雾化吸入操作流程

【目的】

1. 使药物呈雾状，直接作用于局部黏膜，消炎、镇咳、祛痰、平喘。

2. 解除支气管痉挛，改善通气功能。

3. 预防、治疗呼吸道感染。

【评估】

1. 患者病情、主要症状及临床表现。

2. 患者的体位及呼吸状况。

3. 患者的自理能力、心理状况、合作程度。

4. 仪器是否在功能状态。

【告知】

1. 告知患者雾化前勿进食，面部勿涂抹润肤油。

2. 告知患者此项操作的目的及注意事项，协助摆好体位，取得配合。

3. 指导患者用嘴含住口含嘴，用嘴吸气、鼻呼气的方法或用面罩罩住患者的口鼻部。

4. 告知患者如有不适，及时通知医护人员。

【准备】

1. 用物　氧气流量表、一次性雾化器、药物、注射器、标识、弯盘、小治疗单、手部消毒液、医疗垃圾桶、生活垃圾桶、利器盒、治疗车。

2. 着装整洁，举止端庄。

3. 核对医嘱，评估并告知患者。

4. 洗手，戴口罩。

5. 准备并检查用物。

【流程】

1. 核对医嘱，正确配制药液并粘贴标识并核对。

2. 携用物至床旁，核对患者床号、姓名、年龄及腕带，协助患者取合理体位。

3. 再次核对医嘱，将药液加入雾化器中，检查流量表功能是否正常，并安装。

4. 正确安装壁式流量表，调节氧流量为 $2 \sim 4L/min$。

5. 再次核对患者信息。

6. 待有雾气喷出，指导患者手持雾化器手柄，用嘴含住口含嘴或用面罩罩住患者的口鼻部。

7. 指导患者做深呼吸，用嘴吸气、鼻呼气，不要倒置雾化器，以免药液外渗。随时观察雾化情况。

8. 雾化完毕，先为患者取下雾化器，再关闭氧流量开关。

9. 为患者擦净颜面部，并观察患者情况。

10. 再次核对患者信息。

11. 整理床单位，合理安置患者，消毒双手，做记录。

12. 携用物回治疗室，整理用物。

13. 洗手，操作完毕。

【注意事项】

1. 雾化前 30 分钟患者不要进餐或喝奶，因饱餐后雾化吸入会加重呕吐，导致食物、奶液误入气管。

2. 吸药前不能抹油性面膏，颜面不能使用化妆品。

3. 雾化吸入时距面部一定距离使其适应喷雾，不可将雾化器置于眼睛周围，谨防药液进入眼睛。

4. 雾化吸入时间以 15～20 分钟为宜，因长时间雾化吸入可致湿化过度，因此每次雾化后要漱口，达到冲洗口腔的目的，同时将患者口鼻部的药液擦干净，做好面部皮肤清洁护理。

（二）常见问题

雾化吸入的目的是什么？

（1）消炎，镇咳（湿润气道减少刺激），祛痰（稀释痰液以利排痰）。

（2）解除支气管痉挛，药物可吸入呼吸道深部，使气道通畅，改善通气功能。

附：雾化吸入技术操作流程图

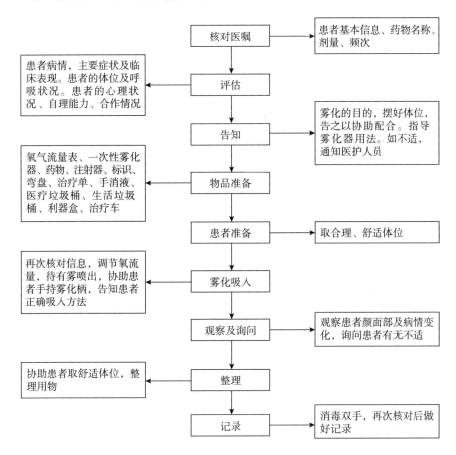

核对医嘱 → 患者基本信息、药物名称、剂量、频次

患者病情，主要症状及临床表现。患者的体位及呼吸状况。患者的心理状况、自理能力、合作情况 → 评估

告知 → 雾化的目的，摆好体位，告之以协助配合。指导雾化器用法。如不适，通知医护人员

氧气流量表、一次性雾化器、药物、注射器、标识、弯盘、治疗单、手消液、医疗垃圾桶、生活垃圾桶、利器盒、治疗车 → 物品准备

患者准备 → 取合理、舒适体位

再次核对信息，调节氧流量，待有雾喷出，协助患者手持雾化柄，告知患者正确吸入方法 → 雾化吸入

观察及询问 → 观察患者颜面部及病情变化，询问患者有无不适

协助患者取舒适体位，整理用物 → 整理

记录 → 消毒双手，再次核对后做好记录

九、快速血糖监测技术

（一）快速血糖监测技术流程

【目的】监测患者血糖水平，评价代谢指标，为临床治疗提供依据。

【评估】

1. 患者的身体状况。

2. 患者的进餐时间。

【告知】

1. 告知患者血糖监测的目的。

2. 指导患者采血后按压 1~2 分钟。

3. 对需要长期监测血糖的患者，可以教会患者血糖监测的方法。

【准备】

1. 用物　75%乙醇、无菌棉签、采血针头、血糖仪、血糖试纸、污物罐、利器盒。

2. 着装整洁，举止端庄。

3. 核对医嘱，评估并告知患者。

4. 洗手，戴口罩。

5. 准备并检查用物。

【流程】

1. 携用物至床旁，核对患者床号、姓名、年龄，再次与患者沟通，核实患者进餐时间。

2. 选择手指采血部位，最好取手指端外侧，以减轻疼痛。75%乙醇棉签消毒手指采血部位，待干。

3. 将血糖试纸插入血糖仪。

4. 核对血糖仪显示代码与血糖试纸（瓶）代码是否相符。

5. 用一次性采血针采血，采血部位正确。

6. 血糖仪显示屏提示滴血时，弃掉第一滴血，将血吸满（滴满）试纸测试区，等待测试结果。

7. 用无菌棉签按住患者采血部位。

8. 待血糖仪屏幕显示测试值后，正确读取血糖值，告知患者。

9. 关闭血糖仪。

10. 处理用物，安置患者。

11. 消毒双手。

12. 核对后记录测试时间、结果，操作者签名。

13. 整理用物。

14. 洗手，摘口罩。

（二）常见问题

1. 简述测七次血糖的意义及各次的时间？

（1）为了调整口服药和胰岛素的剂量，以便更好地调节血糖，避免剂量不足降糖效果不好，或剂量过大发生低血糖。

（2）测七次血糖的时间为：三餐前30分钟、三餐后2小时、睡前。餐后2小时，以吃第一口饭开始计时。

2. 试述清洁血糖仪的方法是什么？

使用棉签蘸清水擦拭即可。

3. 血糖仪上出现 "HI" "LO" 时，说明了什么？

（1）当仪器上出现 "HI" 符号时表明，患者血糖值过高已经超过血糖仪的测量范围。

（2）当仪器上出现 "LO" 符号时表明，患者血糖值过低已经低过血糖仪的测量范围。

4. 低血糖的表现及如何处理？

（1）当血糖值 <3.9mmol/L 时，即为低血糖。

（2）患者有发抖、出虚汗、四肢无力、饥饿、头痛、心跳加快、头晕欲睡、视物模糊、焦虑不安、情绪不稳等症状。

（3）发生低血糖时，立即吃一些含糖食物，如糖水、糖果、饼干等，若症状不缓解及时通知医师。

附：测血糖技术操作流程图

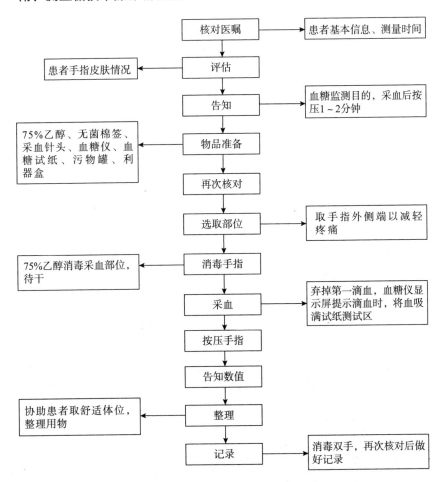

十、无菌技术

（一）无菌技术操作流程

【目的】 在医疗护理操作中防止发生感染和交叉感染。

【准备】

1. 用物　无菌持物镊及罐、治疗盘、无菌治疗巾、无菌溶液、皮肤消毒剂、无菌棉签。

2. 着装整洁，举止端庄。

3. 环境清洁，操作区域宽敞。

4. 洗手，戴口罩。

5. 备齐用物，放置合理。

【流程】

1. 无菌持物镊使用方法

（1）检查镊罐包布有无潮湿、破损和松动。

（2）检查消毒是否有效。

（3）检查是否在消毒日期内。

（4）打开无菌包，查看指示卡是否变色，取出无菌镊罐置于治疗台上，无菌镊关节应处于闭合状态。

（5）注明打开日期及时间，4小时更换。

2. 铺无菌盘

（1）检查无菌治疗巾的包布有无潮湿、破损和松动。

（2）检查无菌治疗巾消毒是否有效。

（3）检查无菌治疗巾是否在消毒日期内。

（4）打开无菌治疗巾，查看指示卡是否变色，用无菌持物镊将一块无菌治疗巾双折平铺于盘上，双手捏住无菌治疗巾上层两角呈扇形折叠，无菌面向上，露出无菌区。

（5）放入无菌物品后，将治疗巾上层盖于物品上，上下层边缘对齐，将开口处向上翻折，两边缘向下翻折。

（6）粘贴灭菌标识及消毒日期，并注明铺盘日期及时间，4小时更换。

3. 戴一次性无菌手套

（1）摘下手表，洗手，戴口罩。

（2）选择大小合适的手套。

（3）检查手套的有效期，包装有无潮湿及破损。

（4）打开手套，捏住手套反转部分取出手套，使手套之两拇指相对，一手伸入手套内戴好。

（5）再以戴好手套之手伸入另一手套之反折部分，同法戴上另一手套，将反折部分翻转套在工作服衣袖外面。

（6）脱第一只手套时，须触及手套的污染面脱下。

（7）脱第二只手套时，用另一只手的食指、中指插入手套内侧将其脱下。

（二）常见问题

1. 铺无菌盘的目的及注意事项是什么？

（1）目的：在进行无菌操作前将无菌巾铺在洁净的治疗盘内，使成一无菌区，其中放置无菌物品，以供治疗和护理操作用。

（2）注意事项

①铺无菌盘的区域必须清洁干燥。

②无菌巾避免潮湿。

③非无菌物品不可触及无菌面。

④覆盖无菌巾时注意使边缘对齐。

⑤铺好的无菌盘4小时有效。

2. 在治疗、护理操作中什么情况下需带治疗盘？何时须铺无菌盘？

各种治疗、注射均带治疗盘，注射三针以上要铺无菌盘。

3. 打开无菌包时应检查什么？

打开前先看包布外的标记（品名、消毒日期或失效日期、灭菌标志），再看包布有无破损、潮湿、松动。

4. 无菌持物镊使用的注意事项有哪些？

（1）无菌镊、罐应配套使用。

（2）取放无菌持物镊时，应将镊端闭合。使用时应保持镊端向下，用后立即放回。无菌持物镊应处于闭合状态。

（3）无菌持物镊只能用于夹取无菌物品，不可夹取油纱布，不能触碰未经消毒的物品，不能用于换药和消毒皮肤。

（4）到远处夹取物品应连同容器一起搬移，就地取出使用。如有被污染和可疑污染时，应重新消毒灭菌。

（5）使用无菌镊时不能低于腰部。

（6）打开包后的干镊子罐、持物镊有效使用期为4小时。

5. 戴无菌手套的注意事项有哪些？

（1）戴手套时应注意未戴手套的手不可触及手套的外面，而戴手套的手则不可触及未戴手套的手或另一手套的里面。

（2）戴手套后如发现破裂，应立即更换。

（3）脱手套时，须将手套口翻转脱下，不可用力拉手套边缘或手指部分，以免损坏。

6. 简述无菌技术的概念是什么？

（1）无菌技术是指在执行医疗护理操作过程中，防止一切微生物侵入机体和保持无菌物品及无菌区域不被污染的操作和管理。

（2）无菌物品：经过物理或化学方法灭菌后，未被污染的物品，称为无菌物品。

（3）无菌区域：经过灭菌处理而未被污染的区域，称为无菌区域。

（4）有菌区（非无菌区）：未经灭菌处理或经灭菌处理后被污染的区域，称为有菌区（非无菌区）。

7. 无菌技术操作原则有哪些？

（1）环境要清洁。进行无菌技术操作前30分钟，须停止地面清扫等工作。关闭空调，避免不必要的人群流动，防止尘埃飞扬。治疗室应每日用紫外线灯照射消毒1次。

（2）进行无菌操作时，衣帽要整洁，帽子要把全部头发遮住，口罩须罩住口鼻，并修剪指甲，洗手。

（3）无菌物品和非无菌物品分开放置；无菌物品不可暴露在空气中，必须存放于无菌包或无菌容器内；无菌物品一经打开后，必须再经过无菌处理后方可再用，从无菌容器内取出的物品，虽未使用，也不可再放回无菌容器内。

（4）无菌包外应注明物品名称，消毒灭菌日期，并按日期顺序先后排列，以便取用，放在固定的地方。无菌包在未打开或未污染的情况下，夏季（5月1日~10月31日）有效期为7天；冬季（11月1日~4月30日）有效期为14天。过期应重新灭菌。

（5）取无菌物品时，必须用无菌镊。未经消毒的物品，不可触及无菌物品或跨越无菌区。

（6）进行无菌操作时，如器械、用物疑有污染或已被污染，即不可使用，应予更换或重新灭菌。

（7）一套无菌物品，只能供一个患者使用，以免发生交叉感染。

附：无菌技术操作流程图（一）

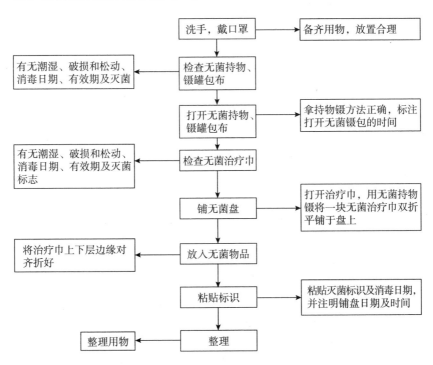

洗手，戴口罩 → 备齐用物，放置合理

有无潮湿、破损和松动、消毒日期、有效期及灭菌 ← 检查无菌持物、镊罐包布

打开无菌持物、镊罐包布 → 拿持物镊方法正确，标注打开无菌镊包的时间

有无潮湿、破损和松动、消毒日期、有效期及灭菌标志 ← 检查无菌治疗巾

铺无菌盘 → 打开治疗巾，用无菌持物镊将一块无菌治疗巾双折平铺于盘上

将治疗巾上下层边缘对齐折好 ← 放入无菌物品

粘贴标识 → 粘贴灭菌标识及消毒日期，并注明铺盘日期及时间

整理用物 ← 整理

无菌技术操作流程图（二）

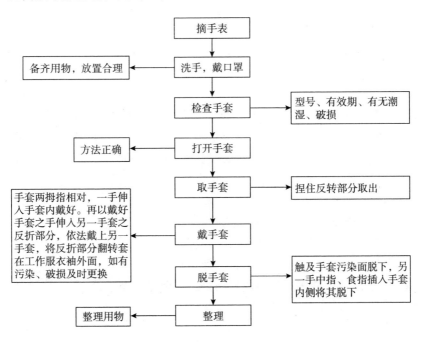

摘手表

备齐用物，放置合理 ← 洗手、戴口罩

检查手套 → 型号、有效期、有无潮湿、破损

方法正确 ← 打开手套

取手套 → 捏住反转部分取出

手套两拇指相对，一手伸入手套内戴好。再以戴好手套之手伸入另一手套之反折部分，依法戴上另一手套，将反折部分翻转套在工作服衣袖外面，如有污染、破损及时更换 ← 戴手套

脱手套 → 触及手套污染面脱下，另一手中指、食指插入手套内侧将其脱下

整理用物 ← 整理

十一、皮内注射技术

（一）皮内注射技术操作流程

【目的】用于药物的皮肤过敏试验、预防接种及局部麻醉的前驱步骤。

【评估】

1. 患者的病情、主要症状及临床表现。

2. 患者药物过敏史。

3. 患者注射部位皮肤状况。

【告知】

1. 告知患者此项操作的目的及注意事项，协助摆好体位，取得配合。

2. 注射后，不要按压注射部位。

【准备】

1. 用物　治疗盘、75%乙醇（或0.9%氯化钠注射液）、无菌棉签、一次性1mL注射器、药液。

2. 着装整洁，举止端庄。

3. 核对医嘱，评估并告知患者。

4. 洗手，戴口罩。

5. 准备并检查用物，放置合理。

【流程】

1. 核对医嘱，配制药液。

2. 携用物至床旁，核对床号、姓名、年龄，向患者解释。

3. 选择注射部位。预防接种在上臂三角肌外侧，过敏试验在前臂掌侧下1/3处。

4. 再次核对后，以75%乙醇（或0.9%氯化钠注射液）消毒皮肤。

5. 排尽注射器内空气，一手绷紧皮肤，一手持注射器，针头斜面向上与皮肤几乎平行或呈5°角刺入皮内。待针尖斜面全部进入皮内后以左手拇指固定针栓，右手推注药液0.1mL，局部可见皮丘。

6. 注意观察患者反应。

7. 注射完毕拔出针头，切勿按压。

8. 整理用物，安置患者，向患者交代注意事项。

9. 消毒双手，再次核对。记录注射时间。

10. 做皮试后，按规定时间观察结果，并做好记录。

（二）常见问题

1. 如何判断皮内试验结果？

（1）阴性：皮丘无改变，周围不红肿，无自觉症状。

（2）阳性：局部皮丘隆起，并出现红晕硬块，直径 > 1cm，或周围有伪足，局部发痒，严重时可出现过敏性休克。在观察反应的同时，应询问有无胸闷、气短、发麻等过敏症状。如出现上述症状亦不可使用该药。

2. 皮内注射的注意事项有哪些？

（1）患者对皮试药物有过敏史，禁止皮试。

（2）皮试药液要现用现配，剂量要准确，并备盐酸肾上腺素注射液等抢救药物及物品。

（3）结果阳性时，应告知医师、患者及家属，并予注明。

附：皮内注射操作流程图

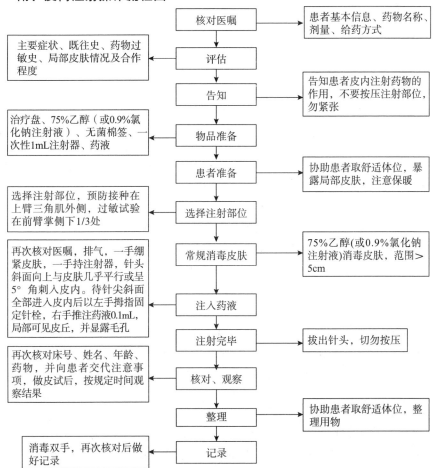

十二、皮下注射技术

(一) 皮下注射技术操作流程

【目的】通过皮下注射给予药物，多用于局部麻醉和胰岛素治疗。

【评估】

1. 患者的病情、主要症状及临床表现。

2. 患者药物过敏史。

3. 患者注射部位皮肤状况。

【告知】

1. 告知患者此项操作的目的及注意事项，协助摆好体位，取得配合。

2. 患者所注射的药物。

【准备】

1. 用物　治疗盘、皮肤消毒剂、无菌棉签、一次性注射器、药液。

2. 着装整洁，举止端庄。

3. 核对医嘱，评估并告知患者。

4. 洗手，戴口罩。

5. 准备并检查用物，放置合理。

【流程】

1. 核对医嘱，配制药液。

2. 携用物至床旁，核对床号、姓名、年龄，向患者解释，遮挡患者。

3. 帮助患者取合适体位，选择注射部位。

4. 再次核对后，消毒皮肤。

5. 排尽注射器内空气，一手绷紧皮肤，一手持注射器，以食指固定针栓，使针头与皮肤成30°~40°角（过瘦者可捏起注射部位皮肤）迅速刺入针头的1/2或2/3，固定针栓，抽吸活塞，无回血即可推药。

6. 注射完毕，用棉签按针眼处，快速拔针，按压片刻。

7. 安置患者。

8. 消毒双手，再次核对，并做好记录。

9. 整理用物，洗手。

10. 注意观察患者用药后反应。

(二) 常见问题

简述皮下注射的注意事项有哪些？

(1) 尽量避免应用刺激性较强的药物做皮下注射。

（2）选择注射部位时应当避开炎症、破溃或者有肿块的部位。

（3）经常注射者应每次更换注射部位。

（4）针头刺入角度不宜超过45°，以免刺入肌层。

附：皮下注射操作流程图

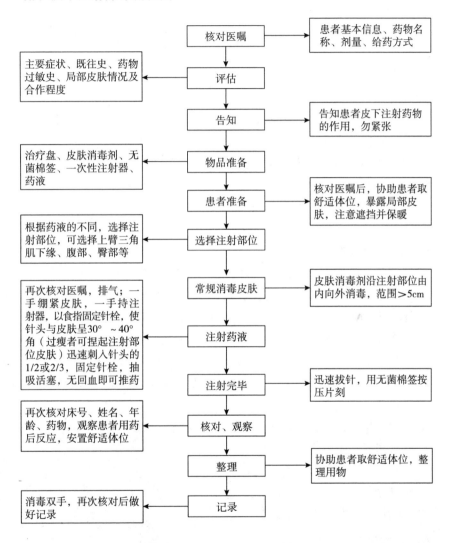

核对医嘱	患者基本信息、药物名称、剂量、给药方式
评估	主要症状、既往史、药物过敏史、局部皮肤情况及合作程度
告知	告知患者皮下注射药物的作用，勿紧张
物品准备	治疗盘、皮肤消毒剂、无菌棉签、一次性注射器、药液
患者准备	核对医嘱后，协助患者取舒适体位，暴露局部皮肤，注意遮挡并保暖
选择注射部位	根据药液的不同，选择注射部位，可选择上臂三角肌下缘、腹部、臀部等
常规消毒皮肤	皮肤消毒剂沿注射部位由内向外消毒，范围>5cm
注射药液	再次核对医嘱，排气；一手绷紧皮肤，一手持注射器，以食指固定针栓，使针头与皮肤呈30°~40°角（过瘦者可捏起注射部位皮肤）迅速刺入针头的1/2或2/3，固定针栓，抽吸活塞，无回血即可推药
注射完毕	迅速拔针，用无菌棉签按压片刻
核对、观察	再次核对床号、姓名、年龄、药物，观察患者用药后反应，安置舒适体位
整理	协助患者取舒适体位，整理用物
记录	消毒双手，再次核对后做好记录

十三、肌内注射技术

（一）肌内注射技术操作流程

【目的】通过肌内注射给予患者实施药物治疗。

【评估】

1. 患者的病情、主要症状及临床表现。

2. 患者药物过敏史。

3. 患者注射部位皮肤状况。

【告知】

1. 告知患者此项操作的目的及注意事项，协助摆好体位，取得配合。

2. 患者所注射的药物。

3. 患者肌肉放松，勿紧张。

【准备】

1. 用物 治疗盘、皮肤消毒剂、无菌棉签、一次性注射器、药液。

2. 着装整洁，举止端庄。

3. 核对医嘱，评估并告知患者。

4. 洗手，戴口罩。

5. 准备并检查用物，放置合理。

【流程】

1. 核对医嘱，配制药液。

2. 携用物至床旁，核对床号、姓名、向患者解释，遮挡患者。

3. 帮助患者取合适体位，选择注射部位，臀大肌、臀中肌、臀小肌、腹外侧及上臂三角肌。

4. 再次核对后，消毒皮肤，消毒范围直径 >5cm。

5. 排尽注射器内空气，一手绷紧皮肤，一手中指固定针栓，将针头迅速垂直刺入肌肉内（大约刺入针头 2/3）。抽动活塞，无回血后缓慢注入药物，观察患者反应。

6. 注射完毕，用棉签按压针眼处，快速拔针，按压片刻。

7. 安置患者。

8. 消毒双手，再次核对后做好记录。

9. 整理用物，洗手。

10. 注意观察患者用药后反应。

（二）常见问题

1. 臀大肌注射有哪两种定位方法？

（1）十字法：从臀裂顶点向左或向右画一水平线，然后从髂嵴最高点上做一垂直平分线，外上方1/4处为注射部位。

（2）联线法：髂前上棘和尾骨联线的外上1/3处为注射部位。

2. 臀部肌注时为了使局部肌肉放松，可取哪些卧位？

（1）侧卧位：上腿伸直，下腿稍弯曲。

（2）俯卧位：足尖相对，足跟分开。

（3）仰卧位：注射时自然平卧。

（4）坐位：嘱患者坐正。

3. 肌内注射的注意事项有哪些？

（1）需要两种药物同时注射时，应注意配伍禁忌。

（2）选择合适的注射部位，避免刺伤神经和血管，无回血时方可注射。

（3）注射部位应当避开炎症、硬结、瘢痕等部位。

（4）对经常注射的患者，应当更换注射部位。

（5）注射时切勿将针梗全部刺入，以防针梗从根部折断。

附：肌内注射流程图

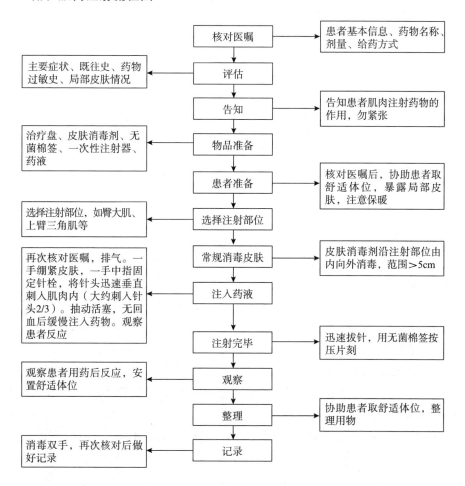

十四、静脉（真空）采血技术

（一）静脉（真空）采血技术操作流程

【目的】

1. 全血标本　测定血沉、血常规及血液中某些物质如血糖、尿素氮、肌酐、尿酸、肌酸、血氨的含量。

2. 血清标本　测定肝功能、血清酶、脂类、电解质等。

3. 血培养标本　培养检测血液中的病原菌。

【评估】

1. 患者是否按照要求进行采血前准备。

2. 患者的病情、主要症状及临床表现。

3. 患者血管充盈度、局部皮肤及出血情况。

【告知】

1. 按照检验的要求，采血前需做好的准备。

2. 采血后的正确按压方法。

【准备】

1. 用物　治疗盘、止血带、皮肤消毒剂、棉签、化验单及条码、一次性采血针、持针器、真空采血管。

2. 着装整洁，举止端庄。

3. 核对医嘱，评估并告知患者。

4. 洗手，戴口罩。

5. 准备并检查用物，放置合理。

【流程】

1. 携用物至床旁，核对床号、姓名、年龄、采血项目后再次与患者沟通，协助患者摆好体位。

2. 选择合适的静脉：四肢浅静脉——以肘部静脉（贵要静脉、肘正中静脉、头静脉）为主，必要时选择腕部、手背、足背部浅静脉及股静脉。

3. 常规消毒皮肤，待干，穿刺处上部约6cm处系止血带。

4. 连接采血针与持针器。

5. 一手拇指绷紧静脉下端皮肤，另一手持采血针头斜面向上，与皮肤成20°角刺入血管。

6. 固定针头，将真空采血管推入采血器并加以固定，采够足量血液后拔出摇匀，松开止血带，同时让患者松拳，以棉签按压穿刺点迅速拔出针头。

7. 按压局部止血片刻。

8. 协助患者整理好衣袖。

9. 整理床单位，安置患者，取舒适卧位。

10. 整理用物。

11. 粘贴化验单标码，扫码立即送检。

12. 洗手。

（二）常见问题

1. 静脉血标本采集的注意事项有哪些？

（1）采血时，按要求协助患者取正确体位。

（2）扎止血带时间最多不要超过 2 分钟，因长时间扎止血带会使血液中的水分向周围扩散，造成血液黏稠度改变，影响检测结果。

（3）根据检查项目的不同，有时过细的采血针会影响检测结果。

（4）同一部位穿刺多次会造成组织损伤，组织液混入血液中时可造成血液凝固。

（5）当找不到静脉时可采用以下方法：热敷前臂；轻轻拍打前臂；屈伸前臂数回。

（6）禁止在输液装置的近心端采血。

（7）若患者正在进行静脉输液、输血，不宜在同侧手臂采血。

（8）在采血过程中，应当避免导致溶血的因素。

2. 采血中引起溶血的主要原因是什么？

（1）采血技术不当。

（2）使用了不适宜的采血针头。

（3）血标本处理方法不当。

3. 采血顺序是什么？

先采血至含有促凝剂的试管中，然后采血至含有抗凝剂的试管中。采血管顺序：血培养、蓝、红、绿、紫、黑。

附：静脉（真空）采血技术操作流程图

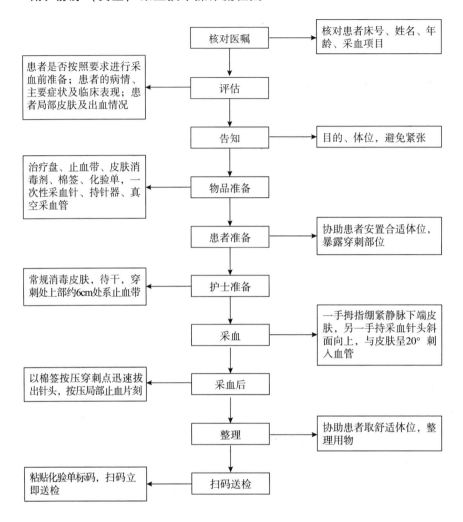

十五、动脉血标本的采集技术

（一）动脉血标本采集技术操作流程

【目的】采集动脉血，进行血气分析，判断患者氧合情况，为治疗提供依据。

【评估】

1. 患者的病情、主要症状及临床表现。

2. 患者吸氧情况或者呼吸机参数的设置。

3. 患者穿刺部位皮肤及动脉搏动情况。

【告知】

1. 告知患者此项操作的目的及注意事项，协助摆好体位，取得配合。

2. 平静呼吸，避免影响血气分析结果。

3. 正确按压穿刺点，并保持穿刺点清洁、干燥。

【准备】

1. 用物　治疗盘、一次性血气针、皮肤消毒剂、棉签、化验单及条码。

2. 着装整洁，举止端庄。

3. 核对医嘱，评估并告知患者。

4. 洗手，戴口罩。

5. 准备并检查用物。

【流程】

1. 携用物至床旁，核对床号、姓名、年龄，向患者解释，避免紧张。

2. 协助患者取舒适体位，暴露穿刺部位。

3. 消毒患者穿刺部位及操作者一手的中、食指，另一手持一次性血气针。

4. 已消毒的手指按压动脉搏动最强处，确定动脉走向后，迅速进针，动脉血自动顶入血气针内。

5. 拔针后立即将针尖斜面刺入橡皮塞内或专用针帽隔绝空气。

6. 垂直按压穿刺部位。

7. 将血气针轻轻转动，让血液与抗凝剂充分混合均匀。

8. 整理床单位，安置患者，取舒适卧位。

9. 化验单、血气针粘贴标码，扫码立即送检。

10. 整理用物。

11. 洗手。

（二）常见问题

1. 动脉血标本采集的注意事项有哪些？

（1）选择部位依次为桡、足背、股、肱动脉。

（2）消毒面积应较静脉穿刺大，消毒穿刺部位皮肤 >10cm，并消毒穿刺者食指和中指至第二关节处。严格执行无菌操作技术，预防感染。

（3）触摸搏动最强点，直刺或斜刺进针，见鲜红血液后，固定血气针，达到所需血量，用干棉签按压针眼，迅速拔针。

（4）患者穿刺部位应当压迫至不出血为止。当日手臂不可提重物，穿刺处不可沾水。

（5）若患者饮热水、洗澡、运动，需休息30分钟后再取血，避免影响检查结果。

（6）拔下的血气针要迅速封闭，防止空气进入，并双手搓动血气针管，使血液与抗凝剂充分混匀。

（7）标本应当立即送检，以免影响结果。

（8）有出血倾向的患者慎用。

（9）化验单上标注抽血时间和患者的吸氧流量，及时送检。

2. 动脉穿刺的主要并发症有哪些？

动脉穿刺的主要并发症是局部血肿，穿刺后的有效压迫可以预防血肿的发生。其他常见的并发症有动脉痉挛、感染、周围组织和神经损伤，血栓的形成或血管栓塞等。

附：动脉血标本采集操作流程图

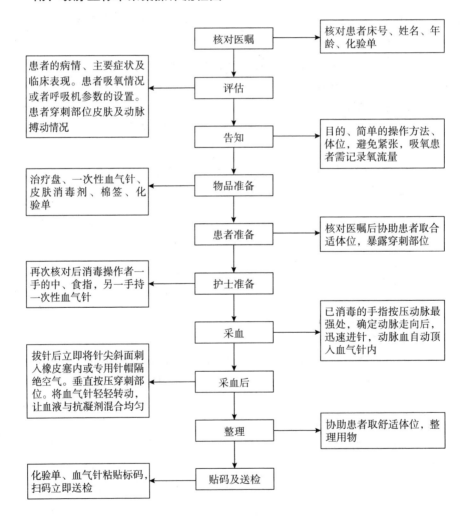

十六、静脉输液技术（一次性静脉输液钢针）

（一）静脉输液（一次性静脉输液钢针）操作流程

【目的】

1. 纠正水电解质失调，维持酸碱平衡。

2. 补充营养，维持热量。

3. 输入药物，达到治疗疾病的目的。

4. 抢救休克，增加循环血量，维持血压。

5. 输入脱水剂，提高血液渗透压，以达到减轻脑水肿，降低颅内压，改善中枢神经系统功能的目的。

【评估】

1. 患者的病情、年龄、过敏史，静脉治疗方案，药物的性质，选择合适的输注途径和静脉治疗工具。

2. 穿刺部位皮肤情况和静脉条件。

3. 患者的自理能力、合作程度及心理状态。

【告知】

1. 取舒适的体位，解释说明治疗用药及注意事项。

2. 操作过程中的不适及配合方法。

【准备】

1. 用物　治疗车、输液溶液及药物，一次性输液器、一次性注射器、砂轮、止血带、输液贴（胶布）、无菌棉签、皮肤消毒剂、含氯消毒液、手部消毒液。

2. 着装整洁，举止端庄。

3. 核对医嘱，评估并告知患者。

4. 静脉药物的配制和使用应在洁净环境中完成。

5. 洗手、戴口罩。

6. 准备并检查用物，放置合理。

【流程】

1. 核对医嘱，检查药物，配制药液。

2. 消毒输液瓶（袋）及安瓿。

3. 检查注射器，抽吸药液，再次核对后将药液注入输液瓶（袋）内，注明床号、姓名及添加药品名称、剂量。

4. 检查输液器，夹紧调节器，将输液器连接至0.9%氯化钠注射液。

5. 携用物至床旁，核对，身份识别（两种以上方式），询问过敏史。向患者做好解释，协助患者取舒适安全体位。

6. 再次查对后悬挂液体，排气，同时检查输液管有无渗漏，管内气体是否排尽，注意保护密封的无菌针头。

7. 输液器外包装置于穿刺部位下方，选择穿刺部位静脉，皮肤消毒（以穿刺点为中心擦拭，消毒范围直径≥5cm），消毒液自然干燥。

8. 准备输液贴、排液碗。

9. 穿刺点上方扎止血带，皮肤消毒，嘱患者握拳使血管充盈。

10. 再次排气，关紧调节器，检查输液器管有无渗漏，管内气体是否排尽。

11. 再次核对后，静脉穿刺。

12. 见回血后嘱患者松拳、松止血带、松调节器，确定穿刺成功后用输液贴覆盖穿刺点，妥善固定输液管路。

13. 根据药物及病情调节液体滴数（误差 ±4 滴）。

14. 安置患者，整理用物。

15. 消毒双手，再次核对，做好记录。

16. 返回后，整理用物。

17. 洗手、摘口罩。

（二）常见问题

1. 静脉治疗护理技术的基本要求有哪些？

（1）静脉治疗的各项操作应遵循无菌技术操作原则，严格执行查对制度，并对患者进行身份识别。

（2）静脉药物的配制和使用应在洁净的环境中完成。

（3）从事静脉治疗的护士应持有护士执业证书，并应定期进行静脉治疗所必须的专业知识及技能培训。

（4）PICC 置管操作应由经过 PICC 专业知识与技能培训，考核合格且有 5年及以上临床工作经验的操作者完成。

（5）对患者和照顾者进行静脉治疗、导管使用及维护等相关知识的教育。

2. INS 判定静脉炎的标准是什么？

见表 3 - 1。

表 3 - 1 INS 判定静脉炎的标准

级别	临床标准
0	没有症状
1	输液部位发红伴有或不伴有疼痛

续表

级别	临床标准
2	输液部位疼痛伴有发红和（或）水肿
3	输液部位疼痛伴有发红和（或）水肿，条索状物形成，可触摸到条索状的静脉
4	输液部位疼痛伴有发红和（或）水肿，条索状物形成，可触及的静脉条索状物的长度 >2.5cm，有脓液流出

3. 静脉输液技术的注意事项有哪些？

（1）根据药物及病情调节滴速。

（2）输液过程中，应定时巡视，观察患者有无输液反应，穿刺部位有无红、肿、热、痛、渗出表现。

（3）输液器应每24小时更换1次，如怀疑被污染或完整性受损时应立即更换。

（4）穿刺部位的敷料发生松动、污染或完整性受损时应立即更换。

（5）输入刺激性、腐蚀性药物过程中，应主要观察回血情况，确保导管在静脉内。

（6）输注的两种不同药物间有配伍禁忌时，在前一种药物输注结束后，应冲洗或更换输液器再换下一种药物继续输注。

4. 静脉输液速度与静脉炎有什么关系？

静脉输液时，若输液速度大于血流流速，则静脉炎发生量明显增高。当液体流速大于血液流速时，将出现以下情况：

（1）阻碍血液回流，血液稀释药物的能力降低或为零时，药物对血管壁的刺激性增加，易出现化学性静脉炎。

（2）血液回流受阻，使静脉压增高，更易出现机械性静脉炎。

（3）血液回流受阻，血管壁失去血液的营养供给，易出现渗漏。

因此，输液时应根据输液的速度选择不同的血管及不同的穿刺工具，以确保输液顺利和患者安全。

5. 成人、小儿静脉输液滴速各为多少？

一般成人40～60滴/分，儿童20～40滴/分。

6. 输液中如发生急性肺水肿，应采取哪些措施？

（1）立即使患者端坐，两腿下垂，以减少静脉血回流，减轻心脏负担，同时立即停止输液或减慢滴速。

（2）加压给氧（湿化瓶内放50%乙醇）。

（3）遵医嘱给镇静和扩血管药物及洋地黄制剂。

（4）必要时进行四肢轮扎。

7. 外周静脉导管的缩写是什么？外周静脉导管穿刺包括哪两项穿刺操作？

（1）外周静脉导管的缩略语是 PVC。

（2）外周静脉导管穿刺包括一次性静脉输液钢针穿刺和外周静脉留置针穿刺。

8. PVC 穿刺的注意事项是什么？

（1）应选择上肢静脉作为穿刺部位，避开静脉瓣、关节部位以及瘢痕、炎症、硬结等处的静脉。

（2）老年人不宜选择下肢静脉进行穿刺。

（3）接受乳房根治术和腋下淋巴结清扫术的患者应选健侧肢体进行穿刺，有血栓史和血管手术史的静脉不应进行置管。

（4）一次性静脉输液钢针穿刺处的皮肤消毒范围直径≥5cm，外周静脉留置针穿刺处的皮肤消毒范围直径应≥8cm，应待消毒液自然干燥后再进行穿刺。

（5）应告知患者穿刺部位出现肿胀、疼痛等异常不适时，及时告知医务人员。

（6）一次性静脉输液钢针宜用于短期单次给药，腐蚀性药物不应使用一次性静脉输液钢针。

（7）外周静脉留置针宜用于短期静脉输液治疗，不宜用于腐蚀性药物等持续性静脉输注。

（8）置入 PVC 时宜使用清洁手套，经 PVC 输注药物前宜通过输入 0.9%氯化钠注射液确定导管在静脉内。

9. 已知每分钟滴数与输液总量，如何计算输液所需用的时间？

$$输液时间（小时）= \frac{液体总量（mL）\times 点滴系数}{每分钟滴数 \times 60（分钟）}$$

附：静脉输液（一次性静脉输液钢针）操作流程图

核对患者基本信息，药物名称，剂量，给药方式	→	**核对医嘱**

| | **评估** | ← | 患者的病情、年龄、过敏史，静脉治疗方案，药物的性质，选择合适的输注途径和静脉治疗工具，穿刺部位皮肤情况和静脉条件，患者的自理能力、合作程度及心理状况 |

取舒适的体位，解释说明治疗用药及注意事项、操作过程中的不适及配合方法	→	**告知**

| | **准备** | ← | 护士：着装整洁，举止端庄，洗手、戴口罩
环境：静脉药物的配制和使用应在洁净环境中完成
用物：治疗车、输液溶液及药物，一次性输液器、一次性注射器、砂轮、止血带、输液贴（胶布）、无菌棉签、皮肤消毒剂、消毒液、手部消毒液剂
患者：排空大小便 |

核对、检查液体和药物，消毒安瓿（锯−消），检查注射器，抽吸药液，再次核对将药物注入液体内，再次核对后，写输液贴，签输液卡	→	**配液**

核对姓名、年龄(腕带、床头卡)，正确排气，选择穿刺部位，正确消毒，备输液贴，挪排液碗，再次消毒，扎止血带，再次排气，再次核对姓名、年龄，正确穿刺，见回血后三松，调节滴速	→	**操作**

| | **整理** | → | 协助患者取舒适体位，整理用物 |

| | **记录** | → | 消毒双手，再次核对后做好记录 |

十七、静脉输液技术（外周留置针）

（一）静脉输液（留置针）操作流程

【目的】

1. 纠正水电解质失调，维持酸碱平衡。

2. 补充营养，维持热量。

3. 输入药物，达到治疗疾病的目的。

4. 抢救休克，增加循环血量，维持血压。

5. 输入脱水剂，提高血液渗透压，以达到减轻脑水肿、降低颅内压、改善中枢神经系统功能的目的。

6. 保持静脉的通畅，便于抢救。

7. 减轻患者痛苦，保护血管。

【评估】

1. 患者的年龄、病情、过敏史、静脉治疗方案、药物的性质、选择合适的输注途径和静脉治疗工具。

2. 穿刺部位皮肤情况和静脉条件。

3. 患者的自理能力、合作程度及心理状态。

【告知】

1. 取舒适的体位，解释说明治疗用药及注意事项。

2. 操作过程中的不适及配合方法。

【准备】

1. 用物　静脉输液技术（一次性静脉输液钢针）的全部用物、适宜的外周留置针、无菌敷料。

2. 着装整洁，举止端庄。

3. 核对医嘱，评估并告知患者。

4. 静脉药物的配制和使用应在洁净的环境中完成。

5. 洗手、戴口罩。

6. 准备并检查用物，放置合理。

【流程】

1. 核对医嘱，检查药物，配置药液。

2. 消毒输液瓶（袋）口及安瓿。

3. 检查注射器，抽吸药液，再次核对后将药液注入输液瓶（袋）内，注明床号、姓名及添加药品名称、剂量。

4. 检查输液器，关闭调节器，将输液器连接至0.9%氯化钠注射液。

5. 携用物至床旁，核对，身份识别（两种以上方式），询问过敏史。向患者做好解释，协助患者取舒适安全体位。

6. 再次查对后悬挂液体，排气，同时检查输液管有无渗漏，管内气体是否排尽，注意保护密封的无菌针头。

7. 打开外周留置针外包装，与输液器的头皮针连接并固定。

8. 铺垫巾于穿刺部位下方，选择穿刺部位静脉，皮肤消毒（以穿刺点为中心擦拭，消毒范围直径≥8cm），消毒液自然干燥。

9. 打开无菌敷料及输液贴。

10. 穿刺点上方扎止血带，皮肤消毒，嘱患者握拳使血管充盈。

11. 再次排气，关闭调节器，检查输液器管有无渗漏，管内气体是否排净，旋转针芯松动外套管。

12. 再次核对后，静脉穿刺（一手绷紧皮肤，固定静脉，另一手持针，使针尖斜面向上并与皮肤成15°～30°角进针。见回血后降低穿刺角度，再次进入少许，保证外套管在静脉内，一手固定针芯，一手持针柄将外套管全部送入静脉内，退出针芯）。

13. 穿刺成功后松止血带、松拳、松调节器，输液通畅，以穿刺点为中心，无张力覆盖无菌敷料。

14. 取无菌输液贴，高举平抬 U 型固定留置针延长管，肝素帽要高于导管尖端，且与血管平行，固定头皮针及输液管。

15. 无菌敷料外注明穿刺日期及时间，操作者签名。

16. 根据药物及病情调节液体滴数（误差 ±4 滴）。

17. 安置患者，整理用物。

18. 消毒双手，再次核对，做好记录。

19. 返回后，整理用物。

20. 洗手、摘口罩。

（二）常见问题

1. 外周静脉留置针的自我护理注意事项有哪些？

（1）留置针局部勿用手按揉。

（2）保持穿刺点及周围皮肤干燥清洁以免引起感染。如发生敷料松动、卷边应及时通知医护人员。

（3）穿刺部位出现肿胀、疼痛等异常不适时，及时告知医务人员。

（4）穿脱衣服时，注意勿刮、碰套管针，注意保护，防止脱落。

（5）不输液时，也尽量避免肢体下垂姿势，以免由于重力作用造成回血堵塞导管。

2. 外周静脉留置针使用和维护中的注意事项有哪些？

（1）给药前后宜用 0.9% 氯化钠注射液脉冲式冲洗导管，如果遇到阻力或者抽吸无回血，应进一步确认导管的通畅性，不应强行冲洗导管。

（2）输液完毕时应用容积加延长管容积 2 倍的 0.9% 氯化钠注射液或肝素盐水正压封管。

（3）外周静脉留置针应根据情况更换。

（4）观察静脉导管穿刺部位，并根据患者病情、导管类型、留置时间、并发症等因素进行评估，尽早拔除。静脉导管拔除后检查导管的完整性。

（5）外周静脉附加的肝素帽或无针接头宜随外周留置针一起更换。

3. 外周静脉留置针冲管的方法是什么？

用注射器推注，采用推一下停一下的脉冲式冲洗方法，使冲管液在导管内形成小漩涡，有利于把附着在血管壁、导管壁的残留药物冲洗干净。冲管液的最少量为导管和附加装置容量的 2 倍。

4. 外周留置针末端无针连接与钢针连接的封管方法各是什么？

封管采用正压封管，具体操作方法如下：

（1）无针连接：推封管液至剩余 0.5mL，一手持小夹子，一手快速将延长管（拿捏输液接头一端）推至输液夹底部（夹小夹子的位置尽量靠近穿刺点），然后移除注射器。

（2）钢针连接：将针尖斜面留在肝素帽内，当推注封管液剩 0.5～1mL 时，采取边推液边拔针的方式（推液速度大于拔针速度），给予正压，确保留置导管内全是封管液，而不是药液或血液。

5. 简述冲封管的操作方式有哪些？

冲封管的操作方式有 SAS 和 SASH 两种。

（1）SAS：0.9% 氯化钠注射液→给药→0.9% 氯化钠注射液。

（2）SASH：0.9% 氯化钠注射液→给药→0.9% 氯化钠注射液→稀释肝素液。

附：静脉输液（外周留置针）操作流程图

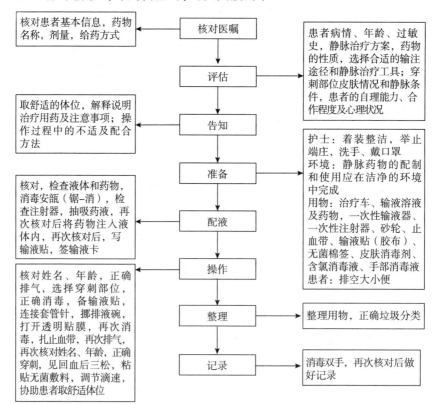

十八、密闭式静脉输血技术

（一）密闭式静脉输血技术操作流程

【目的】

1. 补充血容量，增加心排血量，提高血压，促进循环。

2. 增加血红蛋白，纠正贫血，促进携氧功能。

3. 补充抗体，增加机体抵抗力。

4. 增加蛋白质，改善营养，维持胶体渗透压，减少组织的渗出和水肿，保证有效循环血量。

5. 输新鲜血，可补充各种凝血因子，改善凝血作用。

【评估】

1. 患者病情、主要症状及临床表现。

2. 患者的输血史和过敏史。

3. 患者注射部位的皮肤及血管情况。

【告知】

1. 输血的目的及输入血液制品的种类。

2. 输血反应的临床表现，如出现不适时及时告诉医护人员。

【准备】

1. 用物 治疗车、止血带、输液贴、无菌棉签、皮肤消毒剂、手部消毒液、输液卡、一次性无菌输血器、同型血制品及交叉配血单、0.9%氯化钠注射液、抗过敏药物（遵医嘱准备）。

2. 着装整洁，举止端庄。

3. 核对医嘱，评估并告知患者。

4. 洗手，戴口罩。

5. 准备并检查用物，放置合理。

【流程】

1. 核对医嘱，双人检查血液制品袋的包装、种类、性质及质量，核对配血报告单上的各项信息、血型检验报告单，确定无误后可实施输血操作。

2. 0.9%氯化钠注射液消毒输液袋口，检查输血器、关闭调节器，并将输血器插入0.9%氯化钠注射液袋。

3. 携用物至患者床旁，核对患者的姓名、年龄、血型。

4. 再次核对后，悬挂0.9%氯化钠注射液进行排气，同时检查输血器导管有无渗漏，管内气体是否排尽，注意保护密封无菌针头。

5. 选择穿刺部位。

6. 常规消毒皮肤，待干，准备固定用输液贴。

7. 扎止血带，嘱患者握拳使血管充盈。

8. 再次排气，检查输血器管路内气体是否排尽，关闭调节器。

9. 再次核对，行静脉穿刺。

10. 见回血后嘱患者松拳、松止血带、松调节器，确定穿刺成功后用输液贴固定。

11. 由两名医务人员在患者床旁共同核对受血者的姓名、血型、血量及交叉配血结果。

12. 再次确认液体输入流畅后，常规消毒血袋导管。

13. 将输血器连接血液制品袋，根据患者情况及输入血液成分调节滴速。

14. 安置患者，再次告知患者注意事项。

15. 消毒双手，再次核对血型，观察患者有无输血反应，做好记录（双人签字）。

16. 随时观察患者情况，待血液输完后，继续滴入少量 0.9% 氯化钠注射液。

17. 整理用物（输血袋用完后需低温保存 24 小时）。

18. 洗手，摘口罩。

（二）常见问题

1. 临床上常用的成分输血包括哪些种类？

冰冻血浆、新鲜血浆、血小板、悬浮少白细胞红细胞、悬浮红细胞、洗涤红细胞等。

2. 输血时发生溶血反应的原因有哪些？

（1）输血前红细胞已变质溶解。

（2）输入异型血。

（3）Rh 因子所致溶血。

3. 输血时发生溶血反应的主要症状有哪些？

（1）第一阶段：由于红细胞凝集成团，阻塞部分小血管，引起四肢麻木、腰背剧痛、胸闷、发抖、发绀、心悸、血压下降。

（2）第二阶段：由于凝集的红细胞发生溶解，大量血红蛋白散布到血浆中出现黄疸和血红蛋白尿。

（3）第三阶段：由于大量的血红蛋白从血浆进入肾小管，遇酸性物质而变成结晶体。临床出现急性肾功能衰竭，致少尿甚至无尿，严重者可发生死亡。

4. 输血时，血液中为什么不能加入林格溶液？

因为林格溶液中含有钙剂，加入血液中，可使血液凝固。

5. 输同型血为什么要做交叉配血？

因为血液除按 A、B 凝集元划分为 A、B、O 血型外，还有其他凝集元（如 Rh 因子及亚型）存在，因此，输同型血仍可能出现凝集反应，必须先做交叉配血，方可保证输血安全，同时交叉配血还可以起到复查血型的作用。

6. 输血浆时是否需做交叉配血？

输血浆时不需要做交叉配血，因为血浆中不含血细胞，无凝集元，因此不会发生凝集反应。

7. 为什么大量输血后要补充钙？

在采血时，要加入枸橼酸钠抗凝剂，枸橼酸钠中的枸橼酸根离子能与血液中的钙离子结合，形成可溶性结合物，使血中游离钙离子减少。采血时每 100mL 血液中加入 3.8% 枸橼酸钠 10mL，每输入 1000mL 后，应从静脉补充 10% 葡萄糖酸钙 10mL 或 10% 氯化钙 5mL。

8. 静脉输血注意事项有哪些？

（1）输血前必须经两人核对无误方可输入。

（2）血液取回后勿震荡、加温，避免血液成分破坏引起不良反应。

（3）输入两个以上供血者的血液时，在两份血液之间输入 0.9% 氯化钠注射液，防止发生反应。

（4）开始输血时速度宜慢，观察 15 分钟，若无不良反应，将流速调节至要求滴速。

（5）血袋用后需低温保存 24 小时。

附：密闭式静脉输血技术操作流程图

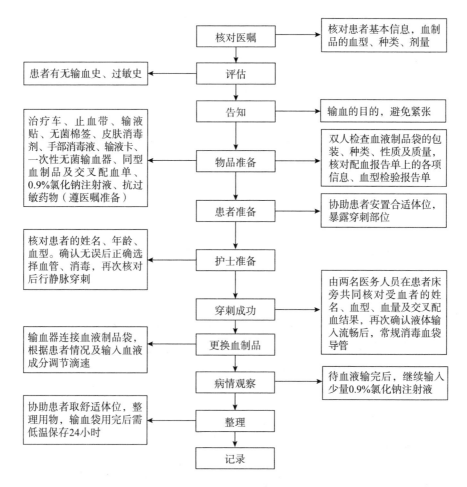

| 核对医嘱 | → | 核对患者基本信息，血制品的血型、种类、剂量 |

患者有无输血史、过敏史 ← 评估

告知 → 输血的目的，避免紧张

治疗车、止血带、输液贴、无菌棉签、皮肤消毒剂、手部消毒液、输液卡、一次性无菌输血器、同型血制品及交叉配血单、0.9%氯化钠注射液、抗过敏药物（遵医嘱准备） ← 物品准备 → 双人检查血液制品袋的包装、种类、性质及质量，核对配血报告单上的各项信息、血型检验报告单

患者准备 → 协助患者安置合适体位，暴露穿刺部位

核对患者的姓名、年龄、血型。确认无误后正确选择血管、消毒，再次核对后行静脉穿刺 ← 护士准备

穿刺成功 → 由两名医务人员在患者床旁共同核对受血者的姓名、血型、血量及交叉配血结果，再次确认液体输入流畅后，常规消毒血袋导管

输血器连接血液制品袋，根据患者情况及输入血液成分调节滴速 ← 更换血制品

病情观察 → 待血液输完后，继续输入少量0.9%氯化钠注射液

协助患者取舒适体位，整理用物，输血袋用完后需低温保存24小时 ← 整理

记录

十九、导尿技术

（一）导尿技术操作流程（使用一次性导尿包）

【目的】

1. 收集未被污染的尿液做细菌培养，测量膀胱容量，鉴别尿闭及尿潴留，以协助诊断。

2. 为尿潴留患者放出尿液，以减轻痛苦。

3. 盆腔内脏器手术，导尿排空膀胱，避免手术中误伤。

4. 昏迷、尿失禁或会阴部有损伤者，留置尿管以保持局部干燥清洁。

5. 抢救休克或危重患者时，能正确记录尿量、尿比重，以观察肾功能。

【评估】

1. 患者的病情、主要症状及临床表现。

2. 患者的自理能力、合作程度及耐受力。

3. 患者的心理状态。

4. 操作环境是否隐蔽，能否保护患者隐私。

【告知】

1. 告知患者导尿的目的、操作过程中的不适及配合方法。

2. 留置尿管期间多进水。

【准备】

1. 用物

（1）治疗车上层：一次性导尿包、会阴冲洗包、无菌镊罐、水温计、1000mL 量筒内盛 38～40℃温水、10% 肥皂水。

（2）治疗车下层：尿垫两块、便盆、生活垃圾桶、医用垃圾桶、污物碗。

（3）必要时备屏风。

2. 着装整洁，举止端庄。

3. 核对医嘱，评估并告知患者。

4. 洗手，戴口罩。

5. 准备并检查用物，放置合理。

【流程】

1. 携用物推车至床旁，核对床号、姓名、年龄。

2. 关闭门窗，必要时用屏风遮挡。

3. 会阴清洗（能自理的患者嘱其清洗外阴）。

（1）松开床尾，协助患者取仰卧位，合理暴露患者，同时注意保暖。

（2）患者两腿屈曲分开，臀下垫尿垫，并放好便盆。

（3）操作者站于患者右侧，打开会阴冲洗包，倒入肥皂水将棉球（4 个）浸湿。

（4）擦拭顺序

第一个棉球：阴阜→对侧大阴唇→近侧大阴唇；第二个棉球：对侧小阴唇；第三个棉球：近侧小阴唇；第四个棉球：阴蒂→尿道口→肛门。用物放至床尾。

（5）嘱患者"鼓肚子"，用温水冲洗会阴后用纱布擦净。

（6）正确清洗外阴后，将用物移至治疗车下层，撤去便器，更换尿垫并垫于臀下。

4. 消毒双手后，在患者两腿之间打开导尿包。

5. 拿出第一遍消毒用方盘（内有无菌手套 1 只、消毒棉球 1 包、镊子 1 把），放于患者两腿间。将导尿包遮蔽保护，放于床尾。

6. 左手戴好手套，将消毒棉球倒入方盘内，右手持镊子夹棉球，第一遍消毒会阴部顺序：①阴阜→②对侧大阴唇→③近侧大阴唇→左手食指、拇指分开小阴唇→④对侧小阴唇→⑤近侧小阴唇→⑥尿道口→肛门（①～⑥表示使用棉球数目）。用后的棉球依次放入床尾的污物碗中，摘去手套放入方盘并将其移至治疗车下层。

7. 将无菌导尿包置于患者两腿之间，打开。

8. 用无菌持物钳夹出无菌手套戴好，拿出孔巾打开，持孔巾时要保护双手，铺好孔巾，注意要遮盖住肛门，使孔巾与导尿包内侧形成一个无菌区域。

9. 导尿管连接无菌引流袋，取出弯盘，将消毒棉球倒入弯盘内，检查尿管气囊后，用石蜡油纱布润滑导尿管前端。

10. 第二遍消毒会阴部，左手食指、拇指分开并固定小阴唇，消毒顺序：①尿道口至阴道口→②对侧小阴唇→③近侧小阴唇→④尿道口。用后的棉球依次放入床尾的污物碗中。

11. 根据尿道解剖特点实施插管操作，将无菌盘移近患者会阴处，用镊子夹住导尿管对准尿道口，轻轻插入到位（女患者插入 4～6cm，见尿流出后再插入 1cm 左右；男患者插入 20～22cm，见尿流出后再插入 1～2cm），给气囊注入 10～15mL 无菌 0.9% 氯化钠注射液，轻拉尿管以确定气囊在膀胱。如需做尿培养者，用无菌标本瓶接取。

12. 撤去孔巾，摘掉手套，收拾用物，一并放置治疗车下层。

13. 固定尿袋，撤去尿垫。

14. 安置患者。

15. 消毒双手，做好记录。

16. 整理用物。

17. 洗手。

【拔出导尿管的流程】

1. 松开尿袋。

2. 用注射器抽出气囊中的水。

3. 左手持纱布扶住尿管，右手将尿管缓缓拔出。

4. 擦净患者外阴，协助患者整理衣物，取舒适卧位。

（二）常见问题

1. 导尿术的适应证是什么？

（1）解除多种原因的尿潴留。

（2）对尿道有无损伤及断裂进行诊断性导尿。

（3）测量膀胱容量、压力、残余尿量。

（4）膀胱内注入造影剂进行造影或灌注药物进行治疗。

（5）留取尿标本做细菌培养以协助诊断。

（6）盆腔内脏器手术以及全麻手术前排空膀胱，以减少术中膀胱损伤的危险。

（7）探查尿道有无狭窄或梗阻。

（8）产前、产后需要时。

（9）难治性尿失禁。

2. 导尿的注意事项有哪些？

（1）用物必须严格无菌，按无菌技术原则进行，以防医源性感染。

（2）女患者导尿时，若误插入阴道应更换新的导尿管。

（3）对膀胱高度膨胀且虚弱患者，插管后第一次放尿不应超过1000mL，以免发生虚脱或血尿。

3. 膀胱过度膨胀且衰弱的患者第一次放尿不宜超过多少？为什么？

膀胱过度膨胀，第一次放尿不应超过1000mL。因大量放尿，可导致腹腔内压力突然降低，大量血液滞留于腹腔血管内，使有效循环血量减少，血压下降而引起虚脱；另外，当膀胱突然减压，可引起膀胱黏膜高度充血，易发生血尿。

4. 应该如何选择正确的导尿管尺寸？

（1）选择正确的导尿管尺寸对于操作的成功至关重要。通常标明导尿管外径的测量单位是Fr。1Fr = 1/3mm外直径。正确的导尿管尺寸为可保证足够引流的最小尺寸。太大的直径会引起尿道刺激，并因此造成损伤。

（2）常用的规格：女性常选12Fr、14Fr；男性常选12、14Fr、16Fr。

5. 留置导尿术的注意事项有哪些？

（1）导尿管的固定对患者舒适十分重要，可固定在大腿内侧。

（2）保持引流通畅，勿使管路受压、扭曲。

（3）随时观察尿液的颜色，有无沉淀、浑浊等。

（4）加强尿道口的清洁护理。留置导尿管时，尿道口易集结细菌，可引起局部感染或因无菌操作不严、尿液引流不畅造成逆行感染，故保持尿道口清洁尤为重要。每日应行会阴清洗或尿道口消毒。

（5）定期更换尿袋。长期留置导尿管者应定期更换导尿管。

6. 正确放置尿袋的方法是什么？

患者卧床时，应把尿袋固定在床旁，并低于膀胱的位置，在翻身时，注意不可打折、扭曲，防止其脱出。患者下地活动时，应把尿袋固定于腰际以下，以免放置过高引起逆流，发生感染。

附：导尿技术操作流程图

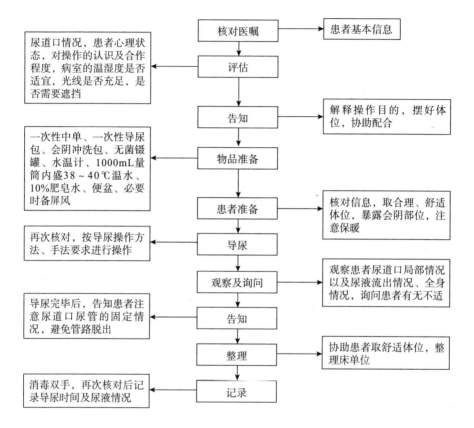

尿道口情况，患者心理状态，对操作的认识及合作程度，病室的温湿度是否适宜，光线是否充足，是否需要遮挡 → 评估 ← 核对医嘱 → 患者基本信息

解释操作目的，摆好体位，协助配合 ← 告知

一次性中单、一次性导尿包、会阴冲洗包、无菌镊罐、水温计、1000mL量筒内盛38～40℃温水、10%肥皂水、便盆、必要时备屏风 → 物品准备

核对信息，取合理、舒适体位，暴露会阴部位，注意保暖 ← 患者准备

再次核对，按导尿操作方法、手法要求进行操作 → 导尿

观察患者尿道口局部情况以及尿液流出情况、全身情况，询问患者有无不适 ← 观察及询问

导尿完毕后，告知患者注意尿道口尿管的固定情况，避免管路脱出 → 告知

协助患者取舒适体位，整理床单位 ← 整理

消毒双手，再次核对后记录导尿时间及尿液情况 → 记录

二十、尿道口护理技术

（一）尿道口护理技术操作流程

【目的】预防泌尿系感染，清洁外阴，增加患者舒适感。

【评估】

1. 患者意识、病情、生命体征、自理能力。

2. 患者心理状况及配合程度。

3. 操作环境是否隐蔽，能否保护患者隐私。

4. 尿道口黏膜是否完整、有无炎性渗出及异常分泌物。尿液的颜色、性质、量。

【告知】患者和家属操作的目的及配合方法。

【准备】

1. 用物　一次性换药弯盘、一次性尿垫、乳胶手套、皮肤消毒剂。

2. 环境安静整洁，必要时用屏风遮挡。

3. 着装整洁，举止端庄。

4. 核对医嘱，评估并告知患者。

5. 洗手，戴口罩。

6. 协助患者取舒适体位，便于操作，必要时协助患者清洁外阴。

7. 准备并检查用物，放置合理。

【流程】

1. 携用物至床旁，核对床号、姓名、年龄。关闭门窗，用屏风遮挡。

2. 协助患者取仰卧屈膝体位，脱去对侧裤腿盖在近侧腿上，对侧腿和上身用被子盖住，将一次性尿垫垫于臀下，暴露外阴。

3. 男患者擦拭顺序阴阜、对侧阴囊→近侧阴囊→将包皮撸下，充分暴露龟头，擦拭龟头→将阴茎提起，擦拭包皮，自上而下→冠状沟→尿道口，将包皮复位。

4. 女患者擦拭顺序→阴阜，对侧大阴唇→近侧大阴唇→对侧小阴唇→近侧小阴唇→尿道口。

5. 消毒完毕，取下弯盘和尿垫，协助患者整理衣裤、床单，取舒适体位，安置患者。

6. 消毒双手，填写记录单。

7. 整理用物，洗手。

（二）常见问题

1. 尿道口护理的注意事项有哪些？

（1）保护患者隐私，减少肢体暴露。

（2）棉球不宜过湿。

（3）消毒顺序：由外向内，由上而下。

（4）包皮和冠状沟易藏污纳垢，应注意擦拭干净，如尿管上有血迹和分泌物要擦拭干净。

（5）引流袋的位置应低于耻骨联合，避免尿液反流。

附：尿道口护理技术操作流程图

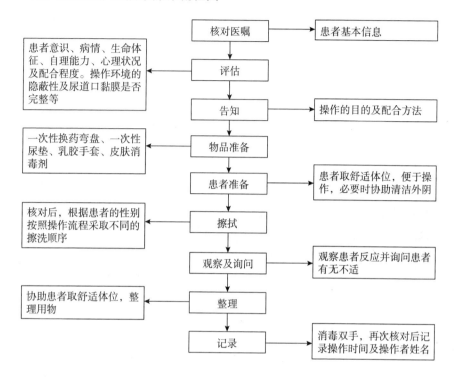

二十一、大量不保留灌肠技术

（一）大量不保留灌肠技术

【目的】

1. 刺激肠蠕动，软化和清除粪便，排除肠内积气，减轻腹胀。

2. 清洁肠道，为手术检查和分娩做准备。

3. 稀释和清除肠道内有害物质，减轻中毒。

4. 为高热患者降温。

【评估】

1. 患者病情、主要症状及临床表现。

2. 患者有无肛门疾患。

3. 患者的排便情况。

4. 患者的心理状况。

【告知】告知患者灌肠的目的及在灌肠过程中的不适症状及应对方法。

【准备】

1. 用物　无菌灌肠筒、弯盘（内放肛管）、止血钳、石蜡油、消毒棉签、卫生纸、水温计、量杯、量筒（内盛浓度小于0.5%、水温在39~41℃的肥皂水500~1000mL或生理盐水）、一次性尿垫、输液架、必要时备便盆和屏风。

2. 着装整洁，举止端庄。

3. 核对医嘱，评估并告知患者。

4. 洗手，戴口罩。

5. 根据医嘱配制灌肠液。

6. 准备并检查用物，放置合理。

【流程】

1. 携用物至患者床旁，核对床号、姓名、年龄。关闭门窗，用屏风遮挡。

2. 协助患者取合理体位，将一次性尿垫垫于患者身下。

3. 打开灌肠桶，用止血钳夹闭软管，倒入灌肠液。

4. 将灌肠筒挂于输液架上。筒底距肛门40~60cm，排气。

5. 用石蜡油润滑肛管前端，将弯盘及卫生纸置于患者臀侧。

6. 肛管与灌肠桶软管连接，再次排气。

7. 核对信息后，一手分开臀部暴露肛门，一手将肛管缓慢插入7~10cm。

8. 松开止血钳，使灌肠液缓慢流入，注意要随时观察患者的耐受情况及灌肠桶内液体下降情况。

9. 灌肠完毕，用卫生纸包裹肛管缓慢拔出，断开与灌肠桶的连接后放入弯盘内。

10. 收拾用物，协助患者平卧，嘱其保留5~10分钟后排便，必要时给予便盆。

11. 消毒双手，再次核对并做好记录。

12. 整理用物，洗手。

（二）常见问题

1. 哪些因素可影响灌肠的效果？

在进行灌肠时，应注意溶液的性质、温度、压力，肛管的粗细和插管的深度，患者的病情、耐受性等因素，否则不但增加患者的痛苦和不适，而且影响灌肠的效果。

2. 灌肠的注意事项有哪些？

（1）掌握溶液的温度、浓度、量以及灌肠时的流速、压力。

（2）伤寒患者要用低压灌肠法，灌肠筒液面距肛门30cm，溶液量300~500mL；降温灌肠可用28~32℃水或4℃等渗盐水；肝昏迷患者禁用肥皂水灌肠，以减少氨的产生和吸收。

（3）灌肠过程中随时注意观察病情变化，发现脉速、面色苍白、出冷汗、剧烈腹痛、心悸气急时应立即停止灌肠，并报告医师。

（4）对妊娠妇女、急腹症、消化道出血等患者不宜行大量不保留灌肠。

（5）保护患者的自尊，尽量少暴露患者的肢体，防止受凉。

（6）插肛管时动作要轻柔，对有肛门疾患的患者更应小心，以免造成损伤。

附：大量不保留灌肠技术操作流程图

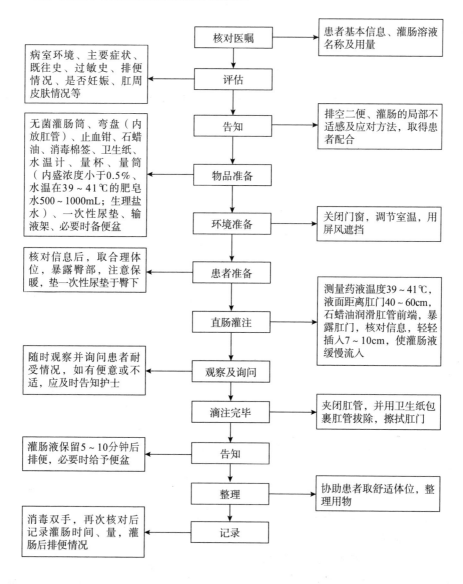

二十二、心电监测技术

（一）心电监测技术操作流程

【目的】

1. 连续监测患者的生命体征（心率、心律、血压、血氧等）。

2. 发现和识别心律失常，指导临床抗心律失常的治疗。

3. 通过仪器的报警装置，将危重患者的生命体征及时、准确地向医师进行报告。

【评估】

1. 患者病情、主要症状及临床表现。

2. 患者皮肤状况。

3. 患者周围环境及有无电磁波干扰。

4. 患者的心理状态及合作程度。

【告知】

1. 告知患者此项操作的目的及注意事项，协助摆好体位，取得配合，不可自行随意调节监护仪。

2. 避免在监护仪附近使用手机，以免干扰监测波形。

3. 随时观察电极片周围皮肤情况，如有痒痛感及时告诉医护人员。

【准备】

1. 用物　心电监护仪、电极片、记录单。

2. 着装整洁，举止端庄。

3. 核对医嘱，评估并告知患者。

4. 洗手，戴口罩。

5. 准备并检查用物。

【流程】

1. 遮挡患者，固定床单位。

2. 核对床号、姓名、年龄。

3. 打开电源开关，检查监护仪功能及导线连接是否正常，待机。

4. 协助患者取舒适体位，松解衣扣，注意保暖。

5. 核对信息后将电极片按照监护仪标识要求贴于患者胸部正确位置，避开伤口，连接导联线，必要时应当避开除颤部位。

6. 连接血压袖带。

7. 连接经皮血氧饱和度探头于患者指（趾）端，使感应区对准指

（趾）甲。

8. 开机，测量血压。

9. 告知患者注意电极片周围皮肤情况，如有痒感及时告诉医护人员。

10. 观察监测各波形清晰、无干扰，根据患者情况设置相应合理的警报界限。

11. 整理床单位，合理安置卧位。

12. 消毒双手，再次核对，记录治疗单。

13. 整理用物，洗手，摘口罩，做好记录。

（二）常见问题

1. 心电监测技术的注意事项是什么？

（1）根据患者病情，协助患者取平卧位或半卧位。

（2）密切观察心电图波形，及时处理干扰和电极脱落。

（3）每小时记录1次心率、血压、血氧等情况，病情变化时随时记录。

（4）正确设定报警界限，不能关闭报警声音。

（5）定期观察患者粘贴电极片处的皮肤，定时更换电极片和电极片位置。

（6）对躁动患者，应当固定好电极和导线，避免电极脱落以及导线打折缠绕。

（7）停机时，先向患者说明，取得合作后关机，断开电源。

2. 试述血压袖带的监测位置如何选定？

使被测肢体与心脏处于同一水平，伸肘并稍外展，将袖带平整地缠于上臂中部，袖带下缘应距肘窝 2～3cm，松紧以能放入一到两指为宜。

3. 哪些情况可以影响血氧饱和度监测的结果？

患者发生休克、体温过低、使用血管活性药物及贫血等；周围环境光照太强、电磁干扰及涂抹指甲油等均可影响监测结果。

附：心电监测技术操作流程图

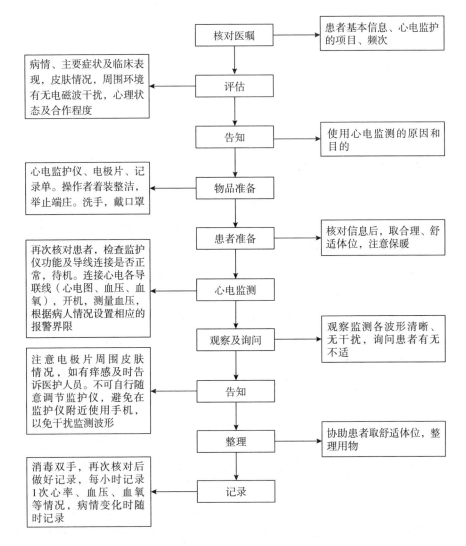

二十三、徒手心肺复苏技术

（一）徒手心肺复苏技术操作流程

【目的】以徒手操作来恢复猝死患者的自主循环、自主呼吸和意识，抢救发生突然、意外濒临死亡的患者。

【评估】

1. 环境安全。

2. 患者意识及颈动脉搏动。

【准备】复苏板、踏脚凳。

【流程】

1. 评估环境 双臂伸开，手心向前，上下左右观察环境，诉环境安全。

2. 判断意识 双膝跪地，左膝齐患者肩，双手轻拍患者双肩，分别对双耳进行呼叫，呼叫声音有效。

3. 判断患者意识丧失，立即呼救，寻求他人求助。

4. 使患者平卧位，身下垫复苏板，解开患者上衣。

5. 判断心跳 右手食指、中指沿患者下巴、喉结、胸锁乳突肌触摸颈动脉，检查颈动脉搏动及循环征象，判断时间在 5~10 秒。如无颈动脉搏动，应立即进行胸外按压。

6. 胸外按压

（1）按压部位：胸骨中下 1/3 处。右手食指与中指并排，沿近侧肋弓滑向胸骨柄交界处，左手掌根大鱼际边缘放到食指上缘位置，即为按压部位。

（2）按压手法：双手叠放，十指交叉，用掌根开始按压（双肩正对双手，腰部挺直，以髋为轴，按压方向垂直胸骨柄，同时观察患者面色）。

（3）按压幅度：使胸骨下陷 5~6cm，而后迅速放松，反复进行。放松时手掌根部不离开胸壁。

（4）按压时间：放松时间 = 1:1。

（5）按压频率：100~120 次/分。

7. 人工呼吸 左手拇指捏住鼻孔，口对口吹气，松鼻呈开放气道姿势，偏头耳听气流，眼看胸廓（重复 1 次）。

8. 胸外按压与人工呼吸交替进行，胸外按压：人工呼吸 = 30:2，为一个循环周期。

9. 操作 5 个循环周期后，再次判断颈动脉搏动及循环征象，判断时间 5~10 秒。如已恢复，进行进一步生命支持；如颈动脉搏动及自主呼吸未恢复，继续上述操作 5 个循环周期后再次判断，直至高级生命支持人员及仪器设备到达。

10. 妥善安置患者。

（二）常见问题

徒手心肺复苏技术注意事项有哪些？

（1）人工呼吸时送气量不宜过大，以免引起患者胃部胀气。

（2）胸外按压时要确保足够的频率及深度，尽可能不中断按压，每次胸外按压后要让胸廓充分回弹，以保证心脏得到充分的血液回流。

（3）胸外按压时，肩、肘、腕在一条直线上，并与患者身体长轴垂直。按压时，手掌掌根不能离开胸壁。

附：徒手心肺复苏技术流程图

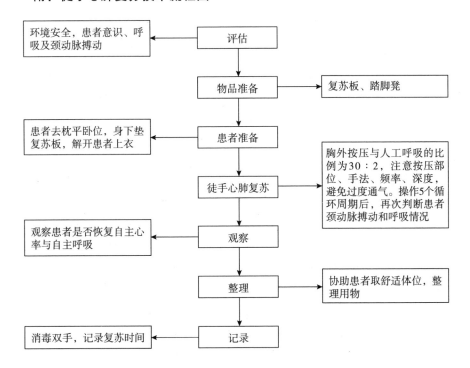

二十四、除颤技术

（一）除颤技术操作流程

【目的】纠正患者心律失常。

【评估】

1. 了解患者病情状况、意识状况、心电图状况以及是否有室颤波。

2. 评估患者皮肤是否有破损、红肿、潮湿、多毛。电极片应避开除颤部位。

【准备】

1. 用物　除颤器、导电糊（或盐水纱布）、棉纱布2块、医疗垃圾桶、手消液、除颤仪使用登记本。

2. 着装整洁，举止端庄。

3. 洗手，戴口罩。

4. 备齐用物，放置合理。

【流程】

1. 迅速携用物至患者床旁。

2. 观察患者心电图示波为室颤波，患者平卧位，左臂外展，充分暴露除颤部位。

3. 打开导电糊，均匀涂抹在电极板上。

4. 将除颤器调到除颤档。

5. 遵医嘱选择双向波150J。

6. 放置电极板至除颤位置（左手持电极板放置于患者胸骨右缘第二肋间，右手持另一电极板放置于患者左侧第五肋间与腋中线交界处），适当加压，紧贴胸壁。

7. 充电，告知旁人闪开。

8. 再次确认环境安全，操作者与患者无接触，电极板与患者衣服无接触。

9. 双手拇指同时按压放电按钮放电。除颤后徒手立即予5个周期CPR。

10. 检测患者心律恢复为窦性心律，关机。若未恢复窦性心律，遵医嘱。

11. 用1块纱布擦拭并观察患者皮肤，安置患者。

12. 用另1块纱布擦拭电极板，手柄回位。

13. 消毒双手，做好使用登记。

14. 整理用物，仪器推回治疗室（用75%乙醇擦拭仪器）。

15. 洗手，摘口罩。

（二）常见问题

1. 除颤技术的注意事项有哪些？

（1）除颤前确定患者除颤部位无潮湿，无敷料。如患者带有植入性起搏器，应注意避开起搏器部位至少12.5cm。

（2）电击除颤前警告所有人员离开患者，确定周围人员无直接或者间接与患者接触。

（3）电击除颤时，操作者身体不能与患者及连接患者身体上的任何仪器接触，以免出现意外电击及除颤能量旁路分流等意外。

（4）电极板必须均匀涂导电糊后才能和皮肤接触实施电击。避免在患者胸壁和电极板之间出现连续导电糊（导电糊桥），以免灼伤皮肤，并降低放到心脏上的除颤功率。

（5）除颤操作时严禁使用乙醇，以免造成患者灼伤；每次使用后彻底擦去电极板上的导电糊并保持电极板的清洁，要及时对机内蓄电池进行充电。

（6）单相波除颤器的首次电击能量为360J；双相波除颤器的首次电击能量为150～200J。

2. 除颤的适应证是什么？

除颤适用于心室颤动和无脉性室速的患者。

附：除颤技术操作流程图

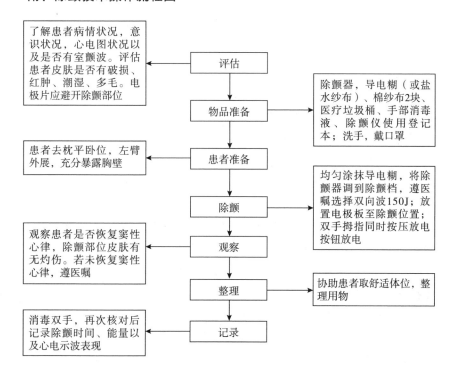

二十五、备皮技术

（一）备皮技术操作流程

【目的】避免切口感染和伤口愈合障碍。

【告知】

1. 告知患者备皮的目的和注意事项。

2. 备皮完成后需沐浴、修剪指甲、更衣。

【评估】

1. 评估患者局部皮肤情况。

2. 患者心理状况、自理能力及合作程度。

【要求】

1. 剃除手术区皮肤的毛发，清洗污垢。

2. 术前备皮不仅是要把毛发剃除掉，而且还要清洗术区皮肤。

【物品准备】 一次性中单，一次性备皮刀，乙醇棉签，一次性手套。

【流程】

1. 携用物至床旁，核对床号、姓名、年龄。

2. 备皮最好在病区换药室或者处置室，如果在病房需用屏风遮挡，以保护患者的隐私。

3. 再次核对，协助患者将备皮区域露出，其下垫一次性中单，备皮由上至下，切勿划破皮肤。

4. 腹部手术时，用乙醇棉签擦肚脐。

5. 备皮完毕应检查备皮效果。

6. 整理用物，洗手，协助患者更换清洁病服。

7. 消毒双手，核对并记录。

【特殊部位备皮要求】

1. 颅脑手术　术前 3 天剃除头发，每日洗头 1 次（急症手术除外）。术前 2 小时剃净头发，用肥皂水洗头，带清洁帽子。

2. 面部手术　尽量保留眉毛。

【备皮的范围】

1. 颅脑手术　剃净全部头发及颈部毛发、保留眉毛。

2. 颈部手术　上起唇下，下至乳头水平线，两侧至斜方肌前缘。

3. 腹部手术　上起乳头连线，下至大腿上 1/3，内侧及外阴部，两侧至腋后线。

4. 腹股沟部及阴囊手术　上起脐部水平，下至大腿上 1/3，两侧至腋后线，包括外阴部并剃除阴毛。

5. 会阴部及肛门部手术　上平髂前上棘连线，下至大腿上 1/3 的前、内、后侧，包括会阴区及臀部。

6. 四肢手术　原则以切口为中心上下各 20cm 以上，一般超过远、近端关节或为整个肢体。

（二）常见问题

1. 试述阑尾炎手术的备皮范围有哪些？

上起脐部水平，下至大腿上 1/3，两侧至腋后线，包括外阴部并剃除阴毛。根据麻醉方式，选择是否应剔除后背腰部的毛发。

2. 术前备皮时间有何意义？

（1）备皮剃刮时间与感染率有关：临手术前备皮者感染率为 3.1%，术前 24 小时内备皮者感染率为 7.1%，术前备皮超过 24 小时者感染率为 20%。

（2）备皮时间离手术越近，切口感染率越低。

附：备皮操作流程图

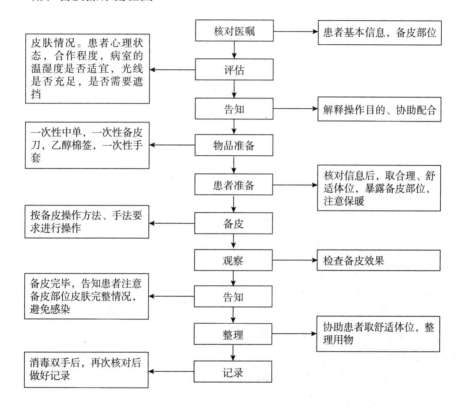

二十六、预防压疮护理技术

（一）预防压疮护理技术操作流程

【目的】采取翻身等皮肤护理措施，预防压疮发生。

【评估】病情、年龄、体重、意识、全身营养状况、自理能力、合作程度，并查看管路情况。

【告知】告知患者操作方法、目的，指导患者配合。

【准备】

1. 环境整洁，仪表端庄，服装符合要求（摘手表及衣物上的物品）。

2. 洗手、戴口罩。

3. 用物　治疗车、软垫、软枕，视情况准备毛巾、一次性中单、干净衣服、润肤油等，必要时准备屏风。

【流程】

1. 携用物至床旁，向患者做好解释。

2. 关闭门窗，必要时用屏风遮挡。

3. 固定床轮，放下（或拔下）近侧床挡，松被尾，被子折叠于床尾或一侧，查足踝及髋部皮肤，移枕头。

4. 翻身

（1）将患者移至床近侧（先双手分别置于肩部、腰部移动上半身，然后双手分别置于患者臀部、腘窝部移动下半身）。平卧时注意保护枕部、肩胛部、肘部、骶尾部、足跟部等。

（2）髋部放软枕，胸前放软枕。

（3）将患者两腿屈膝，同时翻向对侧，手臂环抱胸前软枕。注意保护骨隆突（如耳郭、肩部、髋部、膝部、踝部等处）。

（4）移回枕头，检查皮肤，给予拍背（由下至上，由外至内）。

（5）将胸前软枕移到背部，将患者安置为合理侧卧位，查足跟皮肤，两膝间垫软枕，足部用软枕垫起。

（6）翻身时注意将各种治疗措施安置妥当（管路、石膏、牵引等）。

5. 卧位舒适安全。

6. 其他措施　每日清洁皮肤，涂润肤油；长期卧床者使用气垫或局部减压措施，骨突处皮肤可用水胶体敷料或泡沫敷料保护；保持衣物、床单位整洁舒适；应每 1~2 小时翻身 1 次。

7. 安好床挡，注意保暖，呼叫器放置合理。

8. 消毒双手，做好记录。

9. 整理用物。

（二）常见问题

1. 压疮的好发部位是哪里？

（1）仰卧位时压疮好发于枕部、肩胛部、肘部、骶尾部、足跟部。

（2）侧卧位时压疮好发于耳部、肩峰、肋部、髋部、膝关节的内外侧、内外踝部。

（3）俯卧位时压疮好发于面颊、耳郭、肩峰、女性乳房、男性生殖器、膝部、足趾。

2. 如何预防压疮?

(1)要做到七勤:勤观察、勤翻身、勤按摩、勤擦洗、勤整理、勤更换、勤交接班。

(2)拍背的手法:将手空心握拳,呈半弧状鼓起,从外侧到内侧,从下方到上方,一下下拍背,每次以5~15分钟为宜。

附:压疮的预防技术操作流程图

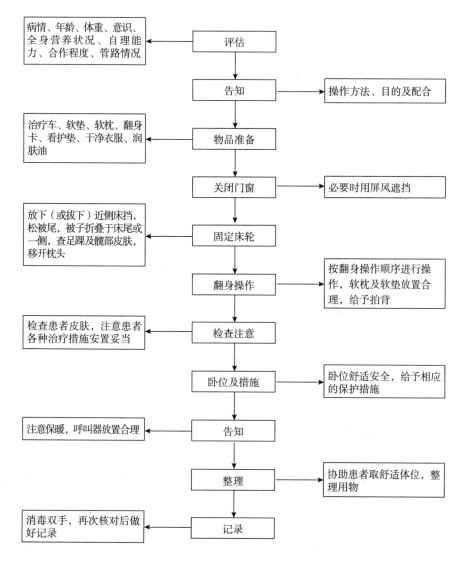

第二节 专项护理技术

一、结核菌素（PPD）试验技术

（一）结核菌素（PPD）试验技术操作流程

【目的】用于诊断结核菌感染所致Ⅳ型超敏反应的皮肤试验。对诊断活动性结核病和测定机体细胞免疫功能有参考意义。

【评估】

1. 患者的病情、主要症状及临床表现。

2. 患者药物过敏史。

3. 患者注射部位皮肤状况。

【告知】

1. 注射的原因、药物副作用、注射后注意事项。

2. 患者不可用手按压注射皮肤。

【准备】

1. 用物　治疗盘、一次性1mL注射器、0.9%氯化钠注射液、75%乙醇、手部消毒液、PPD试验液、利器盒、医疗垃圾桶、生活垃圾桶、一次性无菌棉签。

2. 着装整洁，举止端庄。

3. 核对医嘱，评估并告知患者。

4. 洗手，戴口罩。

5. 准备并检查用物，放置合理。

【流程】

1. 核对医嘱，抽吸药液。

2. 携用物至床旁，核对患者床号、姓名、年龄，向患者解释操作目的。

3. 选择注射部位　PPD试验部位常规选择左前臂掌侧中下1/3交界无瘢痕和病变处。

4. 再次核对后用0.9%氯化钠注射液擦拭皮肤。

5. 一手绷紧注射部位皮肤，一手持注射器，刻度与针头斜面一致向上，与皮肤成5°角刺入皮内。待针尖斜面全部进入皮内后以左手拇指固定针栓，右手推注药液0.1mL，局部可见皮丘。

6. 注意观察患者反应。

7. 注射完毕拔出针头，切勿按揉注射部位。

8. 向患者解释注意事项，嘱 72 小时内注射部位勿沾水。

9. 记录注射时间，再次核对。

10. 48～72 小时检查反应，测量局部硬结的横、纵径，如有水疱、坏死等应注明。

11. 整理用物，洗手，摘口罩。

（二）常见问题

1. 结核菌素（PPD）试验如何观察与记录？

注射后 48 小时、72 小时各观察 1 次，并记录 72 小时反应结果。微红无硬结、无反应或局部无红肿、硬结直径 <5mm 者为阴性（-）；红斑与硬结直径在 5～9mm 者为弱阳性（+）；在 10～19mm 者为阳性（++）；>20mm 者为强阳性；红肿剧烈，且有组织坏死或起泡者为超强阳性（++++）；注射 20～36 小时内，注射区发红而较软，72 小时反应后消退者为假阳性。

2. 结核菌素（PPD）试验的注意事项？

（1）结核菌素纯蛋白衍生物应冷藏（2～8℃），避光保存，不能直接放在冰上，不与其他药物混放。

（2）试验应在室内进行，避免阳光照射。

（3）安瓿打开后 30 分钟内用完，避免阳光照射。

（4）忌用碘类消毒剂消毒。

（5）如果需近期重复试验，选前次注射部位斜前方 3～4cm 处或另一侧前臂为注射部位，以免发生复强反应。

（6）皮试后空安瓿及注射器应放入 75% 乙醇中浸泡消毒 1 小时后分类处理。

附：结核菌素（PPD）试验技术操作流程图

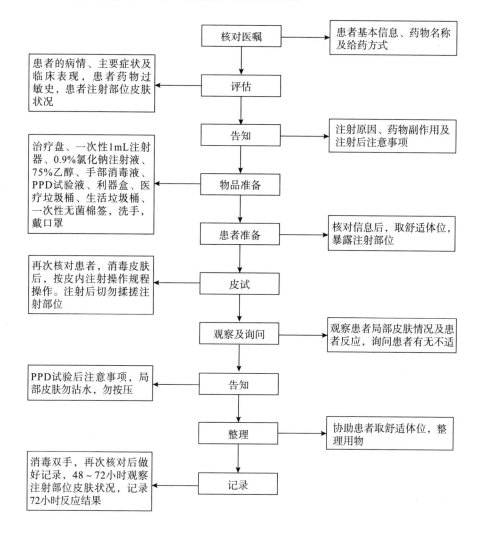

核对医嘱 → 患者基本信息、药物名称及给药方式

患者的病情、主要症状及临床表现，患者药物过敏史，患者注射部位皮肤状况 ← 评估

告知 → 注射原因、药物副作用及注射后注意事项

治疗盘、一次性1mL注射器、0.9%氯化钠注射液、75%乙醇、手部消毒液、PPD试验液、利器盒、医疗垃圾桶、生活垃圾桶、一次性无菌棉签，洗手，戴口罩 ← 物品准备

患者准备 → 核对信息后，取舒适体位，暴露注射部位

再次核对患者，消毒皮肤后，按皮内注射操作规程操作。注射后切勿揉搓注射部位 ← 皮试

观察及询问 → 观察患者局部皮肤情况及患者反应，询问患者有无不适

PPD试验后注意事项，局部皮肤勿沾水，勿按压 ← 告知

整理 → 协助患者取舒适体位，整理用物

消毒双手，再次核对后做好记录，48～72小时观察注射部位皮肤状况，记录72小时反应结果 ← 记录

二、经外周穿刺中心静脉置管（PICC）维护技术

（一）经外周穿刺中心静脉置管（PICC）维护技术操作流程

【目的】

1. 保护穿刺点、避免污染、固定导管、预防感染。

2. 保持导管的通畅。

【评估】

1. 患者的病情及心理状态。

2. 患者置管记录及有关数据。

3. 测量置管侧肢体臂围。

4. PICC 导管置入长度或外余长度。

5. PICC 导管末端的位置。

6. PICC 导管的出口部位和周围皮肤情况。

【告知】告知患者此项操作的目的及注意事项，协助摆好体位，取得配合。

【准备】

1. 用物　PICC 换药包（无菌治疗巾 1 个、无菌棉棒 6 个、无菌手套 1 副、无菌纱布 2 块），葡萄糖酸氯己定皮肤消毒剂，10cm×12cm 无菌透明贴膜 1 张，≥10mL 注射器 1 个，输液接头 1 个，0.9% 氯化钠注射液 10mL 1 支。

2. 着装整洁，举止端庄。

3. 核对医嘱，评估并告知患者。

4. 洗手，戴口罩。

5. 准备并检查用物。

【流程】

1. 携用物至床旁，核对患者床号、姓名、年龄。

2. 取合理体位，暴露穿刺部位。

3. 核对信息，消毒双手，用手固定住穿刺点，从四周开始以 0° 撕开贴膜，并要从下向上撕下原覆盖贴膜。

4. 检查穿刺点有无红肿、渗出。

5. 检查外余长度。

6. 消毒双手，正确打开换药包，正确倾倒皮肤消毒剂，并将 10cm×12cm 透明贴膜 1 张、≥10mL 注射器及输液接头放入换药包。请助手协助打开 0.9% 氯化钠注射液。

7. 戴无菌手套。

8. 患者换药侧手臂下铺无菌治疗巾（无法配合的患者请助手协助抬起患肢）。

9. 预冲输液接头，备用。

10. 取下固定翼，消毒待干。

11. 以穿刺点为中心进行局部皮肤消毒，范围在穿刺点 ±10cm，左右到臂缘。局部皮肤共需消毒三遍：第一遍顺时针，第二遍逆时针，第三遍顺时针。

12. 消毒 PICC 外露导管。

13. 消毒连接器。

14. 取下旧的输液接头，用葡萄糖酸氯己定纱布棉片包裹连接器处的路厄式接头部位，用力摩擦消毒（不少于 12 次）。

15. 冲洗导管，连接新的输液接头并旋紧。

16. 安装固定翼，固定翼与穿刺点距离 1cm。

17. 外露导管，盘绕成流畅的 S 形弯、U 形弯、L 形弯或 P 形弯固定。

18. 以穿刺点为中心覆盖无菌贴膜。贴膜的下端贴至连接器的一半，整个外露导管必须覆盖在无菌贴膜下。

19. 连接器与输液接头连接处用输液贴蝶形交叉固定于无菌贴膜上，另一条胶布贴于蝶形交叉处，胶布的一半贴于无菌贴膜上，另一半贴于皮肤上。

20. 摘手套，注明更换日期及时间、置管日期、PICC 插入或外露长度，贴于无菌贴膜上。

21. 消毒双手，再次核对信息，记录 PICC 治疗执行单和维护单。

22. 整理用物。

23. 洗手，操作完毕。

（二）常见问题

1. 请述 PICC 导管贴膜更换的频率？

首次更换贴膜的时间应在导管置入后 24 小时，以后每 7 天更换 1 次，包括导管固定装置、透明的半透膜，贴膜松动或潮湿时随时更换。

2. PICC 连接器处采用蝶形交叉固定的原因是什么？

这种固定方法可以防止输液、冲管时对导管的牵拉，尤其是对外修剪导管的牵引。如果使用该导管时让连接器和导管之间受力，就会出现连接器和导管连接部位的松动、脱开，甚至会有导管脱入心脏的风险。而这种固定方法可以有效地避免这种风险。

3. PICC 导管更换贴膜注意事项有哪些？

（1）严格执行无菌技术操作。

（2）更换 PICC 导管贴膜时应戴无菌手套。

（3）必须用 10cm×12cm 的大贴膜，不能用小贴膜。

（4）换药时不可随意更改无菌贴膜覆盖的区域。

（5）不要将胶布贴到导管体上。

（6）禁止将体外导管部分人为地移入人体内。

（7）观察穿刺点有无红肿、硬结、渗出物；如有，应及时记录并处理。

（8）贴膜时一定要做到无张力粘贴，不要给患者造成压伤。

（9）导管盘绕要流畅，不能有死褶。

（10）导管、皮肤、贴膜一定要三者合一，粘贴牢固，防止导管脱出体内。

4. 肝素帽及输液接头更换的频率如何？

（1）肝素帽需每日更换，输液接头需每 7 天更换 1 次。

（2）输液接头或肝素帽可能发生损坏时。

（3）每次经由肝素帽接头或肝素帽取过血后。

（4）不管什么原因取下输液接头或肝素帽后。

附：经外周穿刺中心静脉置管（PICC）维护操作流程图

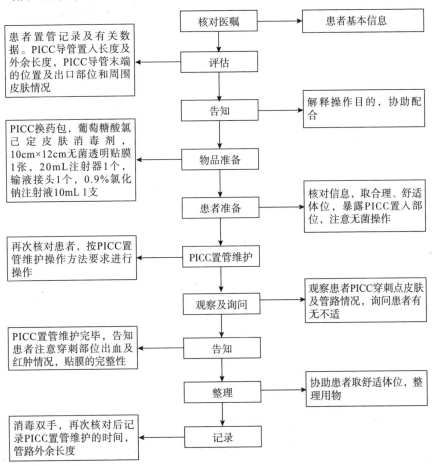

三、中心静脉导管（CVC）维护技术

（一）中心静脉导管（CVC）置管维护技术操作流程

【目的】

1. 保持导管的通畅。

2. 观察穿刺局部情况，预防导管相关性感染等并发症，保障使用期限内导管功能。

【评估】

1. 患者的病情及心理状态。

2. 测量中心静脉导管置入长度（或外余长度）及使用时间是否到期。

3. 中心静脉导管的穿刺部位和周围皮肤情况。

【告知】 告知患者此项操作的目的及注意事项，协助摆好体位，取得配合。

【准备】

1. 用物 无菌换药包（无菌棉球 6 个、无菌镊子 2 把、无菌纱布 2 块），皮肤消毒剂，无菌手套 1 副，10cm×12cm 无菌透明贴膜 1 张，一次性 10mL 注射器 1 个，输液接头 1 个，0.9% 氯化钠注射液 10mL 1 支，污物罐，手部消毒液。

2. 着装整洁，举止端庄。

3. 核对医嘱，评估并告知患者。

4. 洗手，戴口罩。

5. 准备并检查用物。

【流程】

1. 携用物至床旁，核对患者床号、姓名、年龄。

2. 取合理体位，暴露穿刺部位。

3. 核对信息，消毒双手，用手固定住穿刺点，从四周开始以 0° 撕开贴膜，从下向上撕下原覆盖贴膜。

4. 检查穿刺点有无红肿、渗出。

5. 检查外露长度。

6. 消毒双手，正确打开换药包，正确倾倒皮肤消毒剂，并将 10cm×12cm 透明贴膜 1 张、一次性 10mL 注射器及输液接头放入换药包。打开 0.9% 氯化钠注射液。

7. 戴无菌手套。

8. 预冲输液接头，备用。

9. 取下固定翼，消毒待干。

10. 以穿刺点为中心进行局部皮肤消毒，范围在穿刺点 ± 10cm，直径≥15cm。

11. 局部皮肤共需消毒三遍：第一遍顺时针，第二遍逆时针，第三遍顺时针。

12. 消毒中心静脉导管外露导管。

13. 取下旧的输液接头，用皮肤消毒剂液显的伏纱布包裹导管接头部位，用力摩擦消毒（不少于 12 次）。

14. 连接新的输液接头并旋紧，抽回血，判断导管的通畅性。脉冲冲管、正压封管。

15. 安装固定翼，固定翼与穿刺点距离 1cm。

16. 外露导管，盘绕成流畅 U 形弯固定。

17. 以穿刺点为中心覆盖无菌贴膜。整个外露导管必须覆盖在无菌贴膜下。

18. 导管与输液接头连接处用胶布蝶形交叉固定于无菌贴膜上，另一条胶布贴于蝶形交叉处。

19. 摘手套，注明更换日期及时间、更换人姓名、置管日期、中心静脉导管外露长度，贴于无菌贴膜上。

20. 消毒双手，再次核对信息，记录治疗执行单。

21. 整理用物。

22. 洗手，操作完毕。

（二）常见问题

1. 中心静脉导管的定义是什么？

中心静脉导管（CVC）属于血管内管的一种，是经锁骨下静脉、颈内静脉、股静脉置管，尖端位于上腔或下腔静脉的导管。

2. 中心静脉导管（CVC）的用途？

（1）测量中心静脉压，用以评估循环生理参数，以利临床的病情判断。

（2）大量而快速的静脉输液，常出现在失血量可能较大的手术，或者是急救时维持血压。

（3）长期肠外营养，长期抗生素注射，长期止痛药注射的给予途径。

（4）对周边静脉（小静脉）较刺激的药物，例如胺碘酮、氯化钾等，应从中心静脉导管注入。

（5）血液透析的管道，如血浆置换或床旁透析。

（6）肿瘤的化疗，防止化学性静脉炎的发生，防止药液外渗。

（7）为反复输液的患者建立良好的输液通道，避免反复穿刺的痛苦。

（8）重症患者建立输液通路。

3. CVC 在使用过程中的日常维护方法及注意事项有哪些？

（1）CVC 应每天观察穿刺点周围皮肤的完整性。无菌透明敷料应至少每 7 天更换 1 次；无菌纱布敷料应至少每 2 天更换 1 次。穿刺点发生渗血、渗液及穿刺点敷料松动、污染应及时更换敷料。

（2）CVC 给药前后用肝素盐水脉冲式冲管，如遇到阻力或抽吸无回血，应进一步确定导管的通畅性，不应强行冲管，并及时通知医师。

（3）输入全血、血浆、蛋白等黏性较大的液体后，应当以等渗液体冲管，防止管腔堵塞。输入化疗药物前后均应使用 0.9% 氯化钠注射液冲管。

（4）可以使用 CVC 导管进行常规加压输液或输液泵给药，但不能用于高压注射泵推注造影剂等。

（5）CVC 应每日测量外余。

（6）连接 CVC 的输液接头、肝素帽应尽可能减少。肝素帽、泵管及三通应每 24 小时更换 1 次，输液接头应每 7 天更换 1 次。

（7）可疑导管相关性血流感染时，应遵医嘱抽取血培养并重新建立静脉通路输液，尽早行 B 超检查有无血栓并拔除 CVC。

（8）置管后最好通过 X 线片确认导管位置。如遇清醒患者主诉疼痛时应及时通知医师，尽早发现血栓。

附：中心静脉导管（CVC）置管维护技术操作流程图

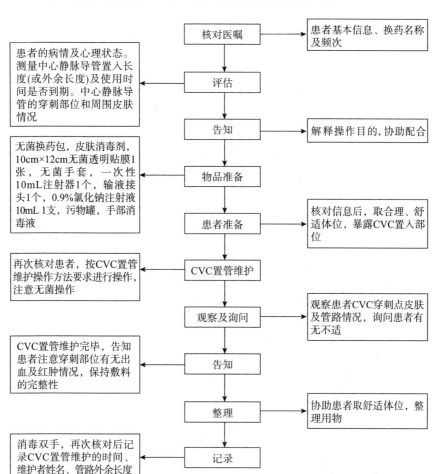

四、微量泵使用技术

（一）微量泵使用技术操作流程

【目的】准确控制输入速度，使药物速度均匀、用量准确并安全地进入患者体内发挥作用。

【评估】

1. 患者的病情、主要症状及临床表现。

2. 患者注射部位的皮肤及血管情况。

3. 患者的心理情况。

4. 微量泵是否在功能状态。

【告知】

1. 使用微量泵的目的，输入药物的名称、输液速度。

2. 输液的肢体不要进行剧烈活动。

3. 不要随意搬动或者调节微量泵，以保证用药安全。

4. 如有不适感觉或者机器报警时及时通知医护人员。

【准备】

1. 用物　微量泵、治疗盘、一次性注射器、无菌棉签、皮肤消毒剂、砂轮、输液溶液及药物、一次性泵管、头皮针、治疗单、手部消毒液。

2. 着装整洁，举止端庄。

3. 核对医嘱，评估并告知患者。

4. 洗手，戴口罩。

5. 准备并检查用物。

【流程】

1. 核对医嘱，准备并配制药液，用注射器抽吸准备好，注明床号、姓名、药液名称及浓度、给药途径、输液速度、配制日期和时间。

2. 检查泵管的完整性、有效期，将配好药液的注射器连接泵管及头皮针，排尽空气，注明泵管的启用时间。

3. 携用物至患者床前，再次查对并与患者沟通，做好解释，取得患者合作。

4. 固定微量泵，接通电源，开机。

5. 再次排气，将配好药液的注射器安装在微量泵上，注射器必须卡入注射器座中，移动推头至注射器推杆尾部，将注射器尾部卡入推头槽中。

6. 根据医嘱，设定泵速，确认运行正常。

7. 将泵管与患者输液通道连接，按开始键，并妥善固定。

8. 安置患者。

9. 消毒双手，再次核对后记录。

10. 处理用物，洗手，摘口罩。

11. 随时观察泵速与实际进量是否相符，及时发现、处理微量泵的故障。

（二）常见问题

使用微量泵的注意事项是什么？

（1）正确设定泵入速度及其他必需参数，防止设定错误，延误治疗。

（2）护士随时查看微量泵的工作状态，看泵速与实际进液量是否符合。

及时排除报警、故障，防止液体输入失控。严密防止空气栓塞。

（3）注意观察穿刺部位皮肤情况，防止发生液体外渗，出现外渗及时给予相应处理。

（4）爱护使用，注意保养。

附：微量泵操作流程图

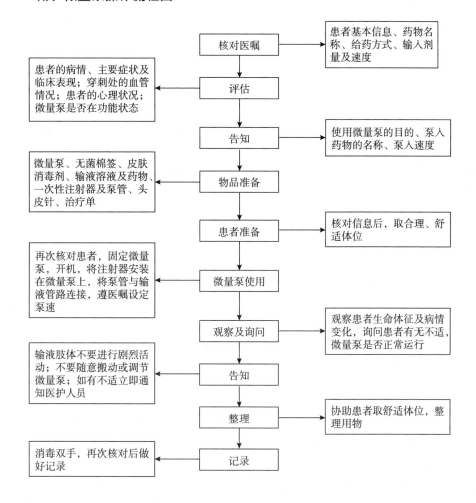

五、洗胃技术

（一）洗胃技术操作流程

【目的】

1. 清除胃内毒物或刺激物，避免毒物吸收。

2. 减轻胃黏膜水肿。

3. 为某些手术或检查做准备。

【评估】

1. 评估患者意识、生命体征、合作程度、有无洗胃禁忌证；询问既往病史。

2. 评估病情，了解所服毒物的名称、剂量及时间，了解口鼻腔皮肤和黏膜情况。

3. 安抚患者，争取合作、理解。

【告知】告知患者此项操作的目的及注意事项，协助摆好体位，取得配合。

【准备】

1. 用物 自动洗胃机及附件、水桶2个（清洁桶1个、污物罐1个）、根据中毒药物准备洗胃液（25～38℃）、胃管、一次性50mL注射器、治疗碗、弯盘、镊子、纱布2块、治疗巾、压舌板、石蜡油、胶布、一次性手套、听诊器、水温计、手电筒、牙垫、一次性中单，必要时备开口器和舌钳。

2. 着装整洁，举止端庄。

3. 评估患者。

4. 洗手，戴口罩。

5. 备齐用物，放置合理。

【流程】

1. 备齐用物，核对床号、姓名、年龄、洗胃液名称，携用物至床旁。

2. 安抚患者，向清醒患者及家属说明洗胃目的及配合要点，取得合作，准备胶布。

3. 接通电源，将进水管与胃管的一端放入洗胃液桶内，出水管另一端放入污水桶内，开机循环两次，试运转机器，确保性能完好并排出管内气体，按暂停键，计数复位为"0"，备用。

4. 体位清醒患者取左侧卧位，昏迷患者去枕平卧位头偏向一侧；不合作者适当约束，将一次性中单垫于患者头下、治疗巾围在患者颌下，有活动义齿取下，弯盘放于口角旁。

5. 测量胃管长度（发际至剑突），镊子持胃管前端，石蜡油纱布润滑胃管前段，置入牙垫，自口腔插入胃管，当胃管插入10～15cm时嘱患者做吞咽动作，送入45～55cm，证实胃管在胃内后用胶布固定，如需送检者应抽取胃内容物标本做毒物分析。

6. 将机器的接胃管端与患者的胃管连接，按"液量平衡"键吸出胃内容物。

7. 按"开始"键，机器自动洗胃，若发现进液量大于出液量可以再次按"液量平衡"键，调节液体出入量。

8. 洗胃过程中，应随时观察洗出液的性质、颜色、气味、量及患者面色、瞳孔、生命体征变化，有无洗胃并发症的发生。

9. 洗胃完毕，暂停机器，揭去固定胶布，反折胃管。用纱布包裹近鼻端胃管，边拔边擦胃管，拔到咽喉处时，嘱患者屏气并快速拔出，取纱布清洁患者口、鼻、面部，取走弯盘，撤一次性中单、治疗巾。

10. 协助患者取舒适卧位，询问患者感受，告知注意事项，安置患者，整理床单位。

11. 清洗消毒洗胃机各管路，停机，切断电源，摘手套，消毒双手，做好护理记录。

12. 整理用物，洗手。

（二）常见问题

1. 洗胃的适应证和禁忌证分别是什么？

（1）适应证

①非腐蚀性毒物中毒：有机磷农药、安眠药、重金属、生物碱中毒。

②食物中毒的患者。

（2）禁忌证

①强腐蚀性毒物（强酸、强碱）中毒。

②肝硬化伴食道胃底静脉曲张，近期内有上消化道出血及胃穿孔患者禁忌洗胃。

③上消化道溃疡、胃癌患者不宜洗胃。

2. 洗胃的并发症有哪些？

急性胃扩张、胃穿孔、大量低渗液洗胃致水中毒、水电解质紊乱，昏迷者误吸，过量胃内液体反流致窒息，迷走神经反射性引起心搏骤停。

3. 洗胃过程中患者出现呛咳应如何处理？

（1）立即停止洗胃。

（2）保持呼吸道通畅，头偏向一侧，防止误吸。

（3）观察患者有无发绀，若患者出现发绀、呼吸困难，立即拔出胃管，给予吸氧，必要时吸痰，及时通知医师，配合抢救。

4. 洗胃溶液应如何选择？

（1）酸性物：镁乳、蛋清水、牛奶。

（2）碱性物：5% 醋酸、白醋、蛋清水、牛奶。

（3）敌敌畏：2% ~ 4% 碳酸氢钠、1:15 000 ~ 1:20 000 高锰酸钾。

（4）安眠药：1:15 000 ~ 1:20 000 高锰酸钾、硫酸钠导泻。

（5）敌百虫：1:15 000 ~ 1:20 000 高锰酸钾、1% 盐水或清水。

（6）灭鼠药：1:15 000 ~ 1:20 000 高锰酸钾、0.5% ~ 1% 硫酸铜。

附：洗胃术操作流程图

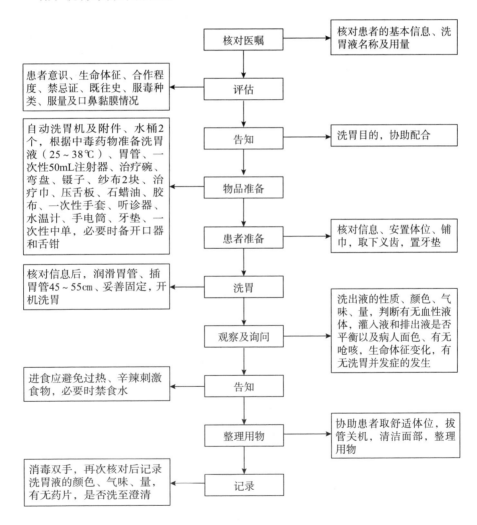

六、胃肠减压技术

（一）胃肠减压技术操作流程

【目的】

1. 解除或者缓解肠梗阻所致的症状。

2. 进行胃肠道手术的术前准备，以减少胃肠胀气。

3. 术后吸出胃肠内气体和胃内容物，减轻腹胀，减少缝线张力和伤口疼痛，促进伤口愈合，改善胃肠壁血液循环，促进消化功能的恢复。

4. 通过对胃肠减压吸出物的判断，可观察病情变化和协助诊断。

【评估】

1. 患者病情、主要症状及临床表现。

2. 患者的鼻腔状况。

3. 患者的心理状态、耐受度及合作程度。

【告知】

1. 告知患者胃肠减压的目的，操作过程中的不适及配合方法。

2. 胃肠减压期间保持口腔清洁。

3. 胃肠减压期间应禁食禁水。

【准备】

1. 用物　治疗盘、镊子、弯盘、止血钳、一次性50mL（20mL）注射器、纱布2块、石蜡油、压舌板、消毒棉签、胶布、治疗巾、听诊器、胃管、胃肠减压器、手电筒、别针。

2. 着装整洁，举止端庄。

3. 核对医嘱，评估并告知患者。

4. 洗手，戴口罩。

5. 准备并检查用物，放置合理。

【流程】

1. 携用物至床旁，核对患者床号、姓名、年龄，向患者解释，避免紧张。

2. 协助患者取半卧位或坐位，颌下铺治疗巾，弯盘放于颌下。

3. 检查并清洁鼻腔，测量置管长度，做好标记。

4. 用石蜡油润滑胃管前端。

5. 一手持纱布托住胃管，另一手持镊子夹住胃管前端沿一侧鼻孔缓缓插入，到咽喉部时（14～16cm），指导患者用口呼吸，休息片刻做吞咽动作并将头部前倾，使下颌靠近胸骨，同时将胃管继续下送。插入深度为55～60cm。若患者出现恶心，应暂停片刻，嘱患者做深呼吸或吞咽动作，随后迅速将胃管插入，以减轻不适。插入不畅时，应检查胃管是否盘在口中，插管过程中发现呛咳、呼吸困难、发绀等情况表示误入气管，应立即拔出，休息片刻后重插。昏迷患者将其头向后仰，当胃管插入15cm时（咽喉部），将患者头部托起，使下颌靠近胸骨柄，以增大咽喉部的弧度，便于插入。

6. 固定胃管。

7. 判断胃管是否插入胃内。

8. 连接胃肠减压器。

9. 使胃肠减压器处于负压状态。

10. 固定胃肠减压器。

11. 如进行肠腔减压，可先抽尽胃内容物，再将胃管缓慢插入至75cm处，经胃肠蠕动后抽内容物 pH 值为碱性，则证明胃管已通过幽门进入十二指肠。

12. 擦干面部，撤去治疗巾。

13. 协助患者采取舒适卧位。

14. 消毒双手，做好记录。

15. 整理用物。

16. 洗手。

（二）常见问题

1. 胃肠减压术的适应证是什么？

（1）急性胃扩张：降低胃肠道内的压力，可减轻症状。

（2）急性胰腺炎：减少胃液和胰液的分泌。

（3）胃、十二指肠穿孔：可减少胃肠道内容物流入腹腔。

（4）胃肠手术者：术前有利于胃肠道准备，术后可减轻吻合口的张力，促进愈合，促进胃肠功能恢复，还有利于观察引流液的性状和量。

（5）腹部较大手术者：放置胃管可以促进肠蠕动尽早恢复，减轻腹胀。

（6）机械性或麻痹性肠梗阻：可引流胃液和肠液，减轻胃肠道的张力，减轻腹胀。

2. 更换胃肠减压器的目的是什么?

(1) 防止因减压器内胃液过多而逆流入胃。

(2) 便于观察并记录胃液的量及性质。

3. 更换胃肠减压器的注意事项是什么?

更换胃肠减压器时应先将胃管末端用止血钳夹住,避免胃管中的液体流出而污染被服。

4. 胃肠减压技术的护理要点有哪些?

(1) 胃管插入长度要合适,一般成人为 55～60cm,即胃管头端插至胃幽门窦前区。因插入过深,管在胃内盘绕折断,过浅胃管头端接触不到胃液,均会影响减压的效果。

(2) 胃管固定要牢固,尤其是外科胃手术后的胃肠减压,胃管一般放置于胃肠吻合的远端,如固定不牢固,一旦胃管脱出,再下管时可能会损伤吻合口而引起吻合口瘘。故切勿再次下管,应及时报告医师。

(3) 保持胃管通畅,可连续负压吸引以减压。负压吸引力不宜过大,避免胃管头端小孔被吸附于胃黏膜上而使引流不畅;可定时用盐水冲洗,冲去堵在小孔的胃内容物,以保持管腔通畅。

(4) 观察吸出物的性质和量,如观察胃液颜色,判断胃内有无出血情况;观察胃液的量以判断是否吸出量过多,影响水电解质平衡。

(5) 观察肠功能恢复情况,如外科术后的肠麻痹。观察肠鸣音是否恢复,肛门是否开始排气,如肠功能逐渐恢复,即可考虑拔管。

(6) 鼻腔、咽喉部及呼吸道护理。定时清洁鼻腔与口腔;经常协助患者捶背、咳痰、做深呼吸,排出呼吸道分泌物,定时做雾化吸入,保持呼吸道的湿润及通畅。

(7) 如需由胃管内给药(饮食)时,给药后应用温开水冲净管腔,并夹管 1～2 小时,使药物(饮食)充分消化吸收,然后再继续吸引。

附：胃肠减压技术操作流程图

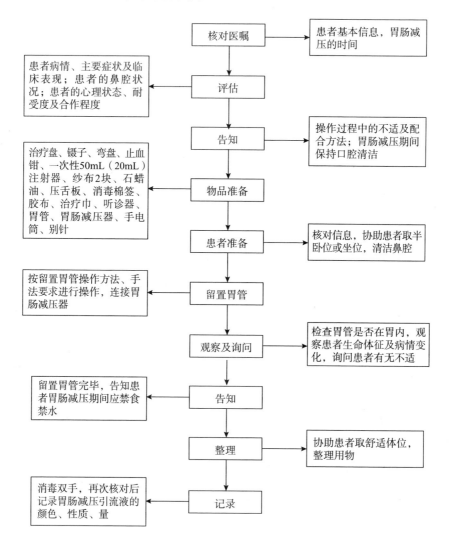

七、泪道冲洗技术

（一）泪道冲洗技术操作流程

【目的】

1. 用于检查泪道是否通畅。

2. 内眼或泪道手术前常规准备。

3. 用于泪道注入抗生素治疗有手术禁忌证的慢性泪囊炎。

【评估】

1. 患者的意识状态。

2. 评估局部皮肤情况。

3. 评估患者的心理情况。

4. 评估患者对疼痛的耐受度及合作程度。

【告知】 告知患者此项操作的目的及注意事项，协助摆好体位，取得配合。

【准备】

1. 用物 一次性泪道注射器、泪点扩张器、0.9%氯化钠注射液或抗生素溶液、无菌棉签、表面麻醉剂。

2. 着装整洁，举止端庄。

3. 评估患者。

4. 洗净双手，戴口罩。

5. 备齐用物，放置合理。

【流程】

1. 操作前须向患者做好解释，说明注意事项，以取得合作。

2. 患者取坐位或仰卧位，以棉签挤压泪囊部位，排出泪囊内积液、脓液。

3. 滴表面麻醉剂于泪点处或以棉签浸润表面麻醉剂后夹于上、下泪小点间数分钟。

4. 取一次性泪道冲洗针，抽吸0.9%氯化钠注射液或抗生素溶液。

5. 在光照充足的条件下，嘱患者头部微向后仰固定不动，向上注视。将下睑向外下方牵拉，暴露泪点，将冲洗针头垂直插入泪点1~2mm，然后转为水平方向向鼻侧进入泪小管内3~5mm，缓慢注入药液后仔细观察泪点溢出情况，并询问患者咽部或鼻部是否有水。

【结果判断】

1. 泪道通畅时，药液从鼻前孔流出或经后鼻孔流入咽部。

2. 泪点狭窄者，只有少量溶液流入咽部，大部分从上或下泪点返出。

3. 若上冲下溢或下冲上溢，则表明鼻泪管阻塞或泪囊完全闭锁（记录为下冲上返或上冲下返）。

4. 患慢性泪囊炎者，可见脓液或黏液反流，并予以记录。

（二）常见问题

泪道冲洗的注意事项有哪些？

（1）冲洗泪道不通畅或阻力很大时，应询问患者病情，如无流泪史，应将针头轻轻转动冲洗，因有时针头被泪小管黏膜皱褶所阻塞，而产生不通的假象。

（2）泪点狭窄冲洗针头不能进入时，可先用泪点扩张器扩张泪点。

（3）操作时要谨慎，细心，冲洗针头进入时，动作宜轻柔。

附：泪道冲洗技术操作流程图

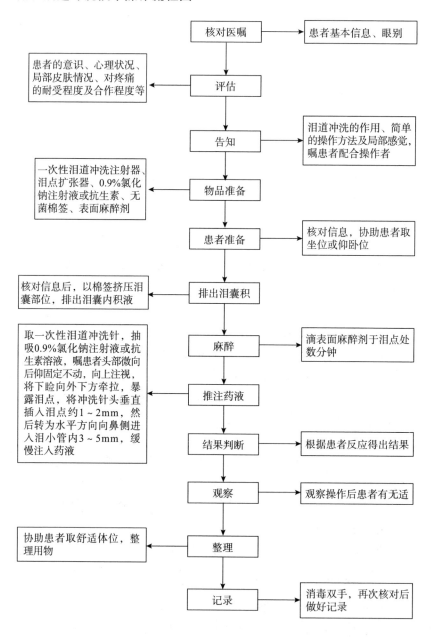

八、点眼药水技术

（一）点眼药水技术操作流程

【目的】用于诊断、检查、防治眼部疾病。

【评估】

1. 患者的病情、主要症状及临床表现。

2. 患者患眼情况。

3. 患者的心理状况。

【告知】

1. 告知患者此项操作的目的及注意事项。

2. 避免用手擦外溢的药液，防止感染。

3. 点眼药水后若出现不适及时告知护士。

【准备】

1. 用物　治疗盘、眼药水（患者自备）、无菌棉签。

2. 着装整洁，举止端庄。

3. 核对医嘱，评估并告知患者。

4. 洗手，戴口罩。

5. 准备并检查用物。

【流程】

1. 携用物至患者床前，核对床号、姓名、年龄。

2. 协助患者取仰卧位或坐位，头略后仰，嘱患者轻闭双眼，用棉签擦拭眼周分泌物。

3. 准备眼药水。

4. 核对信息后，左手持棉签轻牵下睑，暴露结膜囊下穹窿部，嘱患者向上看。

5. 右手持眼药水瓶，距眼 2~3cm，药液滴于下结膜囊内 1~2 滴。

6. 轻提上睑，使药液均匀扩散于眼球表面，用消毒棉签拭去外溢药液。

7. 嘱患者轻轻闭眼 2~3 分钟，观察患者有无不适。

8. 安置患者，整理用物。

9. 消毒双手，再次核对后做好记录。

（二）常见问题

1. 点眼药水的注意事项有哪些？

（1）严格执行三查七对制度，点眼药水前必须洗净双手，防止交叉感染。

（2）若为双眼用药，应先点健眼，再点患眼。

（3）点眼药时，眼药瓶口至少距眼睑2~3cm，勿使瓶口末端触及睫毛或眼睑缘部，以防污染。

（4）角膜感觉灵敏，滴药时不宜滴在角膜表面。

（5）对溢出的药液应立即拭去，以免患者不适或流入耳内、口腔内。

2. 为什么有些眼药水点眼后需压迫泪囊部？

某些药物如散瞳药、β受体阻滞剂，滴入后需压迫泪囊部1~2分钟，以免药物经泪道流入泪囊和鼻腔后经黏膜吸收而引起全身中毒反应。

3. 同时点多种眼药水的原则是什么？

（1）同时点用多种眼药水，每种眼药水应间隔5分钟以上。

（2）点眼药的顺序依次为水溶性、混悬液、油性，先滴刺激性弱的，再滴刺激性强的药物。

（3）易沉淀的混悬液滴用前需充分摇匀。

附：点眼药水技术操作流程图

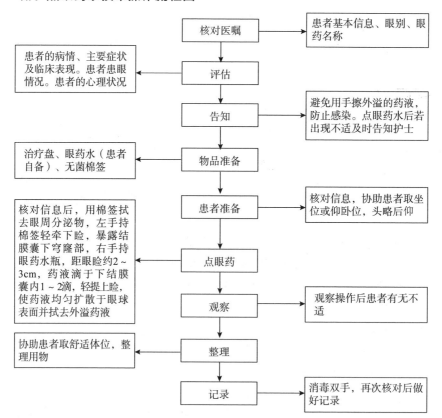

九、人工气道吸痰技术

（一）人工气道吸痰技术操作流程

【目的】清除患者呼吸道分泌物，保持呼吸道通畅，保证有效通气。

【评估】

1. 患者的意识状态、生命体征、吸氧流量。使用呼吸机的患者了解呼吸机参数设置情况。

2. 患者呼吸道分泌物的量、黏稠度、部位。

3. 患者的心理状况。

【告知】告知患者此项操作的目的及注意事项，协助摆好体位，取得配合。

【准备】

1. 用物　吸痰器、吸痰管、0.9％氯化钠注射液 500mL，500mg/L 健之素消毒液。

2. 着装整洁，举止端庄。

3. 评估患者。

4. 洗净双手，戴口罩。

5. 备齐用物，放置合理。

【流程】

1. 核对床号、姓名、年龄，取合理体位。

2. 检查吸引器功能，调节负压（0.02～0.04MPa）。

3. 消毒双手。

4. 核对信息后，给予 100％纯氧，防止低氧血症（Drager 呼吸机按下智能吸痰键并确认吸痰）。

5. 检查盐水、吸痰管包装及效期。

6. 撕开吸痰管外包装，左手戴清洁手套，右手戴无菌手套，并将无菌纸巾放于患者胸前，取出吸痰管并盘绕于右手中，根部与负压管连接。

7. 观察生命体征。清洁手断开呼吸机与气管导管，将呼吸机接头放于无菌纸巾上，关闭负压，用戴无菌手套的手迅速并轻轻地沿气管导管送入吸痰管，吸痰管遇阻力略上提 1cm 后打开负压，边上提边旋转吸引，避免在气管内反复提插。

8. 吸痰结束后立即接呼吸机通气，并请助手协助给予患者 100％纯氧（Drager 呼吸机吸痰后纯氧为机器自动给予，故此处不再给予纯氧），观察生命体征及面色。

9. 用0.9%氯化钠注射液冲洗吸痰管。

10. 经鼻、口腔吸痰。

11. 吸痰过程中应注意观察患者痰液情况、生命体征及面色。吸痰时间不超过15秒。

12. 0.9%氯化钠注射液再次冲洗吸痰管，断开吸痰管，用500mg/L健之素溶液冲洗负压吸引管路。

13. 关闭负压吸引器。

14. 摘去手套，并将吸痰管及纸巾完全包于手套中丢弃于医疗垃圾中。

15. 安置患者。

16. 必要时清洁患者面部。

17. 消毒双手，再次核对后记录痰液的颜色、性质及量。

18. 洗手。

（二）常见问题

1. 吸痰管插入深度如何掌握？

常规认为插入无菌吸痰管至有阻力时向上提拉 1～2cm，一般在隆突部位，15～17cm 较为理想，因为隆突是人体气道对刺激最敏感的部位，触及时易引起患者刺激性呛咳，促使深部分泌物向上引流，有利于分泌物排出。

2. 经气管插管/气管切开吸痰的注意事项是什么？

（1）吸痰前后分别给予2分钟纯氧。

（2）操作动作应轻柔、准确、快速，每次吸痰时间不超过15秒。

（3）注意吸痰管插入是否顺利，遇到阻力时应分析原因，不可粗暴盲插。

（4）负压应在 0.02～0.04MPa 之间，且进吸痰管时不可给予负压，以免损伤气道。

（5）严格无菌操作，注意保持呼吸机接头不被污染，戴无菌手套持吸痰管的手不被污染。

（6）吸痰过程中应注意观察患者痰液情况、生命体征、面色及病情变化。如有异常，立即停止吸痰，接呼吸机通气并给予纯氧。必要时，备抢救用物。

附：人工气道患者吸痰技术操作流程图

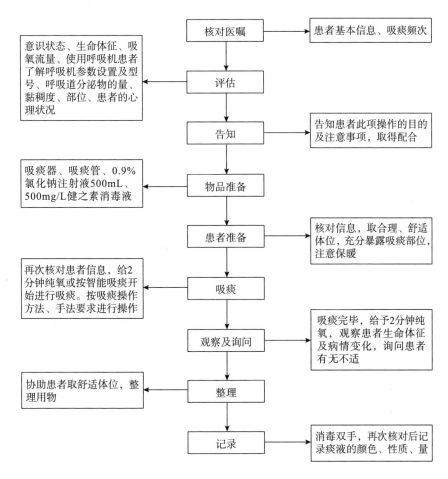

十、经口气管插管口腔护理技术

（一）经口气管插管口腔护理技术操作流程

【目的】

1. 使口腔清洁、湿润，预防口腔感染及其他并发症。

2. 去除口臭、牙垢，增进食欲，确保患者舒适。

3. 观察口腔黏膜、舌苔及特殊口腔气味。

【评估】患者病情、主要症状、气管插管的深度及临床表现。

【告知】

1. 告知患者此项操作的目的及注意事项，协助摆好体位，取得配合。

2. 口腔护理的重要性。

3. 操作过程中的不适及配合方法。

【准备】

1. 用物　口腔护理包、0.9%氯化钠注射液、清洁弯盘、固定胶布、透明膜、纱布、无菌棉签、手电筒、一次性治疗巾。口唇干裂患者应备石蜡油或润唇膏；口腔溃疡患者遵医嘱备药。

2. 着装整洁，举止端庄。

3. 核对医嘱。

4. 洗手，戴口罩。

5. 评估并告知患者。管路安置妥当，合理卧位。

6. 洗手，准备用物，检查并打开口腔护理包，清点棉球并用0.9%氯化钠注射液湿润，拧干后放于另一弯盘内，检查手电筒是否处于功能状态，放置合理。

【流程】

1. 携用物至病房，核对床号、姓名、年龄。

2. 核对医嘱，颌下垫一次性治疗巾，将口腔护理包内空弯盘放于颌下，助手去除原固定胶布放于盘中。检查气管插管深度并记录核对。

3. 消毒双手。

4. 口腔护理盘放于巾上，用手电及压舌板检查口腔黏膜。

5. 擦洗顺序　清洁口唇，气管插管移向近侧，擦对侧颊部（压舌板轻轻撑开），牙齿外侧面，上内侧面，上咬合面，下内侧面，下咬合面，由内向外（磨牙至切齿）纵向擦拭。助手将气管插管移向操作者对侧，顺序同上。

6. 擦拭硬腭、舌面、舌对侧面、舌近侧面及舌下。

7. 擦拭每个牙面及每个部位时都需要更换棉球，且止血钳夹紧棉球。

8. 清点棉球。

9. 纱布擦干面部，撤去口护盘。

10. 遵医嘱处理口腔疾患。

11. 将清洁弯盘放于治疗巾上，透明膜贴于面颊胶布粘贴处，以保护面部皮肤，纱布垫于牙垫周边以保护口唇及牙龈，再次核对气管插管深度后胶布妥善固定，松紧度以一指为宜。

12. 操作过程中，观察患者生命体征。助手协助固定气管插管，防止脱管，并协助观察患者生命体征。

13. 将气管插管深度及时间标签贴于固定胶布上。

14. 安置患者，卧位合理。

15. 消毒双手，再次核对后，做好护理记录。

16. 整理用物，洗手。

（二）常见问题

经口气管插管患者口腔护理的注意事项是什么？

（1）操作过程中，双人配合固定好气管插管，防止脱管，并注意观察患者生命体征变化。

（2）动作要轻柔，特别是凝血功能差的患者，防止碰伤黏膜和牙龈。

（3）操作前后清点棉球数量，擦洗时用止血钳夹紧棉球，每次一个，防止棉球遗留于口腔内。

（4）确定气管插管深度后用胶布妥善固定，松紧度以一指为宜。

（5）避免气管插管长期固定于相同部位，防止压疮的发生。

（6）发现有可活动义齿者，取下义齿，妥善放置义齿。

附：经口气管插管患者的口腔护理操作流程图

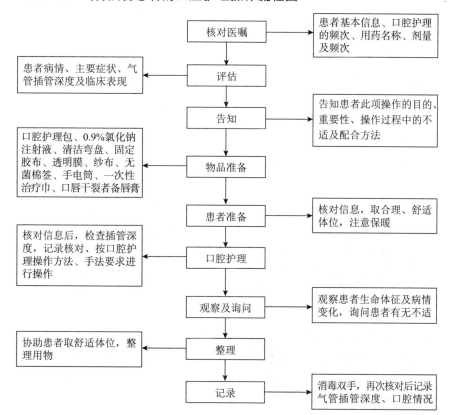

十一、小儿空气压缩雾化泵吸入技术

（一）小儿空气压缩雾化泵吸入技术操作流程

【目的】

1. 使药物呈雾状，直接作用于局部黏膜，消炎、镇咳、祛痰、平喘。

2. 解除支气管痉挛，改善通气功能。

3. 预防、治疗呼吸道感染。

【评估】

1. 患儿主要病情、呼吸状况。

2. 患儿的自理能力、合作程度。

3. 仪器是否在功能状态。

【告知】

1. 告知患儿或家长雾化前勿进食，面部勿涂抹润肤油。

2. 告知患者此项操作的目的及注意事项，协助摆好体位，取得配合。

3. 指导患儿或家长将面罩罩住患儿口鼻，正常进行呼吸。

4. 告知患儿或家长如有不适时，及时通知医护人员。

【准备】

1. 用物　空气压缩雾化泵、药物、一次性 10mL 注射器、一次性弯盘、简易喷雾器。

2. 着装整洁，举止端庄。

3. 核对医嘱，评估并告知患儿或家长。

4. 洗手，戴口罩。

5. 准备并检查用物。

【流程】

1. 核对医嘱，正确配制药液。

2. 携用物至床旁，核对患儿姓名、年龄，协助患儿或家长取合理体位。

3. 再次核对医嘱，将药液加入喷雾器中，连接喷雾器于雾化装置上。

4. 接通电源，打开雾化泵开关。

5. 待有雾气喷出，使患儿适应喷雾后将面罩罩住患儿口鼻部。

6. 指导患儿做正常呼吸。随时观察雾化情况。

7. 雾化完毕，先关雾化泵开关，再关电源开关。

8. 为患儿擦净面部，并观察患儿情况。

9. 整理床单位，合理安置患者，消毒双手，再次核对后做好记录。

10. 整理用物，洗手。

（二）常见问题

1. 空气压缩雾化泵吸入的适应证是什么？

（1）消炎、镇咳（湿润气道减少刺激）、祛痰（稀释痰液以利排痰）。

（2）解除支气管痉挛，通过高压泵使药物吸入到呼吸道深部，使气道通畅，改善通气功能。

2. 空气压缩雾化泵吸入的注意事项是什么？

（1）雾化前30分钟患儿不要进餐或喝奶，因饱餐后雾化吸入会加重呕吐，导致食物、奶液误入气管。

（2）吸药前不能抹油性面霜。

（3）雾化吸入时面罩距面部一定距离使其适应喷雾，再戴上面罩，不可将面罩置于眼睛处，谨防药液进入眼睛。

（4）雾化吸入时间以5～15分钟为宜，因长时间雾化吸入可致湿化过度，因此每次雾化后要为患儿漱口，婴幼儿不能配合者，可喂温开水，达到冲洗口腔的目的，以免残留药液使患儿有不适感，避免口腔感染，同时给患儿擦干净口鼻部的药液，做好面部皮肤清洁护理。

附：空气压缩雾化吸入操作流程图

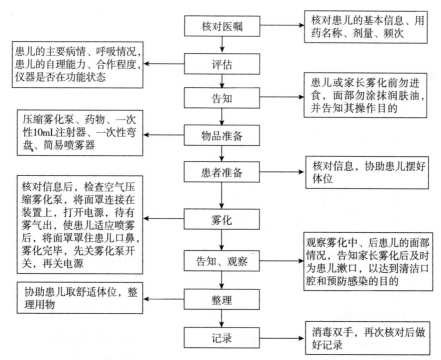

十二、阴道冲洗技术

（一）阴道冲洗操作流程

【目的】促进阴道血液循环，减少阴道分泌物，缓解局部充血，达到控制和治疗炎症的目的。

【评估】患者病情、环境。

【告知】

1. 告知患者此项操作的目的及注意事项，协助摆好体位，取得配合。

2. 告知操作过程中的不适及配合方法。

【准备】

1. 用物　一次性中单1块、一次性尿垫1块、一次性手套1副、冲洗筒1个、一次性无菌阴道扩张器1个、卵圆钳1把、冲洗溶液。

2. 着装整洁，举止端庄。

3. 核对医嘱。

4. 评估并告知患者。

5. 环境温度适宜、清洁，保护患者隐私。

6. 洗手，准备检查用物，放置合理。

【流程】

1. 核对患者的床号、姓名、年龄，让患者排空大小便，带患者到检查室。

2. 检查床铺一次性中单、尿垫，协助患者取膀胱截石位。

3. 核对信息，配制适量冲洗液，水温41~43℃，将冲洗筒挂于床旁输液架上，其高度距床沿60~70cm，排去管内空气。

4. 操作者戴一次性手套，用阴道扩张器暴露宫颈后，先冲洗外阴部，再冲洗阴道，冲洗时不停地转动扩张器，使整个阴道穹窿及阴道侧壁冲洗干净后再将扩张器按下，以使阴道内的残留液体完全流出。

5. 当冲洗液约剩100mL左右时，夹住皮管，使阴道内残留液体完全流出后，拔出扩张器，再冲洗1次外阴部。

6. 冲洗结束后，用干纱布擦干外阴，撤一次性尿垫，协助患者整理衣裤，下检查床。

7. 整理用物、洗手，核对信息后记录操作时间及操作者姓名。

（二）常见问题

1. 阴道冲洗注意事项有哪些？

（1）溶液温度以41~43℃为宜，阴道黏膜不耐热，温度过高容易致烫伤。滴虫性阴道炎用酸性溶液；念珠菌性阴道炎用碱性溶液；非特异性炎症患者则用一般溶液或 0.9% 氯化钠注射液冲洗。

（2）冲洗筒不宜超过床沿 70cm，以免压力过大，水流过速，使溶液或阴道分泌物流入子宫腔，引起上行感染，或冲洗液在阴道停留时间过短，穹窿部及阴道壁的某些皱褶处未能洗净。

（3）阴道前壁长 7cm，后壁长 9cm，冲洗头不宜插入过深，操作需轻巧，勿伤阴道及宫颈。

（4）经期、产后或人工流产术后，宫口未闭阴道内有血液，容易引起上行感染，一般禁做阴道冲洗。但如产后 10 天以上或某些妇科手术 2 周后，阴道分泌物异味，阴道伤口感染坏死者，可做低压冲洗，冲洗筒不宜高于床沿 30cm，以免污物进入宫腔或损伤阴道残端伤口。

（5）对阴道情况了解不足，可用窥阴器在妇科检查床上进行冲洗，边洗边将窥阴器轻轻旋转，更换位置，使溶液能达到阴道各个部位。

（6）如需阴道上药者，冲洗完毕，擦干后放入。

（7）严格执行无菌操作，以防交叉感染。

（8）未婚妇女不做阴道冲洗，必要时用小号冲洗头或导尿管代替。

附：阴道冲洗操作流程图

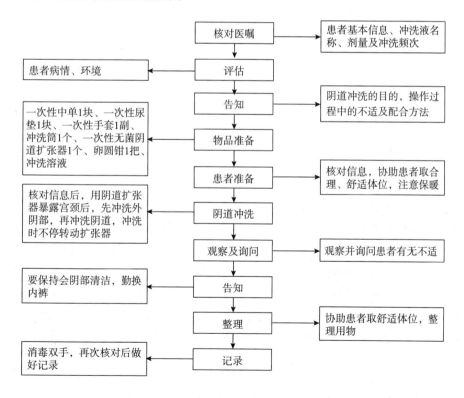

十三、会阴擦洗技术

（一）会阴擦洗技术操作流程

【目的】

通过会阴擦洗可以保持患者会阴及肛门部清洁，使患者舒适，促进会阴伤口愈合，防止生殖系统、泌尿系统的逆行感染。

【评估】

1. 患者的病情、环境。

2. 患者阴道分泌物情况、会阴伤口情况。

3. 患者的心理状况。

【告知】 告知患者此项操作的目的及注意事项，协助摆好体位，取得配合。

【准备】

1. 用物　一次性尿垫1块、一次性手套1副、一次性无菌换药弯盘1个（内含镊子2把、纱布2块、棉球6个）、擦洗液。

2. 着装整洁，举止端庄。

3. 评估患者会阴情况。

4. 洗净双手，戴口罩。

5. 备齐用物，放置合理。

【流程】

1. 携用物至床旁，核对床号、姓名、年龄。向患者解释，以取得患者的理解和配合。保护患者隐私，以减轻患者的心理负担。

2. 核对信息，协助患者脱下一条裤腿，取双腿屈膝仰卧位，略外展、暴露外阴，臀下垫一次性尿垫。

3. 倾倒擦洗液后，操作者戴一次性手套，将会阴擦洗盘放至床边，用一把镊子夹取干净的药液棉球，用另一把镊子夹住棉球进行擦洗。一般擦洗三遍，擦洗的顺序为第一遍时自耻骨联合一直向下擦洗至臀部，先擦净一侧后换一棉球同样擦净对侧，再用另一棉球自阴阜向下擦净中间，自上而下，自内向外，初步擦净会阴部的污垢、分泌物和血迹等。第二遍的顺序为自内向外，或以伤口为中心向外擦洗，每擦洗一个部位更换一个棉球，其目的为防止伤口、尿道口、阴道口被污染，擦洗时均应注意最后擦洗肛门，并将擦洗后的棉球丢弃。第三遍顺序同第二遍。必要时可根据患者的情况增加擦洗的次数，直至擦净。

4. 擦洗结束后，撤去一次性尿垫，协助患者整理衣裤及床单位。

5. 摘去手套，并将换药弯盘丢弃于医疗垃圾中。

6. 消毒双手，再次核对后，记录阴道出血的颜色、性质及量。

7. 洗手，摘口罩。

（二）常见问题

会阴擦洗时的注意事项有哪些？

（1）擦洗时，应注意观察会阴部及会阴伤口周围组织有无红肿、分泌物及其性质和伤口愈合情况，发现异常及时记录并向医师汇报。

（2）如有留置导尿管者，应注意导尿管是否通畅，避免脱落或打结。

（3）注意最后擦洗有伤口感染的患者，以避免交叉感染。

（4）每次擦洗前后，护士均需消毒双手，再护理下一位患者，并注意无菌操作。

附：会阴擦洗操作流程图

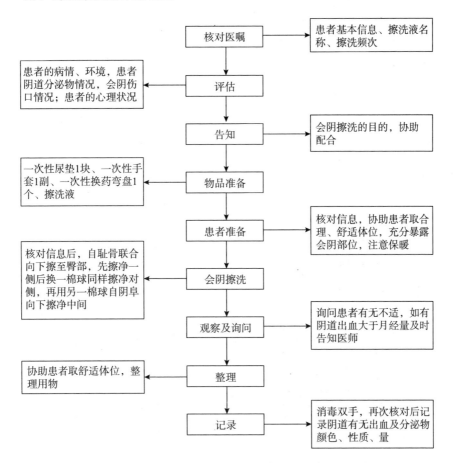

十四、手工清洗器械技术方法

（一）手工清洗器械技术操作流程

【目的】手工将器械清洗干净，为进一步消毒做准备。

【准备】清洁剂、各种洗涤用具、手套、防水围裙、面罩、防护服、防护鞋。

【流程】

1. 采取标准预防措施，做好自身防护，备齐用物。

2. 根据器械性质与类别选择相应的清洗方法。

3. 将器械轴节打开，复杂器械拆开，对残留血迹、污物在流动水中冲洗干净。

4. 将器械放入多酶清洗液浸泡 5 分钟，水温 15～30℃。在液面下刷洗，防止产生气溶胶。

5. 在流动水下反复冲洗器械。

6. 润滑器械，使轴节处活动自如，光亮如新。

7. 对器械进行清洗质量检查，符合要求进入包装区，不合格器械退回污染区重新处理。

8. 整理用物，洗手。

（二）常见问题

1. 多酶清洗剂、润滑油如何配制？

（1）多酶清洗剂：水 = 1∶270

（2）润滑油：水 = 1∶10

2. 刷洗器械的时候，为什么器械一定要没过液面？

防止产生气溶胶。

附：手工清洗器械操作流程图

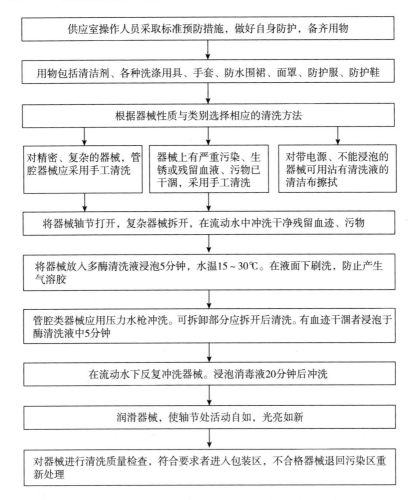

供应室操作人员采取标准预防措施，做好自身防护，备齐用物

用物包括清洁剂、各种洗涤用具、手套、防水围裙、面罩、防护服、防护鞋

根据器械性质与类别选择相应的清洗方法

| 对精密、复杂的器械，管腔器械应采用手工清洗 | 器械上有严重污染、生锈或残留血液、污物已干涸，采用手工清洗 | 对带电源、不能浸泡的器械可用沾有清洗液的清洁布擦拭 |

将器械轴节打开，复杂器械拆开，在流动水中冲洗干净残留血迹、污物

将器械放入多酶清洗液浸泡5分钟，水温15～30℃。在液面下刷洗，防止产生气溶胶

管腔类器械应用压力水枪冲洗。可拆卸部分应拆开后清洗。有血迹干涸者浸泡于酶清洗液中5分钟

在流动水下反复冲洗器械。浸泡消毒液20分钟后冲洗

润滑器械，使轴节处活动自如，光亮如新

对器械进行清洗质量检查，符合要求者进入包装区，不合格器械退回污染区重新处理

十五、穿手术衣、戴无菌手套技术

（一）穿手术衣、戴无菌手套技术操作流程

【目的】

1. 穿手术衣的目的　避免和预防手术过程中医护人员衣服上的细菌污染手术切口，同时保障医护人员安全，预防职业暴露。

2. 戴无菌手套的目的　由于手的刷洗消毒仅能祛除、杀灭皮肤表面的暂驻菌，对深部常驻菌无效。在手术过程中，皮肤深部细菌会随术者的汗液带到手的表面，所以刷手后必须戴手套。

【评估】

1. 无菌手术衣包装是否完好，无潮湿、无破损，在有效期内。

2. 无菌手套是所需型号，包装是否完好、无潮湿、无破损，在有效期内。

【准备】 无菌手术衣、无菌手套、无菌持物钳。

【流程】

1. 穿手术衣

（1）洗手后，取无菌衣，将衣领提起轻轻抖开。

（2）将手术衣轻掷向上的同时，顺势将双手前臂伸入衣袖内，并向前平行伸展。

（3）巡回护士在其后，系好衣领处和腰部的带子，然后手术衣的下摆稍用力拉平。

（4）将前襟的腰带递给已戴好手套的手术医师或由巡回护士用无菌持物钳夹取交给穿衣者自行系于腰间。

2. 戴无菌手套

（1）穿无菌手术衣时双手不露出袖口。

（2）隔衣袖取手套置于同侧的掌侧面，指端朝向前臂，拇指相对，反折边与袖口平齐，隔衣袖抓住手套边缘，并将之翻转包裹手及衣袖。

（二）常见问题

1. 穿手术衣的注意事项有哪些？

（1）穿无菌手术衣时，需有足够的空间，以免手术衣抖开过程中被污染。

（2）擦手完毕，双手提起衣领两端，轻轻向前上方抖开，检查手术衣有无破洞。

（3）穿好手术衣，戴好无菌手套后，手臂应保持在胸前，高不过肩，低不过腰，双手不可交叉放于腋下。

2. 戴无菌手套的注意事项有哪些？

（1）向近心端拉衣袖时用力不可过猛，袖口拉到拇指关节处即可。

（2）双手始终不能露于衣袖外，所有操作双手均在衣袖内。

（3）戴手套时，将反折边的手套口翻过来包裹住袖口，不可将腕部裸露。

附：穿手术衣戴无菌手套流程图

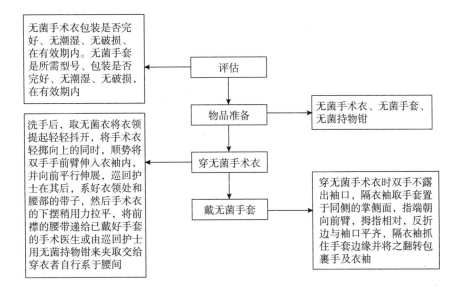

十六、外科刷手技术

（一）外科刷手技术操作流程

【目的】手术人员通过机械刷洗和化学药物作用祛除并杀灭手部皮肤表面上的油垢和附着的细菌，而达到消毒手的目的。

【评估】

1. 身着刷手衣裤，隔离鞋，将刷手衣系在刷手裤里。

2. 带好帽子、口罩，头发、口鼻不可外露。

3. 剪短指甲，去除饰物，双手及前臂无疖肿和破溃。

【准备】无菌手刷、无菌刷手液、无菌喷手液、肥皂、无菌毛巾。

【流程】

1. 肥皂清洗双手及双臂，流动水冲洗。

2. 用取无菌毛刷取 3~5mL 刷手液，刷手顺序为指甲、指缝、掌心、手背、小臂、肘、肘上 3 寸，双手交替用时 3 分钟。

3. 用流动水自指尖冲向肘部，保持手尖朝上，防止肘部水流反流到手部，取无菌毛巾擦手，再将毛巾叠成三角形从手部擦向肘部止，反向擦对侧，无菌毛巾擦拭应在刷手范围内。

4. 用头压取喷手液，擦拭双手到前臂，待干。

（二）常见问题

刷手的注意事项有哪些？

（1）刷手后，手、臂、肘部不可触及他物，如误触他物，必须重新刷洗。

（2）消毒后的双手应置于胸前，抬高肘部，远离身体，迅速进入手术间。

（3）刷手最好选用耐高温的毛刷，用后彻底清洗，晾干。

附：外科刷手法流程图

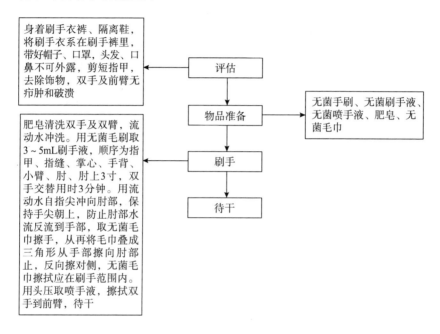

身着刷手衣裤、隔离鞋，将刷手衣系在刷手裤里，带好帽子、口罩，头发、口鼻不可外露，剪短指甲，去除饰物，双手及前臂无疖肿和破溃 → 评估

物品准备 → 无菌手刷、无菌刷手液、无菌喷手液、肥皂、无菌毛巾

肥皂清洗双手及双臂，流动水冲洗。用无菌毛刷取3~5mL刷手液，顺序为指甲、指缝、掌心、手背、小臂、肘、肘上3寸，双手交替用时3分钟。用流动水自指尖冲向肘部，保持手尖朝上，防止肘部水流反流到手部，取无菌毛巾擦手，从再将毛巾叠成三角形从手部擦向肘部止，反向擦对侧，无菌毛巾擦拭应在刷手范围内。用头压取喷手液，擦拭双手到前臂，待干 → 刷手 → 待干

十七、透析器及管路安装与预冲技术

（一）透析器及管路安装与预冲技术操作流程

【目的】 彻底排出透析器内空气，清除过敏原，减少透析器过敏反应的发生，减少首次使用综合征的发生。

【评估】

1. 评估操作环境，宽敞、明亮、适合操作。

2. 根据医嘱核对患者信息、治疗方式、血管通路。

3. 检查透析机，处于备用状态。

4. 检查透析A、B液名称、有效期、连接是否正确。

5. 检查透析器及管路的种类、型号、有效期，包装有无破损、潮湿。

【准备】

1. 用物 一次性穿刺针、一次性护理包、透析管路、透析器、0.9%氯化钠注射液、医用垃圾袋、胶条。

2. 着装整洁，举止端庄。

3. 洗手，戴口罩。

4. 根据医嘱核对治疗参数。

【流程】

1. 核对医嘱后，准备0.9%氯化钠注射液。

2. 安装透析器，动脉端朝下。

3. 打开管路包装，取出管路前，检查各连接口是否紧密。

4. 安装动脉管路，先固定管路动脉端（端口朝上），再安装泵管、动脉壶（关闭动脉壶侧支的夹子），末端连接透析器（透析器原帽安于膜外）。

5. 安装静脉管路，起始端连接透析器静脉端（透析器原帽安于膜外）、静脉壶（关闭静脉壶侧支的夹子），安装静脉压监测管路、空气检测装置，废液袋。

6. 将两通与管路动脉端连接。

7. 输液器先连接盐水再与管路动脉端相连。

8. 预冲打开血泵，泵速100mL/min，随液体流动方向逐一充满泵前补液管口和肝素管口并夹闭，动脉壶倒置2/3～3/4满后翻转固定。

9. 液体进入废液袋后调节静脉壶液面至2/3～3/4，膜内排气后翻转透析器（动脉端朝上）连接膜外，先装出水口（红色），再装排水口（蓝色），注意保留透析器原帽。

10. 膜外排气完成后，翻转透析器动脉端朝下，调节流量200～300mL/min。

11. 预冲结束，停血泵，回调泵速至100mL/min，关闭动脉端夹子，分离输液器与两通，将输液器与泵前补液口相连（注意关闭两通小帽）。

12. 洗手，再次核对医嘱，处理用物。

（二）常见问题

1. 预冲的基本原则是什么？

（1）预冲的基本原则是无菌原则，即减少连接时的暴露机会，落实密闭式预冲。

（2）膜内排气时，所有旁路开口不得打开，避免暴露于空气中。

（3）预冲完毕要尽快连接患者，不要放置过长时间，避免空气从静脉端反吸。

2. 安装及预冲原则是什么？

（1）安装及预冲的原则是安全原则，即操作前、中、后核对及管路安全检查。

（2）按照血流方向依次安装，所有安装步骤一次完成，所有检测安装到位（静脉小壶下段放入安全阀内）。

（3）禁止同时拿出动静脉管路，挂在手腕上。

（4）先排膜内，再排膜外，低流速排气，高流速冲洗。

（5）使用带有废液袋的管路。

（6）推荐使用 1000mL 袋装 0.9% 氯化钠注射液。

附：血液透析管路安装及预冲操作流程图

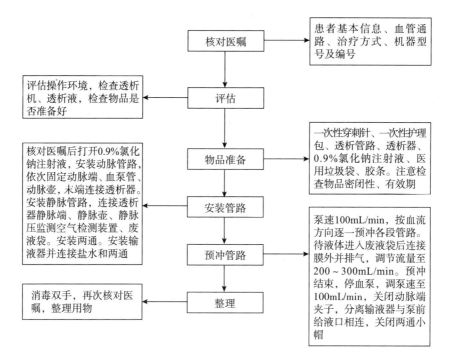

十八、气压式血液循环驱动仪使用技术

（一）气压式血压循环驱动仪使用技术操作流程

【目的】循环驱动治疗仪间歇性阻断或加速血液、淋巴循环，以促进病灶的吸收、血液循环，改善局部组织供养，促进代谢产物排出，对动脉、静脉局部栓塞，静脉性水肿、淋巴性水肿和静脉曲张等疾病均有显著的疗效，改

善局部血液循环，可极大减轻患者痛苦。

【评估】

1. 患者病情，主要症状及临床表现。

2. 患者肢体皮肤情况。深静脉血栓形成急性期；四肢极度变形；存在如果加压会干扰局部的情况：如坏疽、最近皮肤移植、皮炎、未处理的感染伤口患者禁止使用此操作。

3. 患者心理状态。

【告知】向患者做好解释工作，告知患者此项操作的目的及注意事项，协助摆好体位，取得配合。

【准备】

1. 用物 循环驱动治疗仪。

2. 着装整洁，举止端庄。

3. 评估并告知患者，取得配合。

【流程】

1. 核对医嘱，将治疗仪放于治疗车上推至患者床前，向患者解释，取得配合。

2. 装好治疗仪，嘱患者平卧，核对后将患肢套入气袋内，拉好拉锁，塞紧排气孔。

3. 接通电源，打开开关，转动气泵旋钮调至合适的压力（一般为40～80mmHg）。

4. 消毒双手，再次核对后，做好记录。

5. 治疗过程中观察患者有无不适及肢体血液循环情况，并注意保暖。

6. 20分钟后治疗完毕，关闭治疗仪，摘下气袋，安置患者。

7. 整理用物，洗手。

（二）常见问题

1. 气压式血液循环驱动的适应证有哪些？

血液抗凝、淋巴水肿、间歇性跛行、动脉硬化所致缺血性疾病、预防深静脉血栓、下肢溃疡、静脉功能不全、静脉曲张、糖尿病足、股骨头坏死、骨折、软组织损伤。

2. 气压式血液循环驱动的禁忌证有哪些？

急性炎性皮肤病、深部血栓性静脉炎、不稳定性高血压、心功能不全、肺水肿、急性静脉血栓、丹毒、安装人工心脏者禁用。

3. 气压式血液循环驱动的注意事项有哪些？

（1）应用过程中发现机器有冒烟等异常要停止使用，关闭电源，拔下插头。

（2）勿在湿度较高的环境下使用，勿靠近热源，避免阳光直射。

（3）使用时要将身上的手表等饰物取下，防止损伤套筒。

（4）套筒保持平整，不可弯折，以免损伤内部管件。

（5）治疗过程中不可裸身使用套筒，以免由于油渍、汗渍影响套筒使用寿命。

（6）使用过程中，患者不可自行调节参数，以免发生危险。

（7）治疗过程中压力设定调节在 30～100mmHg 之间，根据医嘱选择治疗模式。

附：气压式血液循环驱动操作流程图

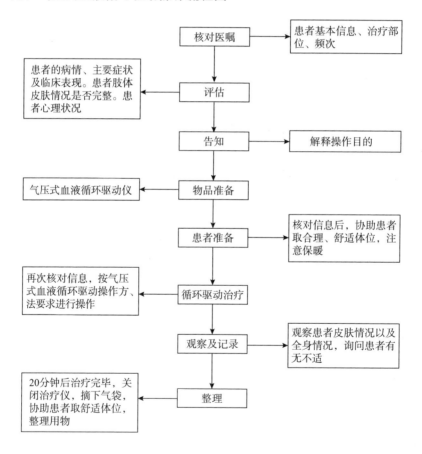

十九、轴线翻身技术

（一）轴线翻身技术操作流程

【目的】

1. 协助颅骨牵引、脊柱损伤、脊柱手术、髋关节术后的患者在床上翻身。

2. 预防脊柱再损伤及关节脱位。

3. 预防压疮。

【评估】

1. 病情、年龄、体重、意识。

2. 全身营养状况、自理能力。

3. 合作程度、管路情况。

【告知】告知患者操作的方法、目的，指导患者配合。

【准备】

1. 环境整洁，仪表端庄，服装符合要求（摘手表及衣物上的饰品）。

2. 核对翻身卡。

3. 洗手、戴口罩。

4. 用物 治疗车、软枕、体位垫、翻身卡，必要时备防压疮物品。

【流程】

1. 携用物至床旁，向患者做好解释。

2. 选择正确翻身方法（无颈椎损伤选二人法，有颈椎损伤选三人法或戴颈托二人法）。

3. 关闭门窗，必要时屏风遮挡。

4. 固定床轮，放下（或拔下）近侧床挡，松被尾，被子折叠于床尾或一侧，查足踝及髋部皮肤，移枕头。

5. 协助患者仰卧，两手放于腹部。将导管、输液装置安置妥当。

6. 二人翻身法（第一人指挥）

（1）第一人双手分别置于肩部、腰部，第二人双手分别置于患者臀部、腘窝。

（2）二人双手伸至患者身体对侧，动作一致，平移患者至近侧。

（3）保持头颈肩腰髋在同一水平线，同时翻转至近侧。

（4）第一人检查背部并评估伤口、皮肤等情况，体位垫或软枕放于背部支持身体，枕头垫于头下，与肩同高（髋部受压侧可垫气垫圈或根据情况采取保护措施）；第二人查双足跟，两膝间放软枕并使双膝呈自然弯曲状（受压外踝下可垫气垫圈或根据情况采取保护措施）。

（5）安好床挡，注意保暖。

7. 消毒双手，做好记录。

8. 整理用物。

（二）常见问题

轴线翻身的注意事项有哪些？

（1）脊柱损伤患者翻身时要佩戴颈围领，有一人保护头部，三人动作要一致，始终保持头部与躯干成一条直线，不可扭转、屈伸颈部，以免加重局部损伤。

（2）翻转患者时，应注意保持脊椎平直，以维持脊柱的正常生理弯度，避免由于躯干扭曲，加重脊柱骨折、脊柱损伤和关节脱位。翻身角度不可超过60°，避免由于脊柱负重增大而引起关节突骨折。

（3）患者有颈部损伤时，勿扭曲或者旋转患者头部，以免加重神经损伤引起呼吸肌麻痹而死亡。

（4）翻身时注意观察受压皮肤情况，根据患者体位合理放置体位垫，注意为患者保暖并防止坠床。

（5）准确记录翻身时间。

附：轴线翻身操作流程图

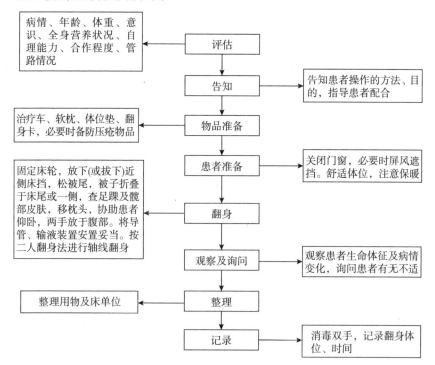

二十、微电脑疼痛治疗技术

(一)微电脑疼痛治疗技术操作流程

【目的】通过红外线及温热作用,刺激穴位,改善微循环,达到消炎止痛、促进局部积液的吸收,减少渗出,加强骨质对钙的吸收和利用,增强细胞免疫、体液免疫和非特异性免疫等作用。

【评估】

1. 患者病情、主要症状及临床表现。

2. 患者治疗部位的皮肤情况。

3. 患者心理状况及合作程度。

【告知】

1. 告知患者此项操作的方法、目的,指导患者配合。

2. 在治疗过程中应避免照射眼睛。

3. 严禁直视辐射窗口,以免损伤眼睛。

4. 治疗过程中局部皮肤发热、微红属正常现象。

5. 治疗过程中如有灼热或刺激痛感,及时通知护士。

【准备】

1. 用物　疼痛治疗仪。

2. 着装整洁,举止端庄。

3. 核对医嘱,评估并告知患者。

4. 洗手,戴口罩。

5. 备齐并检查用物,放置合理。

【流程】

1. 携用物至床旁,核对患者床号、姓名、年龄。

2. 插电源,开机,调节功率,设置时间一般为 20 分钟,使治疗仪预热。

3. 核对信息后,协助患者取合理体位,暴露照射部位,注意保暖。

4. 辐射头与皮肤的照射距离一般为 20 ~ 40cm,以患者感到温热舒适为佳。

5. 消毒双手,核对后记录。

6. 随时观察患者情况。

7. 完成治疗时间后听到提示音,仪器自动停止,关机,拔电源。

8. 协助患者取舒适体位,整理床单位。

9. 洗手,摘口罩。

（二）常见问题

1. 微电脑疼痛治疗仪的注意事项是什么？

（1）切勿直接关掉电源，关机前请先按停止键，再关机，以免损坏辐射器。

（2）启动之后，切勿拔出 A 探头，否则会损毁辐射器。

（3）在使用过程中避免照射眼睛。

（4）严禁直视辐射窗口。

（5）保持机器清洁，不能将各种液体流入机器内，以免仪器内部线路短路。

2. 微电脑疼痛治疗仪的禁忌证及禁忌部位有哪些？

急性期发炎、热性疾病、进行性消耗性疾病、非炎性水肿、有高度器质性循环障碍的局部、高度知觉障碍的部位、眼部、甲状腺部位、可能引起内出血的疾病禁用。

附：微电脑疼痛治疗仪使用流程图

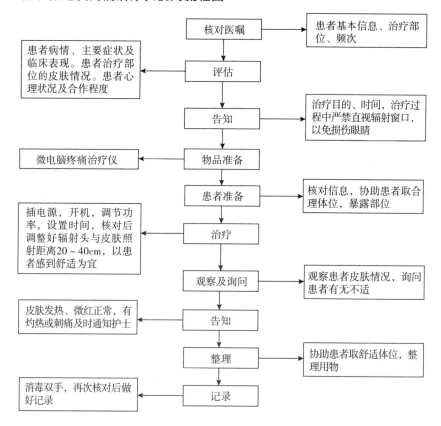

二十一、脑生理治疗仪使用技术

(一) 脑生理治疗仪操作流程

【目的】 通过特制的治疗发生体输出特定规律的电磁，直接透过颅骨作用于细胞和脑血管，增加血管弹性，解除血管痉挛，改善脑细胞的代谢，增强代谢酶活性，使受损的脑细胞代谢加快，促进脑功能的恢复，干扰和抑制异常脑电的发生和传播，改善睡眠，消除神经衰弱和脑疲劳的相关症状。

【评估】

1. 患者的病情、主要症状。

2. 患者头部皮肤情况及配合程度。

3. 患者是否安装心脏金属膜和心脏起搏器。

【告知】

1. 告知患者此项操作的方法及目的，指导患者配合，治疗时间为20分钟。

2. 治疗的过程中偶有头痛、头晕症状，治疗结束后可消失，不必紧张。

【准备】

1. 用物 脑生理治疗仪。

2. 着装整洁，佩戴胸卡，举止端庄。

3. 核对医嘱，评估并告知患者。

4. 洗手，戴口罩。

5. 准备并检查用物。

【流程】

1. 携用物至患者床旁，核对床号、姓名、年龄。

2. 插好电源，开机。

3. 核对信息后，安置患者取合适体位，必要时给予患者戴一次性帽子。

4. 将治疗体安放在患者头部

(1) 两眉间略上方额部1个（印堂）。

(2) 两耳前上方2个（太阳穴）。

(3) 两耳后略下方2个（风池）。

(4) 头顶部1个（百会）。

5. 根据医嘱调节治疗时间为20分钟，强度为中档。

6. 告知患者治疗时间，嘱患者闭眼安静休息，观察患者反应。

7. 安置患者，消毒双手，核对后记录治疗时间。

8. 治疗完毕，为患者摘除治疗仪，关闭电源。

9. 妥善安置患者，整理用物。

10. 洗手，摘口罩。

（二）常见问题

1. 脑生理治疗仪的使用适应证有哪些？

（1）缺血性脑血管病：脑血栓形成、脑供血不足、脑动脉硬化、脑中风及脑中风后遗症等。

（2）脑损伤性疾病：颅脑损伤、脑出血的恢复期、癫痫病等。

（3）颈部疾病：颈动脉硬化、颈性眩晕、各类颈椎病等。

2. 脑生理治疗仪的使用禁忌证有哪些？

（1）全身及颅内出血疾病的急性期患者。

（2）安装有心脏金属膜和心脏起搏器者。

（3）颅内感染、颅内肿瘤、颅内遗留金属异物。

3. 使用脑生理治疗仪的注意事项有哪些？

（1）注意治疗体不要放于眼部，以防电磁损伤眼睛。

（2）治疗时最好闭上眼睛，静止不语，不要看电视或书报，可增强治疗效果。

（3）治疗中出现头痛、头晕等症状，无须特殊处理，治疗停止后，症状可自行消失。

（4）孕妇和 10 岁以下儿童慎用。

附：脑生理治疗仪使用流程图

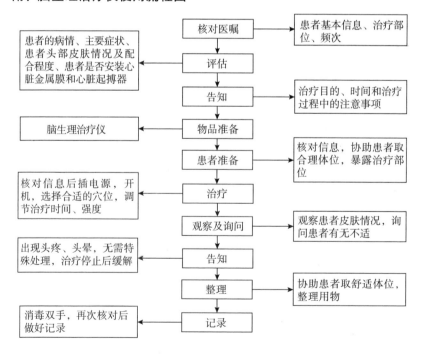

二十二、降压操

(一) 降压操操作流程

【目的】根据中医"平肝息风"的理论，对太阳、百会、风池等穴位加以按摩，可以调整微血管的舒缩作用，解除小动脉痉挛，从而疏通气血、调和阴阳，对高血压病的预防和治疗有明显作用。

【评估】

1. 患者的病情、主要症状和临床表现。

2. 评估患者皮肤情况。

3. 患者的心理状况及对降压操的依从性。

【告知】

1. 向患者解释降压操的目的及如何配合。

2. 告知患者按揉力度及感受。

2. 操作时如有不适应立即停止。

【流程】

1. 向患者示范降压操，共十节。

(1) 预备动作：坐在椅子或沙发上，姿势自然端正，正视前方，两臂自然下垂，双手手掌放在大腿上膝关节成90°角，两足分开与肩同宽，全身肌肉放松，呼吸均匀。

(2) 按揉太阳穴：顺时针旋转1周为1拍，做32拍。

(3) 按揉百会穴：用手掌紧贴百会穴，旋转1周为1拍，共做32拍。

(4) 按揉风池穴：用双手拇指按揉双侧风池穴，顺时针旋转，1周为1拍，共做32拍。

(5) 摩头清脑：两手五指自然分开，用小鱼际从前额向耳后按摩，从前至后弧线行走1次为1拍，做32拍。

(6) 擦颈：用左手掌大鱼际擦抹右颈部胸锁乳突肌，再换右手擦左颈，1次为1拍，共做32拍。

(7) 揉曲池穴：按揉曲池穴，先用右手再换左手，旋转1周为1拍，共做32拍。

(8) 揉关宽胸：用大拇指按揉内关穴，先揉左手后揉右手，顺时针方向按揉1周为1拍，共32拍。

(9) 引血下行：分别用左右手拇指按揉左右小腿的足三里穴，旋转1周为1拍，共做32拍。

（10）扩胸调气：两手放松下垂，然后握空拳，屈肘抬至肩高，向后扩胸，最后放松还原。

2. 观察患者有无不适。

3. 安置患者。

（二）常见问题

降压操的注意事项有哪些？

（1）按要求认真操练，穴位要准确，手法要适当。

（2）如按摩穴位处皮肤有破溃、疮疡等，应治愈后做操。

（3）过饥或过饱不宜做操，应饭后30分钟进行。

附：降压操操作流程图

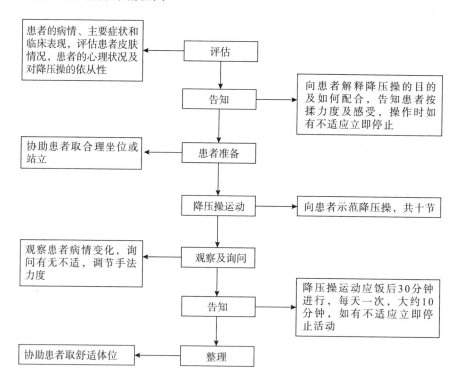

第三节 中医特色护理技术

一、耳穴贴压技术

(一) 耳穴贴压技术操作流程

【目的】耳穴贴压技术是采用王不留行籽、莱菔籽等丸状物贴压于耳郭上的穴位或反应点，通过其疏通经络，调整脏腑气血功能，促进机体的阴阳平衡，以达到防治疾病、改善症状的目的。

【评估】

1. 主要症状、既往史，是否妊娠。

2. 对疼痛的耐受程度。

3. 有无对胶布、药物等过敏情况。

4. 耳部皮肤情况。

【告知】

1. 告知患者此项操作的目的。

2. 耳穴贴压的局部感觉为热、麻、胀、痛，如有不适及时通知护士。

3. 每日自行按压 3 ~ 5 次，每次每穴 1 ~ 2 分钟。

4. 耳穴贴压脱落后，应通知护士。

【准备】

1. 用物 治疗盘、王不留行籽或莱菔籽等丸状物、胶布、75% 乙醇、棉签、探棒、止血钳或镊子、弯盘、污物碗，必要时可备耳穴模型。

2. 着装整洁，举止端庄。

3. 核对医嘱，评估并告知患者。

4. 洗手，戴口罩。

5. 准备并检查用物，放置合理。

【流程】

1. 携用物至床旁，核对患者床号、姓名、年龄，并做好解释。

2. 协助患者取合理、舒适体位。

3. 遵照医嘱，探查耳穴敏感点，确定贴压部位。

4. 75% 乙醇自上而下、由内到外、从前到后消毒耳部皮肤。

5. 再次核对后，选用质硬而光滑的王不留行籽或莱菔籽等丸状物粘附在 0.7cm × 0.7cm 大小的胶布中央，用止血钳或镊子夹住贴敷于选好耳穴的部位上，并给予适当按压（揉），使患者有热、麻、胀、痛感觉，即"得气"。

6. 观察患者局部皮肤，询问有无不适感。

7. 常用按压手法

（1）对压法：用食指和拇指的指腹置于患者耳郭的正面和背面，相对按压，至出现热、麻、胀、痛等感觉，食指和拇指可边压边左右移动，或做圆形移动，一旦找到敏感点，则持续对压 20~30 秒。对内脏痉挛性疼痛、躯体疼痛有较好的镇痛作用。

（2）直压法：用指尖垂直按压耳穴，至患者产生胀痛感，持续按压 20~30 秒，间隔少许，重复按压，每次按压 3~5 分钟。

（3）点压法：用指尖一压一松地按压耳穴，每次间隔 0.5 秒。本法以患者感到胀而略沉重刺痛为宜，用力不宜过重。一般每次每穴可按压 27 下，具体可视病情而定。

8. 安置患者，整理床单位。

9. 消毒双手，再次核对并做好记录。

10. 整理用物，洗手。

（二）常见问题

耳穴贴压的注意事项有哪些？

（1）耳郭局部有炎症、冻疮或表面皮肤有溃破者、有习惯性流产史的孕妇不宜施行。

（2）耳穴贴压每次选择一侧耳穴，双侧耳穴轮流使用。夏季易出汗，留置时间 1~3 天，冬季留置 3~7 天。

（3）观察患者耳部皮肤情况，留置期间应防止胶布脱落或污染；对普通胶布过敏者改用脱敏胶布。

（4）患者侧卧位耳部感觉不适时，可适当调整。

附：耳穴贴压技术操作流程图

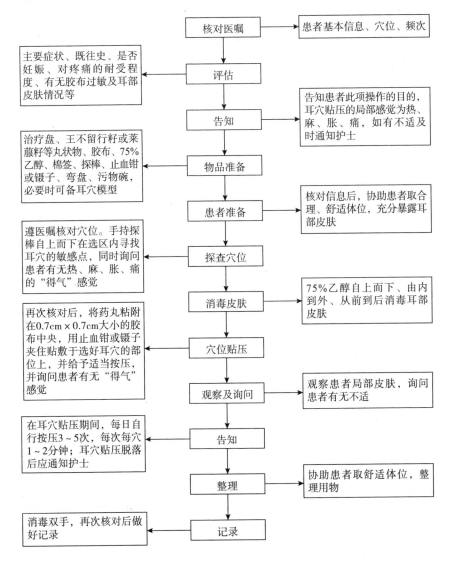

主要症状、既往史、是否妊娠、对疼痛的耐受程度、有无胶布过敏及耳部皮肤情况等

治疗盘、王不留行籽或莱菔籽等丸状物、胶布、75%乙醇、棉签、探棒、止血钳或镊子、弯盘、污物碗，必要时可备耳穴模型

遵医嘱核对穴位。手持探棒自上而下在选区内寻找耳穴的敏感点，同时询问患者有无热、麻、胀、痛的"得气"感觉

再次核对后，将药丸粘附在0.7cm×0.7cm大小的胶布中央，用止血钳或镊子夹住贴敷于选好耳穴的部位上，并给予适当按压，并询问患者有无"得气"感觉

在耳穴贴压期间，每日自行按压3~5次，每次每穴1~2分钟；耳穴贴压脱落后应通知护士

消毒双手，再次核对后做好记录

核对医嘱 → 患者基本信息、穴位、频次

评估

告知 → 告知患者此项操作的目的，耳穴贴压的局部感觉为热、麻、胀、痛，如有不适及时通知护士

物品准备

患者准备 → 核对信息后，协助患者取合理、舒适体位，充分暴露耳部皮肤

探查穴位

消毒皮肤 → 75%乙醇自上而下、由内到外、从前到后消毒耳部皮肤

穴位贴压

观察及询问 → 观察患者局部皮肤，询问患者有无不适

告知

整理 → 协助患者取舒适体位，整理用物

记录

二、穴位敷贴技术

（一）穴位敷贴技术操作流程

【目的】穴位敷贴技术是将药物制成一定剂型，敷贴到人体穴位，通过刺激穴位，激发经气，达到通经活络、清热解毒、活血化瘀、消肿止痛、行气消痞、扶正强身等辅助治疗目的。

【评估】

1. 病室环境，温度适宜。

2. 主要症状、既往史、药物及敷料过敏史，是否妊娠。

3. 敷药部位的皮肤情况。

【告知】

1. 告知患者此项操作的目的。

2. 出现皮肤微红为正常现象，若出现皮肤瘙痒、丘疹、水疱等，应立即告知护士。

3. 穴位敷贴时间一般为6~8小时。可根据病情、年龄、药物、季节调整时间，小儿酌减。

4. 若出现敷料松动或脱落及时告知护士。

5. 局部贴药后可出现药物颜色、油渍等污染衣物。

【准备】

1. 用物　治疗盘，棉纸或薄胶纸，遵医嘱配制的药物，压舌板，无菌棉垫或纱布，胶布或绷带，0.9%生理盐水棉球；必要时备屏风、毛毯。

2. 着装整洁，举止端庄。

3. 核对医嘱，评估并告知患者，注意保暖。

4. 洗手，戴口罩。

5. 准备并检查用物，放置合理。

【流程】

1. 携用物至床旁，核对患者床号、姓名、年龄，并做好解释。

2. 根据敷药部位，协助患者取合理、舒适体位，充分暴露患处，必要时屏风遮挡患者。

3. 以0.9%生理盐水或温水擦洗皮肤，并观察皮肤情况。

4. 根据敷药面积，取大小合适的棉纸或薄胶纸，用压舌板将所需药物均匀地涂抹于棉纸上或薄胶纸上，厚薄适中。

5. 核对医嘱后将药物敷贴于穴位上，做好固定。为避免药物受热溢出污染衣物，可加敷料或棉垫覆盖。以胶布或绷带固定，松紧适宜。

6. 温度以患者耐受为宜。

7. 观察患者局部皮肤，询问有无不适感。

8. 安置患者，整理床单位。

9. 消毒双手，再次核对并做好记录。

10. 整理用物，洗手。

（二）常见问题

穴位敷贴的注意事项有哪些？

（1）孕妇的脐部、腹部、腰骶部及某些敏感穴位，如合谷、三阴交等处都不宜敷贴，以免局部刺激引起流产。

（2）药物应均匀涂抹于棉纸中央，厚薄一般以 0.2～0.5cm 为宜，覆盖敷料大小适宜。

（3）敷贴部位应交替使用，不宜单个部位连续敷贴。

（4）除拔毒膏外，患处有红肿及溃烂时不宜敷贴药物，以免发生化脓性感染。

（5）对于残留在皮肤上的药物不宜采用肥皂或刺激性物品擦洗。

（6）使用敷药后，如出现红疹、瘙痒、水疱等过敏现象，应暂停使用，报告医师，配合处理。

附：穴位敷贴技术操作流程图

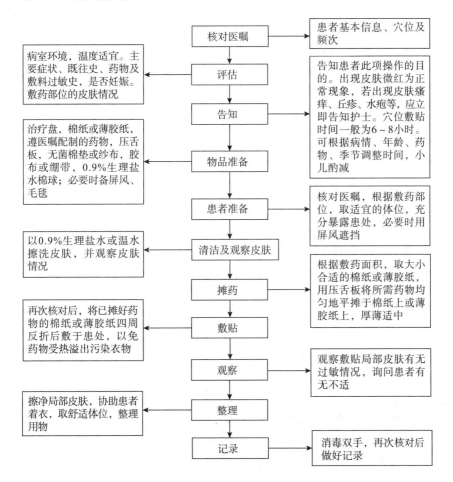

三、经穴推拿技术

（一）经穴推拿技术操作流程

【目的】经穴推拿技术是以按法、点法、推法、叩击法等手法作用于经络腧穴，具有减轻疼痛、调节胃肠功能、温经通络的作用。

【评估】

1. 病室环境，保护患者隐私安全。

2. 主要症状、既往史、是否妊娠或月经期。

3. 推拿部位皮肤情况。

4. 对疼痛的耐受程度。

5. 进餐时间。

【告知】

1. 告知患者此项操作的目的。

2. 推拿时及推拿后局部可能出现酸痛的感觉，如有不适及时告知护士。

2. 推拿前后局部注意保暖，可喝温开水。

【准备】

1. 用物　治疗巾，必要时备纱块、介质、屏风。

2. 着装整洁，举止端庄。

3. 核对医嘱，评估并告知患者。

4. 洗手，戴口罩。

5. 准备并检查用物，放置合理。

【流程】

1. 携用物至床旁，核对患者床号、姓名、年龄，并做好解释。

2. 协助患者取合理、舒适体位。

3. 核对医嘱后确定腧穴部位、选用适宜的推拿手法及强度。

4. 推拿时间一般宜在饭后 1～2 小时进行。每个穴位施术 1～2 分钟，以局部穴位透热为度。

5. 操作过程中询问患者的感受。若有不适，应及时调整手法或停止操作，以防发生意外。

6. 常见疾病推拿部位和穴位

（1）头面部：取穴上印堂、太阳、头维、攒竹、上睛明、鱼腰、丝竹空、四白等。

（2）颈项部：取穴风池、风府、肩井、天柱、大椎等。

（3）胸腹部：取穴天突、膻中、中脘、下脘、气海、关元、天枢等。

（4）腰背部：取穴肺俞、肾俞、心俞、膈俞、华佗夹脊、大肠俞、命门、腰阳关等。

（5）肩部及上肢部：取穴肩髃、肩贞、手三里、天宗、曲池、极泉、小海、内关、合谷等。

（6）臀及下肢部：取穴环跳、居髎、风市、委中、昆仑、足三里、阳陵泉、梁丘、血海、膝眼等。

7. 常用的推拿手法

（1）点法：用指端或屈曲的指间关节着力于施术部位，持续地进行点压，称为点法。此法包括拇指端点法、屈拇指点法和屈食指点法等，临床以拇指端点法常用。

①拇指端点法：手握空拳，拇指伸直并紧靠食指中节，以拇指端着力于施术部位或穴位。前臂与拇指主动发力，进行持续点压。亦可采用拇指按法的手法形态，用拇指端进行持续点压。

②屈拇指点法：屈拇指，以拇指指间关节桡侧着力于施术部位或穴位，拇指端抵于食指中节桡侧缘以助力。前臂与拇指主动施力，进行持续点压。

③屈食指点法：屈食指，其他手指相握，以食指第一指间关节突起部着力于施术部位或穴位上，拇指末节尺侧缘紧压食指指甲部以助力。前臂与食指主动施力，进行持续点压。

（2）揉法：以一定力按压在施术部位，带动皮下组织做环形运动的手法。

①拇指揉法：以拇指罗纹面着力按压在施术部位，带动皮下组织做环形运动的手法。以拇指罗纹面置于施术部位上，余四指置于其相对或合适的位置以助力，腕关节微屈或伸直，拇指主动做环形运动，带动皮肤和皮下组织，每分钟操作120～160次。

②中指揉法：以中指罗纹面着力按压在施术部位，带动皮下组织做环形运动的手法。中指指间关节伸直，掌指关节微屈，以中指罗纹面着力于施术部位上，前臂做主动运动，通过腕关节使中指罗纹面在施术部位上做轻柔灵活的小幅度环形运动，带动皮肤和皮下组织，每分钟操作120～160次。为加强揉动的力量，可以食指罗纹面搭于中指远侧指间关节背侧进行操作，也可用无名指罗纹面搭于中指远侧指尖关节背侧进行操作。

③掌根揉法：以手掌掌面、掌根部位着力按压在施术部位，带动皮下组织做环形运动的手法。肘关节微屈，腕关节放松并略背伸，手指自然弯曲，以掌根部附着于施术部位上，前臂做主动运动，带动腕掌做小幅度的环形运动，使掌根部在施术部位上做环形运动，带动皮肤和皮下组织，每分钟操作120～160次。

在临床治疗的实际运用中，上述这些基本操作方法可以单独或复合运用，也可以选用属于经穴推拿技术的其他手法，比如按法、点法、弹拨法、叩击法、拿法、捏法等，视具体情况而定。

（3）叩击法：用手特定部位或特制的器械，在治疗部位反复拍打叩击的一类手法，称为叩击类手法。各种叩击法操作时，用力应果断、快速，击打后将术手立即抬起，叩击的时间要短暂。击打时，手腕既要保持一定的姿势，又要放松，以一种有控制的弹性力进行叩击，使手法既有一定的力度，又感觉缓和舒适，切忌用暴力打击，以免造成不必要的损伤。

8. 安置患者，整理床单位。

9. 消毒双手，再次核对并做好记录。

10. 整理用物，洗手。

（二）常见问题

经穴推拿的注意事项有哪些？

（1）肿瘤或感染患者、女性经期腰腹部慎用，妊娠期腰腹部禁用经穴推拿技术。

（2）操作前应修剪指甲，以防损伤患者皮肤。

（3）操作时用力要适度。

（4）操作过程中，注意保暖，保护患者隐私。

（5）使用叩击法时，有严重心血管疾病禁用。

附：经穴推拿技术操作流程图

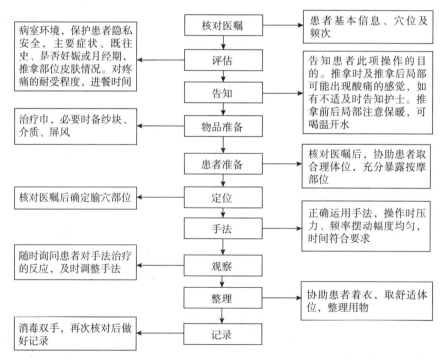

四、穴位注射技术

（一）穴位注射技术操作流程

【目的】穴位注射技术又称水针，是将小剂量药物注入腧穴内，通过药物和穴位的双重作用，达到治疗疾病的目的。

【评估】

1. 主要症状、既往史、药物过敏史、是否妊娠。

2. 注射部位局部皮肤情况。

3. 对疼痛的耐受程度及合作程度。

【告知】

1. 告知患者此项操作的目的。

2. 注射部位会出现疼痛、酸胀的感觉属于正常现象，如有不适及时告知护士。

【准备】

1. 用物　治疗盘、药物、一次性注射器、无菌棉签、皮肤消毒剂、污物碗、利器盒。

2. 着装整洁，举止端庄。

3. 核对医嘱，评估并告知患者。

4. 洗手，戴口罩。

5. 准备并检查用物，放置合理。

【流程】

1. 核对医嘱，评估患者，做好解释，嘱患者排空二便。配制药液。

2. 携用物至床旁，核对患者床号、姓名、年龄，并做好解释。

3. 协助患者取舒适体位，暴露局部皮肤，注意保暖。

4. 遵医嘱取穴，通过询问患者感受确定穴位的准确位置。

6. 常规消毒皮肤。

7. 再次核对医嘱，排气。

8. 一手绷紧皮肤，另一手持注射器，对准穴位快速刺入皮下，然后用针刺手法将针身推至一定深度，上下提插至患者有酸胀等"得气"感应后，回抽无回血，即可将药物缓慢推入。

9. 注射完毕拔针，用无菌棉签按压针孔片刻。

10. 观察患者用药后症状改善情况。

11. 安置患者，整理床单位。

12. 消毒双手，再次核对并做好记录。

13. 整理用物，洗手。

（二）常见问题

穴位注射的注意事项有哪些？

（1）局部皮肤有感染、瘢痕、有出血倾向及高度水肿者不宜进行注射。

（2）孕妇下腹部及腰骶部不宜进行注射。

（3）严格执行三查七对及无菌操作规程。

（4）遵医嘱配制药物剂量，注意配伍禁忌。

（5）注意针刺角度，观察有无回血。避开血管丰富部位，避免药液注入血管内，患者有触电感时针体往外退出少许后再进行注射。

（6）注射药物患者如出现不适症状，应立即停止注射并观察病情变化。

附：穴位注射操作流程图

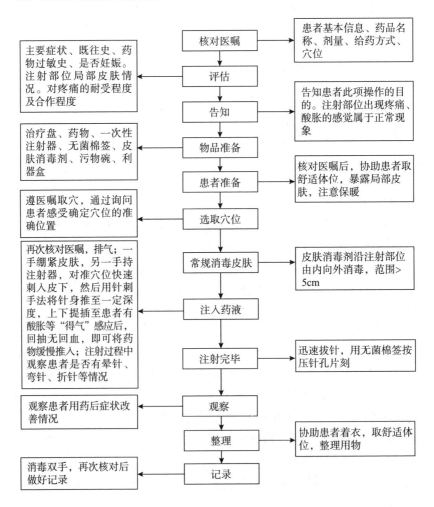

五、中药膏疗

（一）中药膏疗技术操作流程

【目的】中药膏疗技术是使用中药外敷，通过石膏的温热作用刺激经络、穴位、皮肤、黏膜、肌肉、筋骨等以达到防病治病的目的。

【评估】

1. 患者的病情、主要症状及临床表现。

2. 患者中药膏疗部位的皮肤。

3. 患者的心理状况。

【告知】

1. 告知患者此项操作的目的。

2. 取合理体位，配合操作。

3. 红外线照射的时间，防止烫伤。

【准备】

1. 用物　温水、纱布、药膜、石膏、红外线灯、毛巾、治疗碗及敷药板，必要时备屏风。

2. 着装整洁，举止端庄。

3. 核对医嘱，评估并告知患者。

4. 洗手，戴口罩。

5. 准备并检查用物，放置合理。

【流程】

1. 携用物至床旁，核对患者床号、姓名、年龄，并做好解释。

2. 取合理体位，暴露膏疗部位，注意保暖。

3. 核对医嘱后开穴，按摩穴位约 1 分钟，手法轻重适度。

4. 将药膜调制软硬适中，敷于胸部，石膏需覆盖包裹住药膜，同时与患者保持交流，放松其心情以提高治疗效果。

5. 红外线照射 20 分钟。

6. 治疗过程中，密切观察患者的反应，询问患者局部皮肤情况，发生异常及时做相应的处理。

7. 治疗结束向患者提供温度适中的湿毛巾擦拭身体。安置患者，整理床单位。

8. 消毒双手，再次核对并做好记录。

9. 整理用物，洗手。

（二）常见问题

1. 开穴时按摩哪几个穴位？

按摩乳中、乳根、期门、膻中等穴位。

2. 中药膏疗的适应证是什么？

情志不畅，肝气郁结所致的乳腺增生，表现为乳房疼痛或伴有肿块。人群为青春期到绝经期的任何年龄，以 35～45 岁为主。

3. 中药膏疗的禁忌证是什么？

皮肤过敏者慎用；儿童、孕妇、经期妇女、皮肤破溃者禁用；外敷药禁内服。

附：中药膏疗操作流程图

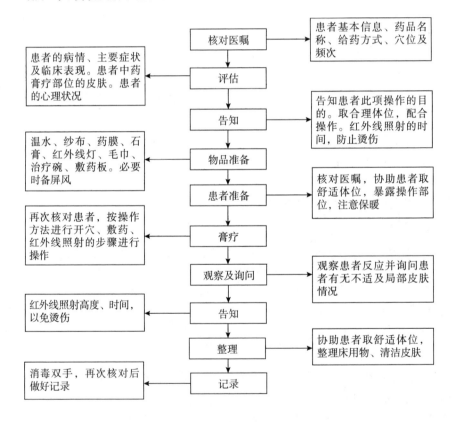

```
                          核对医嘱 ──────→  患者基本信息、药品名
                             │              称、给药方式、穴位及
患者的病情、主要症状           │              频次
及临床表现。患者中药    ←──   评估
膏疗部位的皮肤。患者          │
的心理状况                   │              告知患者此项操作的目
                          告知 ──────→    的。取合理体位，配合
温水、纱布、药膜、石          │              操作。红外线照射的时
膏、红外线灯、毛巾、   ←──  物品准备          间，防止烫伤
治疗碗、敷药板。必要          │
时备屏风                     │              核对医嘱，协助患者取
                         患者准备 ──────→   舒适体位，暴露操作部
再次核对患者，按操作          │              位，注意保暖
方法进行开穴、敷药、   ←──   膏疗
红外线照射的步骤进行          │
操作                         │              观察患者反应并询问患
                        观察及询问 ──────→   者有无不适及局部皮肤
红外线照射高度、时间，        │              情况
以免烫伤           ←──     告知
                             │              协助患者取舒适体位，
                          整理 ──────→    整理床用物、清洁皮肤
消毒双手，再次核对后   ←──
做好记录                    记录
```

六、拔罐技术

（一）拔罐技术操作流程

【目的】拔罐技术是以罐为工具，利用燃烧、抽吸、蒸汽等方法形成罐内

负压，使罐吸附于腧穴或相应体表部位，使局部皮肤充血或瘀血，达到温通经络、祛风散寒、消肿止痛、吸毒排脓等防治疾病的目的。

【评估】

1. 病室环境及温度。

2. 主要症状、既往史、凝血机制、是否妊娠或月经期。

3. 患者体质及对疼痛的耐受程度。

4. 拔罐部位的皮肤情况。

5. 对拔罐操作的接受程度。

【告知】

1. 告知患者此项操作的目的。

2. 罐的作用、操作方法，留罐时间一般为 10 ~ 15 分钟。应考虑个体差异，儿童酌情递减。

3. 由于罐内空气负压吸引的作用，局部皮肤会出现与罐口大小相当的紫红色瘀斑，此为正常表现，数日方可消除。治疗当中如果出现不适，及时通知护士。

4. 拔罐过程中如出现小水疱不必处理，可自行吸收，如水疱较大，由护士做相应处理。

5. 拔罐后可饮一杯温开水，夏季拔罐部位忌风扇或空调直吹。

【准备】

1. 用物 治疗盘、罐数个（包括玻璃罐、陶罐、竹罐、抽气罐等）、润滑剂、止血钳、95% 乙醇棉球、打火机、广口瓶、清洁纱布或自备毛巾，必要时备屏风、毛毯。

2. 着装整洁，举止端庄。

3. 核对医嘱，评估并告知患者。

4. 洗手，戴口罩。

5. 准备并检查用物，放置合理。

【流程】

1. 携用物至床旁，核对患者床号、姓名、年龄，并做好解释。

2. 协助患者取合理、舒适体位。

3. 充分暴露拔罐部位，注意保护隐私及保暖。

4. 再次核对后，以玻璃罐为例，使用闪火法、投火法或贴棉法将罐体吸附在选定部位上。

5. 常用拔罐手法

（1）闪罐：以闪火法或抽气法使罐吸附于皮肤后，立即拔起，反复吸拔多次，直至皮肤潮红发热的拔罐方法，以皮肤潮红、充血或瘀血为度。适用于感冒、皮肤麻木、面部病症、中风后遗症或虚弱病症。

（2）走罐：又称推罐，先在罐口或吸拔部位上涂一层润滑剂，将罐吸拔于皮肤上，再以手握住罐底，稍倾斜罐体，前后推拉，或做环形旋转运动，如此反复数次，至皮肤潮红、深红或起痧点为止。适用于急性热病或深部组织气血瘀滞之疼痛、外感风寒、神经痛、风湿痹痛及较大范围疼痛等。

（3）留罐：又称坐罐，即火罐吸拔在应拔部位后留置 10～15 分钟。适用于临床大部分病症。

6. 其他拔罐方法

（1）煮罐法：一般使用竹罐，将竹罐倒置在沸水或药液中，煮沸 1～2 分钟，用镊子夹住罐底，提出后用毛巾吸去表面水分，趁热按在皮肤上半分钟左右，令其吸牢。

（2）抽气罐法：用抽气罐置于选定部位上，抽出空气，使其产生负压而吸于体表。

7. 观察罐体吸附情况和皮肤颜色，询问有无不适感。

8. 起罐时，左手轻按罐具，向左倾斜，右手食指或拇指按住罐口右侧皮肤，使罐口与皮肤之间形成空隙，空气进入罐内，顺势将罐取下。不可硬行上提或旋转提拔。

9. 安置患者，整理床单位。

10. 消毒双手，再次核对并做好记录。

11. 整理用物，洗手。

（二）常见问题

拔火罐的注意事项有哪些？

（1）凝血机制障碍、呼吸衰竭、重度心脏病、严重消瘦、孕妇的腹部、腰骶部及严重水肿等不宜拔罐。

（2）拔罐时要选择适当体位和肌肉丰满的部位，骨骼凹凸不平及毛发较多的部位均不适宜。

（3）面部、儿童、年老体弱者拔罐的吸附力不宜过大。

（4）拔罐时要根据不同部位选择大小适宜的罐，检查罐口周围是否光滑，罐体有无裂痕。

（5）拔罐和留罐中要注意观察患者的反应，患者如有不适感，应立即起罐；严重者可让患者平卧，保暖并饮热水或糖水，还可揉内关、合谷、太阳、足三里等穴。

（6）起罐后，皮肤会出现与罐口相当大小的紫红色瘀斑，为正常表现，数日方可消除。如出现小水疱不必处理，可自行吸收，如水疱较大，消毒局部皮肤后，用注射器吸出液体，覆盖消毒敷料。

（7）嘱患者保持体位相对固定；保证罐口光滑无破损；操作中防止点燃后乙醇滴下烫伤皮肤；点燃乙醇棉球后，切勿较长时间停留于罐口及罐内，以免将火罐烧热烫伤皮肤。拔罐过程中注意防火。

（8）闪罐：操作手法纯熟，动作轻、快、准；至少选择3个口径相同的火罐轮换使用，以免罐口烧热烫伤皮肤。

（9）走罐：选用口径较大、罐壁较厚且光滑的玻璃罐；施术部位应面积宽大、肌肉丰厚，如胸背、腰部、腹部、大腿等。

（10）留罐：儿童拔罐力量不宜过大，时间不宜过长；在肌肉薄弱处或吸拔力较强时，则留罐时间不宜过长。

附：拔火罐操作流程图

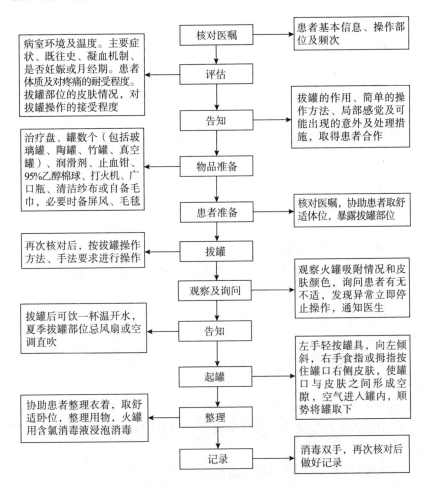

七、刮痧技术

（一）刮痧技术操作流程

【目的】刮痧技术是在中医经络腧穴理论指导下，应用边缘钝滑的器具，如牛角类、砭石类等刮板或匙，蘸上刮痧油、水或润滑剂等介质，在体表一定部位反复刮动，使局部出现瘀斑，通过其疏通腠理，驱邪外出；疏通经络，通调营卫，和谐脏腑功能，达到防治疾病的目的。

【评估】

1. 病室环境，室温适宜。

2. 主要症状、既往史，是否有出血性疾病、妊娠或月经期。

3. 体质及对疼痛的耐受程度。

4. 刮痧部位皮肤情况。

【告知】

1. 刮痧的作用、简单的操作方法及局部感觉。

2. 刮痧部位的皮肤有轻微疼痛、灼热感，刮痧过程中如有不适及时告知护士。

3. 刮痧部位出现红紫色痧点或瘀斑，为正常表现，数日可消除。

4. 刮痧结束后最好饮用一杯温水，不宜即刻食用生冷食物，出痧后30分钟内不宜洗冷水澡。

5. 冬季应避免感受风寒；夏季避免风扇、空调直吹刮痧部位。

【准备】

1. 用物　治疗盘、刮痧板（牛角类、砭石类等刮痧类板或匙），介质（刮痧油、清水、润肤乳等），毛巾、卷纸，必要时备浴巾、屏风等。

2. 着装整洁，举止端庄。

3. 核对医嘱，评估并告知患者。

4. 洗手，戴口罩。

5. 准备并检查用物，放置合理。

【流程】

1. 携用物至床旁，核对患者床号、姓名、年龄，并做好解释。

2. 协助患者取合理体位，遵医嘱确定及暴露刮痧部位，注意保护隐私及保暖。

3. 再次核对后，用刮痧板蘸取适量介质涂抹于刮痧部位。

4. 单手握板，将刮痧板放置掌心，用拇指和食指、中指夹住刮痧板，无名指、小指紧贴刮痧板边角，从三个角度固定刮痧板。刮痧时利用指力和腕力调整刮痧板角度，使刮痧板与皮肤之间夹角约为45°，以肘关节为轴心，前臂做有规律的移动。

5. 刮痧顺序一般为先头面后手足，先腰背后胸腹，先上肢后下肢，先内侧后外侧逐步按顺序刮痧。

6. 刮痧时用力要均匀，由轻到重，以患者能耐受为度，单一方向，不要来回刮。一般刮至皮肤出现红紫为度，或出现粟粒状、丘疹样斑点，或条索状斑块等形态变化，并伴有局部热感或轻微疼痛。对一些不易出痧或出痧较小的患者，不可强求出痧。

7. 观察病情及局部皮肤颜色变化，询问患者有无不适，调节手法力度。

8. 每个部位一般刮20~30次，局部刮痧一般5~10分钟。

9. 刮痧完毕，清洁局部皮肤，协助患者穿衣，安置舒适体位，整理床单位。

10. 消毒双手，再次核对并做好记录。

11. 整理用物，洗手。

（二）常见问题

刮痧的注意事项有哪些？

（1）操作前应了解病情，特别注意下列疾病者不宜进行刮痧，如严重心血管疾病、肝肾功能不全、出血倾向疾病、感染性疾病、极度虚弱、皮肤疖肿包块、皮肤过敏者不宜进行刮痧术。

（2）空腹及饱食后不宜进行刮痧术。

（3）急性扭挫伤、皮肤出现肿胀破溃者不宜进行刮痧术。

（4）刮痧不配合者，如醉酒、精神分裂症、抽搐者不宜进行刮痧术。

（5）孕妇的腹部、腰骶部不宜进行刮痧术。

（6）刮痧过程中若出现头晕、目眩、心慌、出冷汗、面色苍白、恶心欲吐，甚至神昏扑倒等晕刮现象，应立即停止刮痧，取平卧位，立刻通知医师，配合处理。

附：刮痧技术流程图

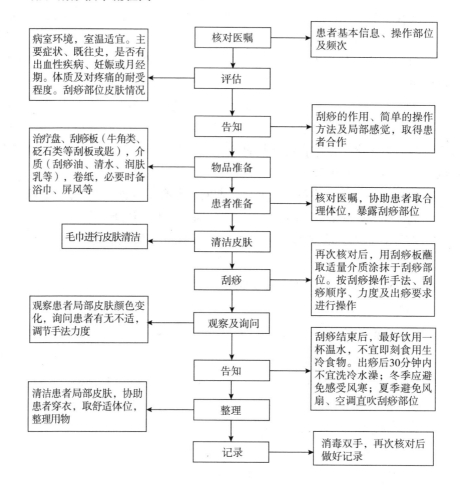

八、中药涂药技术

（一）中药涂药技术操作流程

【目的】 中药涂药技术是将中药制成水剂、酊剂、油剂、膏剂等剂型，涂抹于患处或涂抹于纱布外敷于患处，达到祛风除湿、解毒消肿、止痒镇痛的目的。

【评估】

1. 病室环境，温度适宜。

2. 主要症状、既往史、药物过敏史、是否妊娠。

3. 对疼痛的耐受程度。

4. 涂药部位的皮肤情况。

【告知】

1. 告知患者此项操作的目的。

2. 涂药后如出现痛、痒、胀等不适，应及时告知护士，勿擅自触碰或抓挠局部皮肤。

3. 涂药后若敷料脱落或包扎松紧不适宜，应及时告知护士。

4. 涂药后可能出现药物颜色、油渍等污染衣物的情况。

5. 中药可致皮肤着色，数日后可自行消退。

【准备】

1. 用物　治疗盘、中药制剂、治疗碗、弯盘、涂药板（棉签）、镊子、0.9%生理盐水棉球、纱布或棉纸、胶布或弹力绷带、治疗巾等，必要时备中单、屏风、大毛巾。

2. 着装整洁，举止端庄。

3. 核对医嘱，评估并告知患者。

4. 洗手，戴口罩。

5. 准备并检查用物，放置合理。

【流程】

1. 携用物至床旁，核对患者床号、姓名、年龄，并做好解释。

2. 根据涂药部位，取合理体位，暴露涂药部位，必要时用屏风遮挡。

3. 患处铺治疗巾用0.9%生理盐水棉球清洁皮肤并观察局部皮肤情况。

4. 再次核对后，将中药制剂均匀涂抹于患处或涂抹于纱布外敷于患处，范围超出患处1～2cm为宜。

5. 各类剂型用法

（1）混悬液先摇匀后再用棉签涂抹。

（2）水、酊剂类药物用镊子夹棉球蘸取药物涂擦，干湿度适宜，以不滴水为度，涂药均匀。

（3）膏状类药物用棉签或涂药板取药涂擦，涂药厚薄均匀，以2～3mm为宜。

（4）霜剂应用手掌或手指反复擦抹，使之渗入肌肤。

（5）对初起有脓头或成脓阶段的肿疡，脓头部位不宜涂药。

（6）乳痈涂药时，在敷料上剪一缺口，使乳头露出，利于乳汁的排空。

6. 根据涂药的位置、药物的性质，必要时选择适当的敷料覆盖并固定。

7. 涂药过程中随时询问患者有无不适。

8. 安置患者，整理床单位。

9. 消毒双手，再次核对并做好记录。

10. 整理用物，洗手。

（二）常见问题

中药涂药的注意事项有哪些？

（1）婴幼儿颜面部、过敏体质者及妊娠患者慎用。

（2）涂药前需清洁局部皮肤。

（3）涂药不宜过厚以防毛孔闭塞。

（4）涂药后，观察局部及全身的情况，如出现丘疹、瘙痒、水疱或局部肿胀等过敏现象，停止用药，将药物擦洗干净并报告医师，配合处理。

（5）患处若有敷料，不可强行撕脱，可用 0.9% 生理盐水棉球沾湿敷料后再揭，并擦去药迹。

附：中药涂药操作流程图

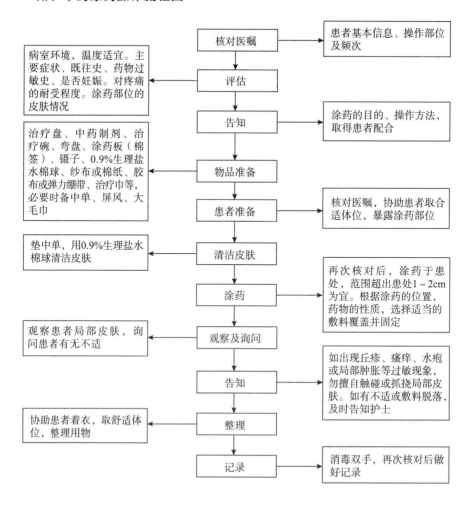

九、中药冷敷技术

（一）中药冷敷技术操作流程

【目的】中药涂药技术将中药洗剂、散剂、酊剂冷敷于患处，通过中药透皮吸收，同时应用低于皮温的物理因子刺激机体，达到降温、止痛、止血、消肿、减轻炎性渗出的目的。

【评估】

1. 病室环境，温度适宜。

2. 当前主要症状、既往史及药物过敏史。

3. 患者体质是否适宜中药冷敷。

4. 冷敷部位的皮肤情况。

【告知】

1. 告知患者此项操作的目的。

2. 冷敷时间为 20～30 分钟。

3. 局部皮肤出现不适时，及时告知护士。

4. 中药可致皮肤着色，数日后可自行消退。

【准备】

1. 用物　治疗盘、中药汤剂（8～15℃）、敷料（或其他合适材料）、水温计、纱布、治疗巾，必要时备冰敷袋、凉性介质贴膏、屏风等。

2. 着装整洁，举止端庄。

3. 核对医嘱，评估并告知患者。

4. 洗手，戴口罩。

5. 准备并检查用物，放置合理。

【流程】

1. 携用物至床旁，核对患者床号、姓名、年龄，并做好解释。

2. 协助患者取合理、舒适体位，暴露冷敷部位。

3. 测试药液温度，用敷料（或其他合适材料）浸取药液，再次核对后，外敷患处，并及时更换（每隔 5 分钟重新操作 1 次，持续 20～30 分钟），保持患处低温。

4. 观察患者皮肤情况，询问有无不适感。

5. 其他湿冷敷方法

（1）中药冰敷：将中药散剂敷于患处，面积大于病变部位 1～2cm。敷料覆盖，将冰敷袋放置于敷料上保持低温。

（2）中药酊剂凉涂法：将中药喷剂喷涂于患处，喷 2～3 遍，面积大于病变部位1~2cm。敷料覆盖，将冰敷袋放置于敷料上保持低温。

（3）中药散剂冷敷法：将中药粉剂揉于患处或均匀撒在有凉性物理介质的膏贴上，敷于患处，面积大于病变部位1~2cm，保留膏贴1小时。

6. 安置患者，整理床单位。

7. 消毒双手，再次核对并做好记录。

8. 整理用物，洗手。

（二）常见问题

中药冷敷的注意事项有哪些？

（1）阴寒证及皮肤感觉减退的患者不宜冷敷。

（2）操作过程中观察皮肤变化，特别是创伤靠近关节、皮下脂肪少的患者，注意观察患肢末梢血运，定时询问患者局部感受。如发现皮肤苍白、青紫，应停止冷敷。

（3）冰袋不能与皮肤直接接触。

（4）注意保暖，必要时遮挡保护患者隐私。

附：中药冷敷技术操作流程图

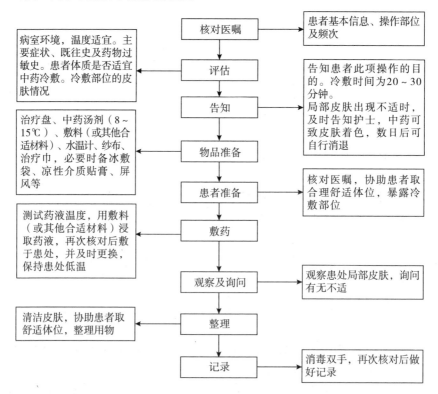

十、中药湿热敷技术

（一）中药湿热敷技术操作流程

【目的】中药湿热敷技术是将中药煎汤或其他溶媒浸泡，根据治疗需要选择常温或加热，将中药浸泡的敷料敷于患处，通过疏通气机、调节气血、平衡阴阳，达到疏通腠理、清热解毒、消肿止痛的目的。

【评估】

1. 病室环境，温度适宜。

2. 主要症状、既往史及药物过敏史。

3. 对热的耐受程度。

4. 局部皮肤情况。

【告知】

1. 告知患者此项操作的目的。

2. 湿热敷时间 20 ~ 30 分钟。

3. 如皮肤感觉不适，过热、瘙痒等，及时告知护士。

4. 中药可致皮肤着色，数日后可自行消退。

【准备】

1. 用物　治疗盘、药液、敷料、水温计、纱布、镊子 2 把，必要时备中单、屏风等。

2. 着装整洁，举止端庄。

3. 核对医嘱，评估并告知患者。

4. 洗手，戴口罩。

5. 准备并检查用物，放置合理。

【流程】

1. 携用物至床旁，核对患者床号、姓名、年龄，并做好解释。

2. 取合理体位，暴露湿热敷部位。

3. 测试温度，将敷料浸于 38 ~ 43℃ 药液中，将敷料拧至不滴水即可，再次核对后，敷于患处。

4. 及时更换敷料或频淋药液于敷料上，以保持湿度及温度，观察患者皮肤反应，询问患者的感受。

5. 操作完毕，清洁皮肤，安置患者，整理床单位。

6. 消毒双手，再次核对并做好记录。

7. 整理用物，洗手。

（二）常见问题

中药湿热敷的注意事项有哪些？

（1）外伤后患处有伤口、皮肤急性传染病等忌用中药湿热敷技术。

（2）湿敷液应现配现用，注意药液温度，防止烫伤。

（3）治疗过程中观察局部皮肤反应，如出现水疱、痒痛或破溃等症状时，立即停止治疗，报告医师。

（4）注意保护患者隐私并保暖。

附：中药湿热敷技术操作流程图

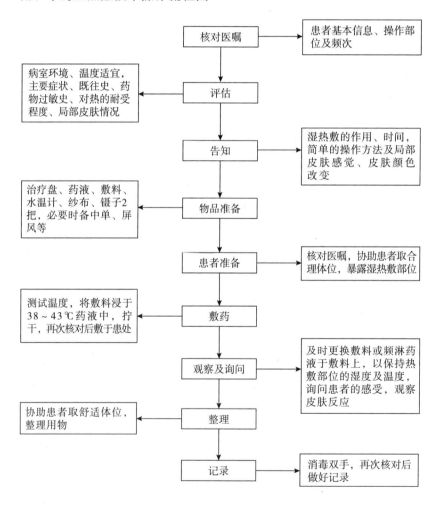

十一、中药热熨敷技术

（一）中药热熨敷技术操作流程

【目的】 中药热熨敷技术是将中药加热后装入布袋，在人体局部或一定穴位上移动，利用温热之力使药性通过体表透入经络、血脉，从而达到温经通络、行气活血、散寒止痛、祛瘀消肿等目的。

【评估】

1. 病室环境，温度适宜。

2. 主要症状、既往史、药物过敏史、月经期及是否妊娠。

3. 对热和疼痛的耐受程度。

4. 热熨部位的皮肤情况。

【告知】

1. 告知患者此项操作的目的。

2. 药熨前，排空二便。

3. 感觉局部温度过高或出现红肿、丘疹、瘙痒、水疱等情况，应及时告知护士。

4. 操作时间每次 15 ~ 30 分钟，每日 1 ~ 2 次。

【准备】

1. 用物 治疗盘、遵医嘱准备药物及器具、凡士林、棉签、纱布袋 2 个、大毛巾、纱布或纸巾，必要时备屏风、毛毯、温度计等。

2. 着装整洁，举止端庄。

3. 核对医嘱，评估并告知患者。

4. 洗手，戴口罩。

5. 准备并检查用物，放置合理。

【流程】

1. 携用物至床旁，核对患者床号、姓名、年龄，并做好解释。

2. 取适宜体位，暴露药熨部位，必要时用屏风遮挡患者。

3. 将药物加热至 60 ~ 70℃，备用。

4. 再次核对后，先用棉签在药熨部位涂一层凡士林，将药袋放到患处或相应穴位处用力来回推熨，以患者能耐受为宜。力量要均匀，开始时用力要轻，速度可稍快，随着药袋温度的降低，力量可增大，同时速度减慢。药袋温度过低时，及时更换药袋或加温。

5. 药熨操作过程中注意观察局部皮肤的颜色情况，及时询问患者对温度的感受。

6. 操作完毕擦净局部皮肤，协助患者着衣，安排舒适体位，整理床单位。

7. 消毒双手，再次核对并做好记录。

8. 整理用物，洗手。

（二）常见问题

中药热熨敷的注意事项有哪些？

（1）孕妇腹部及腰骶部、大血管处、皮肤破损及炎症、局部感觉障碍处忌用。

（2）操作过程中应保持药袋温度，温度过低则需及时更换或加热。

（3）药熨温度适宜，一般保持在 50～60℃，不宜超过 70℃，年老、婴幼儿及感觉障碍者，药熨温度不宜超过 50℃。操作中注意保暖。

（4）药熨过程中应随时听取患者对温度的感受，观察皮肤颜色变化，一旦出现水疱或烫伤时应立即停止，并给予适当处理。

附：中药热熨敷技术流程图

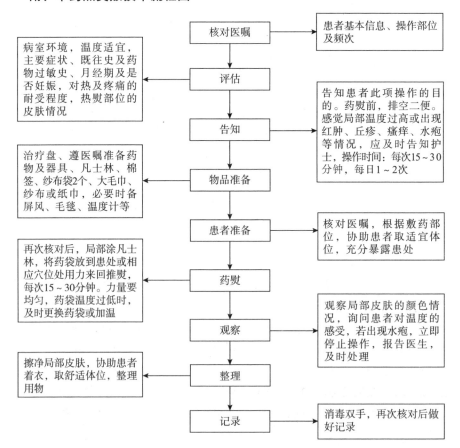

十二、隔物灸技术

（一）隔物灸技术操作流程

【目的】隔物灸技术是利用药物等材料将艾炷和穴位皮肤间隔开，借间隔物的药力和艾炷的特性发挥协同作用，达到治疗虚寒性疾病的目的。

【评估】

1. 病室环境及温度。

2. 主要症状、既往史及是否妊娠。

3. 有无出血病史或出血倾向、哮喘病史或艾绒过敏史。

4. 对热、气味的耐受程度。

5. 施灸部位皮肤情况。

【告知】

1. 告知患者此项操作的目的。

2. 施灸过程中出现头昏、眼花、恶心、颜面苍白、心慌出汗等不适现象，及时告知护士。

3. 施灸后如出现轻微咽喉干燥、大便秘结、失眠等现象，无需特殊处理。

4. 个别患者艾灸后局部皮肤可能出现小水疱，无需处理，可自行吸收。如水疱较大，遵医嘱处理。

5. 灸后注意保暖，饮食宜清淡。

【准备】

1. 用物 艾炷、治疗盘、间隔物、打火机、镊子、弯盘或广口瓶、纱布、必要时准备浴巾、屏风。

2. 着装整洁，举止端庄。

3. 核对医嘱，评估并告知患者。

4. 洗手，戴口罩。

5. 准备并检查用物，放置合理。

【流程】

1. 携用物至床旁，核对患者床号、姓名、年龄，并做好解释。

2. 协助患者取合理、舒适体位。

3. 遵医嘱确定施灸部位并充分暴露，注意保护隐私及保暖。

4. 再次核对后，在施灸部位放置间隔物点燃艾炷，进行施灸。

5. 常用施灸方法

（1）隔姜灸：将直径 2~3cm，厚 0.2~0.3cm 的姜片，在其上用针点刺小孔若干，放在施灸的部位，将艾炷放置在姜片上，从顶端点燃艾炷，待燃尽时接续一个艾炷，一般灸 5~10 壮。

（2）隔蒜灸：用厚度 0.2~0.3cm 的蒜片，在其上用针点刺小孔若干，将艾炷放置在蒜片上，从顶端点燃艾炷，待燃尽时接续一个艾炷，一般灸 5~7 壮。

（3）隔盐灸：用于神阙穴灸，用干燥的食盐填平肚脐，上放艾炷，从顶端点燃艾炷，待燃尽时接续一个艾炷，一般灸 3~9 壮。

（4）隔附子饼灸：用底面直径约 2cm、厚度 0.2~0.5cm 的附子饼，用针刺小孔若干，将艾炷放置在药饼上，从顶端点燃艾炷，待燃尽时接续一个艾炷，一般灸 5~7 壮。

6. 施灸过程中询问患者有无不适。

7. 观察皮肤情况，如有艾灰，用纱布清洁局部皮肤，协助患者穿衣，取舒适卧位。

8. 开窗通风，注意保暖，避免对流风。

9. 安置患者，整理床单位。

10. 消毒双手，再次核对并做好记录。

11. 整理用物，洗手。

（二）常见问题

隔物灸的注意事项有哪些？

（1）大血管处、孕妇腹部和腰骶部、有出血倾向者不宜施灸。

（2）一般情况下，施灸顺序自上而下，先头身，后四肢。

（3）防止艾灰脱落烧伤皮肤或衣物。

（4）注意皮肤情况，对糖尿病、肢体感觉障碍的患者，需谨慎控制施灸强度，防止烧伤。

（5）施灸后，局部出现小水疱，无需处理，自行吸收。如水疱较大，用无菌注射器抽出疱液，并以无菌纱布覆盖。

附：隔物灸技术操作流程图

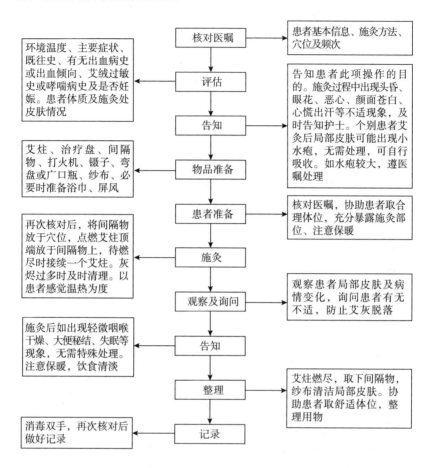

核对医嘱 → 患者基本信息、施灸方法、穴位及频次

环境温度、主要症状、既往史、有无出血病史或出血倾向、艾绒过敏史或哮喘病史及是否妊娠。患者体质及施灸处皮肤情况 ← 评估

告知 → 告知患者此项操作的目的。施灸过程中出现头昏、眼花、恶心、颜面苍白、心慌出汗等不适现象，及时告知护士。个别患者艾灸后局部皮肤可能出现小水疱，无需处理，可自行吸收。如水疱较大，遵医嘱处理

艾炷、治疗盘、间隔物、打火机、镊子、弯盘或广口瓶、纱布、必要时准备浴巾、屏风 ← 物品准备

患者准备 → 核对医嘱，协助患者取合理体位，充分暴露施灸部位、注意保暖

再次核对后，将间隔物放于穴位，点燃艾炷顶端放于间隔物上，待燃尽时接续一个艾炷。灰烬过多时及时清理。以患者感觉温热为度 ← 施灸

观察及询问 → 观察患者局部皮肤及病情变化，询问患者有无不适，防止艾灰脱落

施灸后如出现轻微咽喉干燥、大便秘结、失眠等现象，无需特殊处理。注意保暖，饮食清淡 ← 告知

整理 → 艾炷燃尽，取下间隔物，纱布清洁局部皮肤。协助患者取舒适体位，整理用物

消毒双手，再次核对后做好记录 ← 记录

十三、悬灸技术

（一）悬灸技术操作流程

【目的】悬灸技术是采用点燃的艾条悬于选定的穴位或病痛部位之上，通过艾的温热和药力作用刺激穴位或病痛部位，达到温经散寒、扶阳固脱、消瘀散结、防治疾病的目的。

【评估】

1. 病室环境及温度。

2. 主要症状、既往史及是否妊娠。

3. 有无出血病史或出血倾向、哮喘病史或艾绒过敏史。

4. 对热、气味的耐受程度。

5. 施灸部位皮肤情况。

【告知】

1. 告知患者此项操作的目的。

2. 施灸过程中出现头昏、眼花、恶心、颜面苍白、心慌出汗等不适现象，及时告知护士。

3. 个别患者在治疗过程中艾灸部位可能出现水疱。

4. 灸后注意保暖，饮食宜清淡。

【准备】

1. 用物　艾条、治疗盘、打火机、弯盘、广口瓶、纱布、必要时备浴巾、屏风。

2. 着装整洁，举止端庄。

3. 核对医嘱，评估并告知患者。

4. 洗净双手，戴口罩。

5. 准备并检查用物，放置合理。

【流程】

1. 携用物至床旁，核对患者床号、姓名、年龄，并做好解释。

2. 协助患者取合理、舒适体位。

3. 遵医嘱确定施灸部位并充分暴露，注意保护隐私及保暖。

4. 点燃艾条，再次核对后，进行施灸。

5. 常用施灸方法

（1）温和灸：将点燃的艾条对准施灸部位，距离皮肤 2～3cm，使患者局部有温热感为宜，每处灸 10～15 分钟，至皮肤出现红晕为度。

（2）雀啄灸：将点燃的艾条对准施灸部位 2～3cm，一上一下进行施灸，如此反复，一般每穴灸 10～15 分钟，至皮肤出现红晕为度。

（3）回旋灸：将点燃的艾条悬于施灸部位上方约2cm处，反复旋转移动，范围约3cm，每处灸 10～15 分钟，至皮肤出现红晕为度。

6. 及时将艾灰弹入弯盘，防止灼伤皮肤。

7. 施灸结束，立即将艾条插入广口瓶，熄灭艾火。

8. 施灸过程中询问患者有无不适，观察患者皮肤情况，如有艾灰，用纱布清洁，协助患者穿衣，取舒适卧位。

9. 酌情开窗通风，注意保暖，避免吹对流风。

10. 安置患者，整理床单位。

11. 消毒双手，再次核对并做好记录。

12. 整理用物，洗手。

（二）常见问题

悬灸的注意事项有哪些？

（1）大血管处、孕妇腹部和腰骶部、皮肤感染、溃疡、瘢痕处，有出血倾向者不宜施灸。空腹或餐后 1 小时左右不宜施灸。

（2）一般情况下，施灸顺序自上而下，先头身，后四肢。

（3）施灸时防止艾灰脱落烧伤皮肤或衣物。

（4）注意观察皮肤情况，对糖尿病、肢体麻木及感觉迟钝的患者，尤应注意防止烧伤。

（5）如局部出现小水疱，无需处理，自行吸收；水疱较大，可用无菌注射器抽吸泡液，用无菌纱布覆盖。

附：悬灸技术操作流程

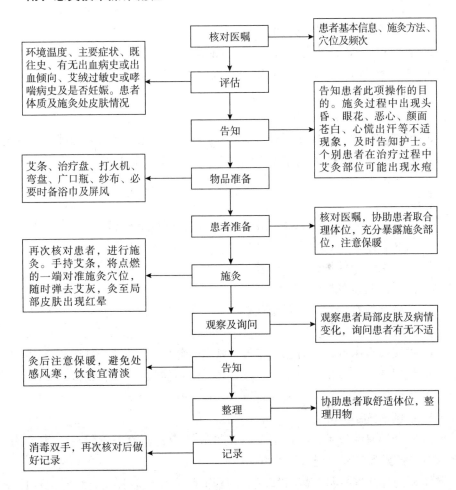

十四、中药泡洗技术

（一）中药泡洗技术操作流程

【目的】中药泡洗技术是借助泡洗时洗液的温热之力及药物本身的功效，浸洗全身或局部皮肤，达到活血、消肿、止痛、祛瘀生新的目的。

【评估】

1. 病室环境，温度适宜。

2. 主要症状、既往史、过敏史、是否妊娠或处于月经期。

3. 体质、对温度的耐受程度。

4. 泡洗部位皮肤情况。

5. 进餐时间。

【告知】

1. 告知患者此项操作的目的。

2. 餐前餐后 30 分钟内不宜进行全身泡浴。

3. 全身泡洗时水位应在膈肌以下，以微微汗出为宜，如出现心慌等不适症状，及时告知护士。

4. 中药泡洗时间 30 分钟为宜。

5. 泡洗过程中，应饮用温开水 300～500mL，小儿及老年人酌减，以补充体液及增加血容量以利于代谢废物的排出。有严重心肺及肝肾疾病患者饮水不宜超过 150mL。

【准备】

1. 用物 治疗盘、药液及泡洗装置、一次性药浴袋、水温计、毛巾、病服。

2. 着装整洁，举止端庄。

3. 核对医嘱，评估并告知患者。

4. 洗手，戴口罩。

5. 准备并检查用物，放置合理。

【流程】

1. 携用物至床旁，核对患者床号、姓名、年龄，并做好解释。

2. 根据泡洗的部位，协助患者取合理、舒适体位，注意保暖。

3. 将一次性药浴袋套入泡洗装置内，再次核对。

4. 常用泡洗法

（1）全身泡洗技术：将药液注入泡洗装置内，药液温度保持 40℃左右，水位在患者膈肌以下，全身浸泡 30 分钟。

（2）局部泡洗技术：将 40℃左右的药液注入盛药容器内，将浸洗部位浸泡于药液中，浸泡30分钟。

5. 观察患者的反应，若感到不适，应立即停止，协助患者卧床休息。

6. 操作完毕，清洁局部皮肤，协助穿衣，安置舒适体位，整理床单位。

7. 消毒双手，再次核对并做好记录。

8. 整理用物，洗手。

（二）常见问题

中药泡洗的注意事项有哪些？

（1）心肺功能障碍，出血性疾病患者禁用。糖尿病、心脑血管病患者及妇女月经期间慎用。

（2）防烫伤，糖尿病、足部皲裂患者的泡洗温度适当降低。

（3）泡洗过程中，应关闭门窗，避免患者感受风寒。

（4）泡洗过程中护士应加强巡视，注意观察患者的面色、呼吸、汗出等情况，出现头晕、心慌等异常症状时停止泡洗，报告医师。

附：中药泡洗技术操作流程图

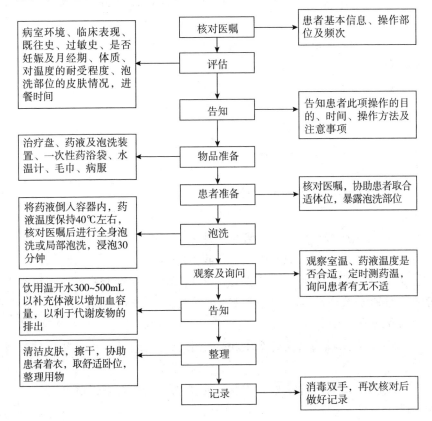

十五、中药熏蒸技术

（一）中药熏蒸技术操作流程

【目的】中药熏蒸技术是借用中药热力及药理作用熏蒸患处达到疏通腠理、祛风除湿、温经通络、活血化瘀的目的。

【评估】

1. 病室环境，温度适宜。

2. 主要症状、既往史及过敏史、是否妊娠或经期。

3. 体质及局部皮肤情况。

4. 进餐时间。

【告知】

1. 告知患者此项操作的目的。

2. 熏蒸时间 20~30 分钟。

2. 熏蒸过程中如出现不适及时告知护士。

3. 熏蒸前要饮淡盐水或温开水 200mL，避免出汗过多引起脱水。餐前餐后 30 分钟内，不宜熏蒸。

4. 熏蒸完毕，注意保暖，避免直接吹风。

【准备】

1. 用物　治疗盘、药液、中单、容器（根据熏蒸部位的不同选用）、水温计，治疗巾或浴巾，必要时备屏风及坐浴架（支架）。

2. 着装整洁，举止端庄。

3. 核对医嘱，评估并告知患者。

4. 洗手，戴口罩。

5. 准备并检查用物，放置合理。

【流程】

1. 携用物至床旁，核对患者床号、姓名、年龄，并做好解释。

2. 协助患者取合理、舒适体位，暴露熏蒸部位。

3. 再次核对后，将 43~46℃ 药液倒入容器内，对准熏蒸部位。用浴巾或治疗巾盖住熏洗部位及容器，使药液蒸气熏蒸患处，待温度降至 38~40℃ 时，将患处浸泡于药液中。

4. 随时观察患者病情及局部皮肤变化情况，询问患者感受并及时调整药液温度。

5. 治疗结束观察并清洁患者皮肤，协助患者整理着衣，取舒适体位，整理床单位。

6. 消毒双手，再次核对并做好记录。

7. 整理用物，洗手。

（二）常见问题

中药熏蒸技术的注意事项有哪些？

（1）心脏病、严重高血压病、妇女妊娠和月经期间慎用。肢体动脉闭塞性疾病、糖尿病足、肢体干性坏疽者，熏蒸时药液温度不可超过38℃。

（2）熏蒸过程中密切观察患者有无胸闷、心慌等症状，注意避风，冬季注意保暖，洗后应及时擦干药液和汗液，暴露部位尽量加盖衣被。

（3）包扎部位熏蒸时，应去除敷料。

（4）所用物品需清洁消毒，用具一人一份一消毒，避免交叉感染。

（5）施行熏蒸时，应注意防止烫伤。

附：中药熏蒸技术操作流程图

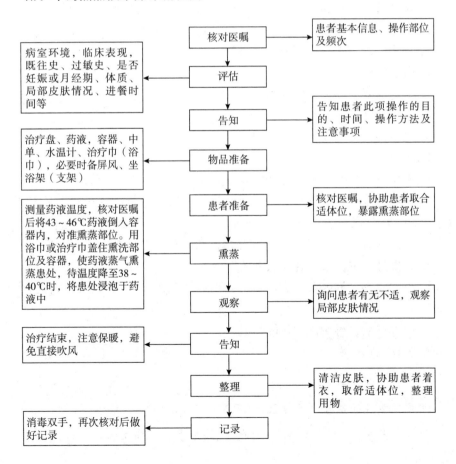

十六、中药熏洗技术

（一）中药熏洗技术操作流程

【目的】中药熏洗技术是利用臭氧水、中药液通过超声雾化熏洗，以达到疏通经络、活血化瘀、清热解毒、杀虫止痒的目的。

【评估】

1. 患者的病情、主要症状及临床表现。

2. 患者熏洗部位的皮肤情况。

3. 女性患者评估月经、白带情况。

4. 患者的心理状况。

【告知】

1. 告知患者此项操作的目的。

2. 熏洗过程中若感觉不适，请立即告知护士，勿自行调节按键。

【准备】

1. 用物 蒸馏水、中药液、坐垫套（自备）。

2. 着装整洁，举止端正。

3. 核对医嘱，评估并告知患者。

4. 洗手，戴口罩。

5. 准备并检查用物，放置合理。

【流程】

1. 携用物至床旁，核对患者床号、姓名、年龄，并做好解释。

2. 带患者至熏洗治疗室，将坐垫套铺好，协助患者脱去内裤，扶至熏洗椅上坐好，注意保暖。

3. 再次核对后，按"自动键"开始自动工作，告知熏洗时间为15分钟。

4. 熏洗过程中，密切观察患者的反应。

5. 熏洗完毕，带患者回病房，检查伤口情况，安置患者至舒适体位，整理床单位。

6. 消毒双手，再次核对并做好记录。

7. 整理用物，洗手。

（二）常见问题

1. 中药熏洗的适应证是什么？

中药熏洗适用于肛肠科术后伤口、阴痒带下、肛周疾病。

2. 中药熏洗禁忌证是什么？

肛肠科术后伤口有活动性出血的患者。女性月经期。

3. 中药熏洗的注意事项有哪些？

（1）冲洗水温感觉不适，立即停止冲洗。

（2）开始操作前查看药液及蒸馏水。

附：中药熏洗操作流程图

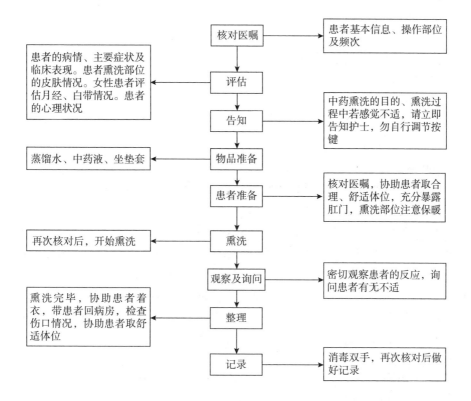

十七、中药离子导入技术

（一）中药离子导入技术操作流程

【目的】中药离子导入技术是利用直流电将药物离子通过皮肤或穴位导入人体，作用于病灶，达到活血化瘀、软坚散结、抗炎镇痛等目的。

【评估】

1. 主要症状、既往史及过敏史、是否妊娠。

2. 感知觉及局部皮肤情况。

【告知】

1. 告知患者此项操作的目的。

2. 治疗时间一般为 20～30 分钟。

3. 治疗期间会产生针刺感和蚁走感，属于正常现象，护士可根据患者感受调节电流强度。

4. 若局部有烧灼或针刺感不能耐受时，立即通知护士。

5. 中药可致着色，数日后自行消退。

【准备】

1. 用物　中药制剂、离子导入治疗仪、治疗盘、镊子、棉衬套（垫片）2 个、绷带或松紧搭扣、沙袋、隔水布、小毛巾、水温计，必要时备听诊器。

2. 着装整洁，举止端庄。

3. 核对医嘱，评估并告知患者。

4. 洗手，戴口罩。

5. 准备并检查用物，放置合理。

【流程】

1. 携用物至床旁，核对患者床号、姓名、年龄，并做好解释。

2. 协助患者取舒适体位，暴露治疗部位。

3. 再次核对后，打开电源开关，将 2 块棉衬套（垫片），浸入 38～42℃的中药液后取出，拧至不滴水为宜，将电极板放入衬套内，平置于治疗部位，2 个电极板相距 2～4cm，外用隔水布覆盖，绷带或松紧搭扣固定，必要时使用沙袋，启动输出，调节电流强度，至患者耐受为宜。具体操作参照仪器说明书进行。

4. 治疗中询问患者感受，调节电流强度。如患者主诉疼痛，立即停止治疗。

5. 治疗结束，取下电极板，擦干局部皮肤，观察皮肤情况。

6. 操作完毕，协助患者着衣，安排舒适体位，整理床单位。

7. 消毒双手，再次核对并做好记录。

8. 整理用物，洗手。

（二）常见问题

中药离子导入的注意事项有哪些？

（1）治疗部位有金属异物者、带有心脏起搏器者慎用此治疗方法。

（2）同一输出线的两个电极不可分别放置于两侧肢体。

（3）注意操作顺序，防止电击患者。

（4）治疗时注意遮挡保护隐私，注意保暖。

（5）治疗过程中要注意观察患者的反应和机器运行情况。

（6）治疗部位皮肤出现红疹、疼痛、水疱等，应立即停止治疗并通知医师，配合处置。

附：中药离子导入操作流程图

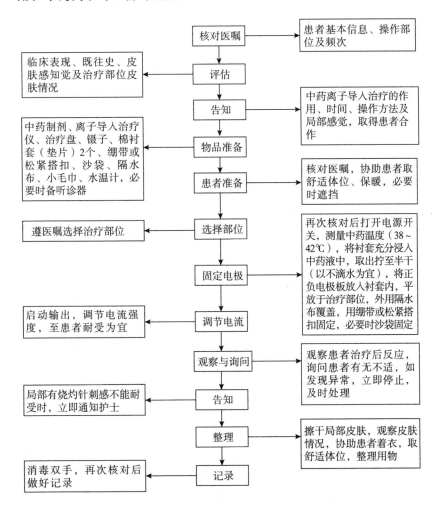

十八、中药灌肠技术

（一）药物灌肠技术操作流程

【目的】中药灌肠技术是将中药药液从肛门灌入直肠或结肠，使药液保留在肠道内，通过肠黏膜的吸收达到清热解毒、软坚散结、泄浊排毒、活血化瘀等目的。

【评估】

1. 病室环境、温度适宜。

2. 主要症状、既往史、排便情况、有无大便失禁、是否妊娠。

3. 肛周皮肤情况。

4. 有无药物过敏史。

5. 心理状况、合作程度。

【告知】

1. 告知患者此项操作的目的。

2. 局部感觉胀、满、轻微疼痛。

3. 如有便意或不适，应及时告知护士。

4. 灌肠后体位视病情而定。

5. 灌肠液保留1小时以上为宜，保留时间长，利于药物吸收。

【准备】

1. 用物　治疗盘、弯盘、中药液、一次性灌肠袋、水温计、纱布、一次性手套、垫枕、中单、石蜡油、棉签等，必要时备便盆、屏风。

2. 着装整洁，举止端庄。

3. 核对医嘱，评估并告知患者。

4. 洗手，戴口罩。

5. 准备并检查用物，放置合理。

【流程】

1. 携用物至床旁，核对患者床号、姓名、年龄，并做好解释。

2. 协助患者取左侧卧位（必要时根据病情选择右侧卧位），充分暴露肛门，垫中单于臀下，置垫枕以抬高臀部10cm。

3. 药液温度39～41℃，液面距离肛门不超过30cm，用石蜡油润滑肛管前端，排液，暴露肛门，再次核对后插入肛管，嘱患者张口呼吸以使肛门松弛，便于肛管顺利插入。插入10～15cm缓慢滴入药液（滴入的速度视病情而定），滴注时间15～20分钟。滴入过程中随时观察并询问患者耐受情况，如有不适或便意，及时调节滴入速度，必要时终止滴入。中药灌肠药量不宜超过200mL。

4. 药液滴完，夹紧并拔除肛管，协助患者擦干肛周皮肤，用纱布轻揉肛门处，协助取舒适卧位，抬高臀部。

5. 安置患者，整理床单位。

6. 消毒双手，再次核对并做好记录。

7. 整理用物，洗手。

（二）常见问题

药物灌肠的注意事项有哪些？

（1）肛门、直肠、结肠术后，大便失禁，孕妇急腹症和下消化道出血的患者禁用。

（2）慢性痢疾，病变多在直肠和乙状结肠，宜采取左侧卧位，插入深度15～20cm为宜；溃疡性结肠炎病变多在乙状结肠或降结肠，插入深度18～25cm；阿米巴痢疾病变多在回盲部，应取右侧卧位。

（3）当患者出现脉搏细速、面色苍白、出冷汗、剧烈腹痛、心慌等，应立即停止灌肠并报告医师。

（4）灌肠液温度应在床旁使用水温计测量。

附：中药灌肠技术操作流程图

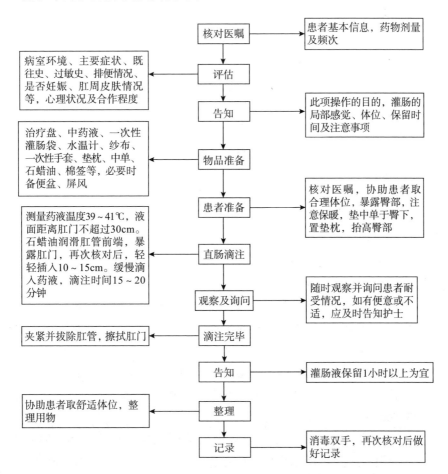

十九、蜡疗技术

（一）蜡疗技术操作流程

【目的】蜡疗技术是将加热熔解的蜡制成蜡块、蜡垫、蜡束等形状敷贴于患处，或将患部浸入熔解后的蜡液中，利用加热熔解的蜡作为热导体，使患处局部组织受热，从而达到活血化瘀、温通经络、祛湿除寒的目的。

【评估】

1. 病室环境及室温。

2. 主要症状、既往史及过敏史。

3. 对热的耐受程度。

4. 体质及局部皮肤情况。

【告知】

1. 告知患者此项操作的目的及操作方法。

2. 衣着宽松。

3. 局部有灼热感或出现红肿、丘疹等情况，应及时告知护士。

4. 操作时间一般为 30 ~ 60 分钟。

【准备】

1. 用物　治疗盘、备好的蜡、纱布、搪瓷盘或铝盘、塑料布、棉垫、绷带或胶布、测温装置，必要时备屏风、毛毯、小铲刀、排笔、毛巾等。

2. 着装整洁，举止端庄。

3. 核对医嘱，评估并告知患者。

4. 洗手，戴口罩。

5. 准备并检查用物，放置合理。

【流程】

1. 携用物至床旁，核对患者床号、姓名、年龄，并做好解释。

2. 协助患者取舒适体位，充分暴露蜡疗部位皮肤，注意保暖及隐私保护。

3. 清洁局部皮肤，若采取手足浸蜡法，则协助患者清洗手足。

4. 根据患处情况，选择合适的蜡疗方法，再次核对。

5. 常用蜡疗方法

（1）蜡饼法：将加热后完全熔化的蜡液倒入搪瓷盘或铝盘，厚度 2 ~ 3cm，冷却至初步凝结成块时（表面温度 45 ~ 50℃），用小铲刀将蜡饼取出，敷贴于治疗部位。初始时，让患者感受温度是否适宜，5 ~ 10 分钟能耐受后用绷带或胶布固定，外包塑料布与棉垫保温，30～60 分钟后取下。

（2）刷蜡法：熔化的蜡液冷却至 55～60℃时，用排笔蘸取蜡液快速、均匀地涂于治疗局部，使蜡液在皮肤表面冷却凝成一层蜡膜；如此反复涂刷，使在治疗部位形成厚度 0.5～1cm 的蜡膜，外面再覆盖一块蜡饼，或者用塑料布及棉垫包裹保温。

（3）浸蜡法：常用于手足部位。熔化的蜡液冷却至 55～60℃时，在手足部位先涂薄层蜡液，待冷却形成保护膜；再将手足反复迅速浸蘸蜡液，直至蜡膜厚达 0.5～1cm 成为手套或袜套样；然后将手足持续浸于蜡液中，10 分钟左右取下蜡膜。

（4）蜡袋法：将熔化后的蜡液装入耐热的塑料袋内，排出空气封口。使用时需采用热水浸泡加热，蜡液处于半融化状态，以患者能耐受的温度为宜，敷于治疗部位。

6. 观察患者局部皮肤情况，询问有无不适感。防止蜡液流出。

7. 操作结束后，协助患者清洁局部皮肤，整理衣着，安排舒适体位，整理床单位。

8. 消毒双手，再次核对并做好记录。

9. 整理用物，洗手。

（二）常见问题

中药蜡疗注意事项有哪些？

（1）局部皮肤有创面或溃疡者、体质衰弱和高热患者、急性化脓性炎症、肿瘤、结核、脑动脉硬化、心肾功能衰竭、有出血倾向及出血性疾病、有温热感觉障碍以及婴幼儿童禁用蜡疗技术。

（2）准确掌握蜡温，涂布均匀，不能用力挤压。待蜡充分凝固后方可敷上。

（3）蜡疗部位每次不超过 3 个，操作时间一般为 30～60 分钟。

（4）当患者皮肤发红或出现过敏现象，应立即报告医师。

（5）操作后休息 30 分钟，注意防寒保暖。

附：蜡疗技术操作流程图

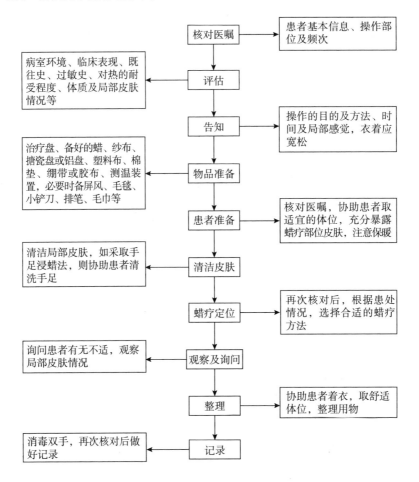

二十、捏脊技术

（一）捏脊技术操作流程

【目的】捏脊技术通过推、捏、捻、放、提、揉、按等手法，连续捏拿脊柱部肌肤，以调整督脉与太阳脉之气机，达到阴阳相配，疏通经络，扶正祛邪之目的。

【评估】

1. 病室环境，保护患者隐私安全。

2. 主要症状、既往史、心理状态、是否妊娠或月经期。

3. 患者局部皮肤情况。

4. 对疼痛的耐受程度。

5. 进餐时间。

【告知】

1. 告知患者此项操作的目的及注意事项，协助摆好体位，取得配合。

2. 操作过程中的不适及配合方法。

【准备】

1. 用物 介质、清洁纱布、屏风。

2. 着装整洁，举止端庄。

3. 核对医嘱，评估并告知患者。

4. 洗手，戴口罩。

5. 备齐用物，放置合理。

【流程】

1. 携用物至床旁，核对患者床号、姓名、年龄，并做好解释。

2. 协助患者取俯卧位或半俯卧位，保持背部平坦松弛，暴露背部，注意保暖，皮肤涂一层介质。

3. 再次核对后，两手沿脊柱两旁，由下而上连续地挟提肌肤，边捏边向前推进，自骶尾部开始，一直捏到项枕部为止，即沿着督脉的循行路线，从长强穴直至大椎穴。

（1）三指捏法：两手腕关节略背伸，拇指横抵于皮肤，食、中两指置于拇指前方的皮肤处，以三指捏拿肌肤，两手边捏边交替前进。

（2）二指捏法：两手腕关节略尺偏，食指中节桡侧横抵于皮肤，拇指置于食指前方的皮肤处，以拇指、食指捏拿皮肤，边捏边交替前进。

一般捏 3～5 遍，以皮肤微微发红为度。在捏最后 1 遍时，常常捏三下，向上提 1 次，称为"捏三提一"。

4. 对于成人捏脊手法不拘常规操作 3～5 遍，可以适当增加次数，较小儿刺激加重，同时针对病因病机，根据患者体质选择重点背俞穴及其相应夹脊部位予以深部用力提捏、按压，可加强手法的刺激作用。

5. 观察局部皮肤情况以及患者的全身情况。

6. 清洁纱布擦净局部皮肤，协助安置体位，整理床单位。

7. 消毒双手，再次核对并做好记录。

8. 整理用物，洗手。

（二）常见问题

捏脊技术的注意事项有哪些？

（1）捏脊疗法一般在空腹时进行，饭后不宜立即捏拿，需休息 2 小时后再进行。

（2）施术时室内温度要适中，手法宜轻柔。

（3）应沿直线捏，不要歪斜，捏拿肌肤松紧要适宜，应避免肌肤从手指间滑脱。

（4）体质较差的小儿每日次数不宜过多，时间也不宜太长，以3~5分钟为宜。

（5）脊柱部皮肤破损，或患有疖肿、皮肤病的小儿，不可使用本疗法。伴有高热、心脏病或有出血倾向者慎用。

附：捏脊技术操作流程图

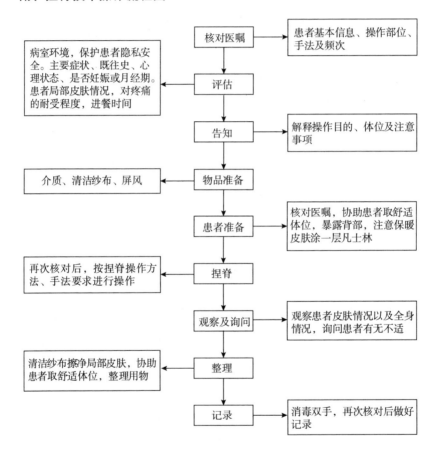

核对医嘱 → 患者基本信息、操作部位、手法及频次

病室环境，保护患者隐私安全。主要症状、既往史、心理状态、是否妊娠或月经期。患者局部皮肤情况，对疼痛的耐受程度，进餐时间 ← 评估

告知 → 解释操作目的、体位及注意事项

介质、清洁纱布、屏风 ← 物品准备

患者准备 → 核对医嘱，协助患者取舒适体位，暴露背部，注意保暖皮肤涂一层凡士林

再次核对后，按捏脊操作方法、手法要求进行操作 ← 捏脊

观察及询问 → 观察患者皮肤情况以及全身情况，询问患者有无不适

清洁纱布擦净局部皮肤，协助患者取舒适体位，整理用物 ← 整理

记录 → 消毒双手，再次核对后做好记录

第四章 专科知识

第一节 呼吸科专科知识

一、解剖结构及生理功能

(一)呼吸道的解剖结构和生理功能

1. 呼吸道的结构 包括鼻、咽、喉、气管、主支气管及其分支。

(1)鼻既是呼吸道的起始部,又是嗅觉器官,并辅助发音。鼻由外鼻、鼻腔和鼻旁窦三部分组成。

(2)咽分为鼻咽、口咽、喉咽。

(3)喉既是呼吸道,又是发音器官。位于第3~6颈椎的前方,上借甲状舌骨膜与舌骨相连,向下与气管相续。喉的活动性较大,可随吞咽活动及发音而上下移动。

(4)气管由14~16个"C"形软骨及连接各环间的平滑肌和结缔组织构成。位于食管的前方,其上端起自环状软骨下缘,向下经胸廓上口进入胸腔,至胸骨内平面。分为左、右主支气管。

2. 呼吸道的生理功能 呼吸道是气体进出肺的通道。

(二)肺的解剖结构和生理功能

1. 肺的结构 位于胸腔内纵膈的两侧,左右各一,形似圆锥形,有一尖、一底、两面和三缘。左肺分为上、下两叶。右肺分为上、中、下三叶。

2. 肺的生理功能 是进行气体交换的部位。

二、专科临床知识应知应会

(一)常见病的中西医诊断

呼吸科常见中西医诊断见表4-1。

表 4-1　呼吸科常见中西医诊断

中医诊断	西医诊断
肺胀	慢性阻塞性肺疾病
咳嗽	肺炎、慢性支气管炎、肺部感染、慢性咳嗽
哮病	支气管哮喘
风温肺热证	肺炎、肺部感染
肺痈	支气管扩张症

（二）咯血与呕血的区别

两者主要从病因、出血方式、出血先兆、出血物性状、pH 值及出血后伴随症状等区别（表 4-2）。

表 4-2　咯血与呕血的区别

项目	咯血	呕血
病因	肺结核、支气管扩张、支气管肺癌、二尖瓣狭窄	消化性溃疡、肝硬化、食管胃底静脉破裂、急性胃黏膜损伤、胃癌、食管癌等
出血方式	咯出	呕出
出血先兆	咳嗽、胸闷、喉痒	恶心、上腹部不适、呕吐
出血物性状	鲜红色，伴有气泡痰液	暗红色，咖啡样伴食物
pH 值	碱性	酸性
出血后伴随症状	有血丝痰、无黑便	无痰、伴黑便

三、常用药物及其使用注意

（一）平喘药物

1. 种类　抗炎平喘药、糖皮质激素类药物、支气管扩张药（β 受体激动药、茶碱类、M 受体拮抗药）。

2. 注意事项　口服药应在餐后 30 分钟服用，勿随意增减用量；静脉输液应缓慢滴注；使用吸入剂后及时漱口，按时按量吸入，勿随意停药。

（二）镇咳药物

1. 种类　中枢性镇咳药（依赖性镇咳药、非依赖性镇咳药）、外周性镇咳药。

2. 注意事项 镇咳药物应慎用，如需使用，最好只选择一种药物。

（三）祛痰药物

1. 种类 痰液稀释药（恶心性祛痰药、刺激性祛痰药）、黏痰溶解药（黏痰溶解药、黏液调节药）。

2. 注意事项 常与其他药物一起联合使用，剂量不宜过大。

四、专科检查及其护理要点

（一）肺功能检查

1. 适应证

（1）外科患者的术前检查，特别是全身麻醉的心肺大手术、腹部手术及脏器移植手术前对肺功能的术前评估。

（2）肺部疾病，如慢性支气管炎、肺气肿、慢性阻塞性肺部疾病、间质性肺病等的诊断。

（3）考核哮喘、支气管炎患者使用药物后的疗效。

（4）高危患者，如吸烟或被动吸烟、严重大气污染、职业暴露人群的体检。

（5）所有呼吸道及肺部有疾患的患者，配合血气检查的追踪随访，对通气、换气基本有一个全面的评估。

2. 禁忌证

活动性咯血、活动性肺结核、未经胸腔引流的气胸；心血管疾病，用力呼吸测试可能会加剧心绞痛或者引起血压改变，或者最近有心肌梗死或肺栓塞；胸部、上腹部或者头颅的血管瘤；近期的眼部手术，如白内障。

3. 护理要点

（1）解释检查的目的、方法及检查中配合事项。

（2）检查前48小时停用抗组胺药或色甘酸二钠。

（3）检查前24小时停用口服β受体兴奋剂、皮质激素。

（4）检查前12小时停用吸入性β受体兴奋剂、吸入性皮质激素、口服茶碱类。

（5）检查前2小时应避免大量进食，检查当天不能饮碳酸饮料、咖啡、浓茶等，检查前1小时避免吸烟，检查前休息15~20分钟。

（6）高血压未控制（收缩压>200mmHg或舒张压>100mmHg）者，不能检查。

（二）气道激发试验检查

1. 适应证

（1）支气管哮喘，包括咳嗽变异性哮喘、职业性哮喘等，是气道反应性测定的主要适应证。

（2）伴有气道反应性增高的其他疾病，如过敏性鼻炎、慢性支气管炎、病毒性上呼吸道感染、过敏性肺泡炎、支气管扩张、结节病、急性呼吸窘迫综合征以及长期吸烟者等。

（3）肺通气功能正常或仅有轻度气道阻塞者（FEV_1 > 正常预计值的70%）。

2. 禁忌证

（1）对诱发剂过敏者。

（2）基础通气功能严重损害者。

（3）近期内有心肌梗死或正在使用拟副交感神经药物、心动过缓等。

（4）严重高血压、脑血管意外、甲状腺功能亢进症者。

（5）哮喘发作加重期者慎用。

3. 护理要点

（1）试验前应停用可能干扰检查结果的药物，避免吸烟、饮用刺激性饮料等6小时以上。

（2）试验前应对患者进行评估，基础肺通气功能的指标 FEV_1 > 正常预计值的70%以上才能进行激发试验。

五、常见病的中医特色护理

（一）慢性阻塞性肺疾病

1. 特色护理

（1）内服中药：宜早晨或晚上睡前空腹温水调服。

（2）特色技术：中药离子导入、穴位贴敷、穴位按摩、艾灸、耳穴贴压。

2. 健康教育

（1）生活起居：保持室内空气新鲜，温湿度适宜，室内勿放鲜花。顺应四时，根据气温变化，及时增减衣物，勿汗出当风。呼吸道传染病流行期间，避免去公共场所，防止感受外邪诱发或加重病情。

（2）饮食指导

①肺脾气虚证：多食补脾益肺的食物，如山药、百合、薏苡仁、核桃等，

不要吃生冷刺激的食物。

②肺肾气虚证：宜食枸杞子、莲子、小米、香菇、牛肉、黑芝麻、紫河车粉等补气之品。

③肺肾气阴两虚证：宜食益气养阴的食物，如莲子、牛乳、蛋类、百合、荸荠、鲜藕、雪梨、银耳等。

（3）情志调护：患者病程长，病情迁延难愈，易产生抑郁、焦虑心理，应经常与患者沟通，了解患者的心理问题，及时予以心理疏导。采取说理开导、顺情解忧、移情易性等方法对患者进行情志护理，并注意充分发挥患者社会支持系统的作用。

（4）运动指导

①病情较轻者鼓励下床活动，可每天散步或打太极拳等，病情较重者指导其在床上进行翻身、四肢活动等主动运动，或予四肢被动运动。

②进行全身呼吸操练习，以缩唇式呼吸配合肢体动作为主，吸气用鼻，呼气用嘴。亦可自我按摩印堂、迎香、合谷、内关、足三里、三阴交、涌泉等穴位，以促进气血运行，增强体质。

（二）慢性咳嗽

1. 特色护理

（1）内服中药：发散风寒的中药宜热服，解表清热的中药宜冷服。

（2）特色技术：穴位贴敷、耳穴贴压、中药离子导入。

2. 健康教育

（1）生活起居

①注意气候变化，防护保暖。避免吸入花粉、烟尘等，以防过敏。

②风邪犯肺者室内宜偏暖，切勿当风受凉；风热郁肺者衣被适中，不宜过暖，风燥伤肺者室内温度宜稍高。

③外感咳嗽伴有发热时要注意休息，咳嗽剧烈时，可取坐位或半坐位以减轻肺气上逆所致咳嗽。

（2）饮食指导

①风邪犯肺证：饮食以清淡为主，多饮水，忌辛辣刺激之物。可多食丝瓜、冬瓜等清热化痰之品，配食鲜芦根粥等。

②风热郁肺证：鼓励多食新鲜的蔬菜、水果，如梨、枇杷等，多饮水。忌食辛辣、刺激、肥甘、荤腥及厚味之品，戒烟慎酒。

③风燥伤肺证：可选食藕、梨、荸荠、甘蔗等清理润肺之品，或食用川贝炖梨、百合银耳羹等。

（3）情志调护

①对久咳不愈、肝火犯肺者，做好情志调护，避免精神刺激，并教会其自我调节的方法，如听音乐、阅读等。

②正确评估患者的心理需求，辅以适当的心理指导，并做好疾病知识的相关宣教，以消除其焦虑、怀疑的心理，树立信心，配合治疗。

（4）运动指导

①擦鼻：以两手拇指指背轻擦鼻翼两侧，以迎香穴为中心，共18次。

②擦涌泉：取坐式，左腿屈膝内翻，脚心向上，脚背搁于右大腿上，左手握脚趾，右手掌来回搓擦脚底涌泉穴18次，再换左手擦右脚涌泉穴。

③浴面：两掌互擦至热将掌按于前额，经鼻两侧下擦至下颌，再由下颌向上擦至前额。

④鼓励患者适当户外活动，平时注意身体锻炼，选择散步、慢跑、打太极拳或游泳等，以增强体质。

六、常用专科护理知识

支气管扩张症患者的护理要点有：

1. 按医嘱用祛痰药物。

2. 指导有效咳嗽　适用于神志清醒尚能咳嗽的患者，应采取舒适体位。

3. 拍背与胸壁震荡　适用于长期卧床、久病体弱、排痰无力患者。

4. 湿化呼吸道　适用于痰液黏稠不易咳出者。常用蒸汽吸入或超声雾化吸入。气管切开者可于插管处滴液。

5. 体位引流　适用于痰量较多、呼吸功能尚好的支气管扩张、肺脓肿等患者。

6. 机械吸痰　适用于痰量较多而咳嗽反射弱的患者，尤其是昏迷或已行气管切开、气管插管的患者。

第二节　肿瘤科专科知识

一、专科临床知识应知应会

（一）常见肿瘤疾病的中西医诊断

临床常见肿瘤疾病的中西医诊断见表4-3。

表 4 - 3　临床常见肿瘤疾病的中西医诊断

中医诊断	西医诊断
乳岩	乳腺癌
肺积	肺癌
胃癌	胃癌
大肠癌	直肠癌、结肠癌

（二）恶性肿瘤的转移途径

主要包括淋巴转移、血行转移和种植转移。

（三）肿瘤患者的心理分期

肿瘤科临终患者的心理反应过程分为五个阶段，即否认期、愤怒期、协议期、忧郁期与接受期。

1. 否认期　患者拒绝接受事实，怀着侥幸心理继续四处求医，希望是误诊。

2. 愤怒期　患者通常会生气、愤怒、怨恨、内心不平衡，使患者常常迁怒于周围的人，向医护人员、家属、朋友等发泄愤怒。

3. 协议期　患者希望尽可能延长生命，以完成未尽心愿，并期望奇迹出现，此期患者变得非常和善、宽容，对病情抱有一线希望，能积极配合治疗。

4. 忧郁期　患者往往会产生很强烈的失落感，表现为情绪低落、消沉、退缩、悲伤、沉默、哭泣等，甚至有轻生的念头。患者常要求会见亲朋好友，希望有喜爱的人陪伴，并开始交代后事。

5. 接受期　患者对死亡已有所准备，一切未完成事宜均已处理好，因而变得平静、安详。患者因精神和肉体的极度疲劳和衰弱，故常常处于嗜睡状态，情感减退，静等待死亡的来临。

（四）癌痛患者疼痛评估方法

数字分级法、主诉疼痛强度分级法、面部表情疼痛评估量表法。

1. 数字分级法　适用于正在进行癌痛治疗的患者，0～10 个数字依次表示疼痛强度。0 分为无痛，10 分为最痛，1～3 分为轻度疼痛，4～6 分为中度疼痛，7～10 分为重度疼痛，由患者说出最能表示自己疼痛强度的数字作为分数，或者由医护人员询问患者疼痛的严重程度，根据患者的描述选择数字表示分数。

2. 主诉疼痛强度分级法　适用于于刚刚开始癌痛，对数字不敏感的患者，这些患者还无法体会每个数字表示的程度是怎么样的。它是用患者的睡眠质量作为评估疼痛的标志。1~3 分为轻度疼痛，患者的表现是有疼痛，但可以忍受，并且不影响正常生活，睡眠基本不受到干扰。4~6 分为中度疼痛，表现是出现持续疼痛，睡眠受到干扰，要求使用镇痛药物。7~10 分为重度疼痛，表现是出现持续而强烈的疼痛，睡眠严重受到干扰，必须使用止痛剂镇痛。

3. 面部表情疼痛评估量表法　这种方法适用于表达困难的患者，如儿童、老年人，或者是语言交流障碍和存在文化差异的患者使用。

4. 新入院癌痛患者的初次疼痛评分　是指患者刚入院的 24 小时内的最痛分数，最不痛分数，还有入院即刻的分数，将这三者相加后再除以 3，得出的平均分，即为初次评估的分数。

（五）WHO 癌痛三阶梯止痛原则

根据 WHO 指南疼痛的程度和原因，选择第一阶梯、第二阶梯或第三阶梯的止痛药物。

1. 轻度疼痛患者　主要选用解热镇痛类止痛药，如对乙酰氨基酚等非甾体抗炎药。

2. 中度疼痛患者　应用弱阿片类药物，如可待因、双氢可待因、布桂嗪、曲马多或丙氧芬。

3. 重度疼痛患者　选用强阿片类药物，如吗啡、美沙酮、羟考酮、氢吗啡酮、芬太尼、丁丙诺啡。

二、常用药物及其使用注意

（一）烷化剂

环磷酰胺大量给药时应注意膀胱炎，用药期间检查血象、肝肾功能。有痛风病史、泌尿系统结石史或肾功能损害者应慎用。常规剂量不产生心脏毒性，高剂量时可产生心肌坏死，偶有发生肺纤维化。异环磷酰胺应用时应同时配合应用尿路保护剂美司钠及适当水化。

（二）抗代谢药

氟尿嘧啶对广泛骨转移或曾接受大面积骨盆放射患者应降低剂量，用药期间严格检查血象。老年患者由于肾功能储备较差，使用吉西他滨期间应降低剂量。服用替吉奥胶囊患者需确认有无间质性肺炎。服用希罗达的妇女需停止哺乳。培美曲塞应同时应用维生素 B_{12}，可减少治疗相关的血液学毒性和胃肠道毒性，使用前必须检查肾功能。

（三）抗肿瘤抗生素类

表柔比星应用时定期查血象、心电图、肝功能。

（四）植物碱类

年老体弱、有心血管病患者慎用长春新碱，注射局部有刺激作用，不能外漏。依托泊苷在5%葡萄糖中不稳定，可形成微细沉淀，与长春新碱合用可增强长春新碱的神经毒性。伊利替康可引起肝脏损害，用药期间应检测血象，用药期间需多饮水，老年患者慎用。

（五）镇痛类

服用阿片类药品注意胃肠道症状，如恶心、呕吐、便秘；自主神经系统症状，如口干症、尿潴留、直立性低血压；中枢系统症状，如嗜睡、认知能力下降、幻觉、谵妄、呼吸抑制、肌阵挛、癫痫、痛觉过敏；皮肤症状，如瘙痒、多汗。

三、专科检查

（一）甲胎蛋白（AFP）

AFP是原发性肝癌最灵敏、最特异的肿瘤标志。血清AFP测定结果 > 500μg/L以上或含量有不断增高者，更应高度警惕。

（二）癌胚抗原（CEA）

CEA为存在于结肠癌及胚胎结肠黏膜上皮细胞的一种糖蛋白。健康成年人血清中CEA浓度 < 2.5μg/L。胃肠道肿瘤时因极性消失，CEA返流入淋巴或血液而使血清CEA升高，当CEA > 20μg/L时，则意味着可能有消化道肿瘤。

（三）胰胚胎抗原（POA）

POA是一种糖蛋白，正常人群血清中 < 7U/mL。胰腺癌患者POA的阳性率为95%，其血清含量 > 20U/mL，当肝癌、大肠癌、胃癌等恶性肿瘤时POA也会升高，但阳性率较低。

（四）CA15 - 3

此抗原虽然没有器官和肿瘤特异性，但在乳腺癌、肺癌、前列腺癌、卵巢癌和胃肠道癌中指标均有升高（ > 30U/mL），可作为监测乳腺癌患者术后复发的最佳指标。在其他乳腺疾病和部分孕妇（约8%）中CA15 - 3也有升高。

（五）CA19 – 9

正常人血清中 < 37U/mL，85% ~95% 的胰腺癌患者该项指标较高。手术切除肿瘤后，CA19 – 9 浓度会下降，如再上升，则可表示复发。结直肠癌、胆囊癌、胆管癌、肝癌和胃癌的阳性率也会很高，若同时检测 CEA 和 AFP 可进一步提高阳性检测率。

（六）CA – 125

CA125 是上皮性卵巢癌和子宫内膜癌的标志物，正常人血清中 < 35U/mL。胰腺癌、肝癌、乳腺癌和子宫内膜炎、急性胰腺炎、腹膜炎、肝炎、肝硬化腹水也可使 CA – 125 升高，另外，还与肿瘤复发有关。

（七）CA50

CA50 是胰腺和结、直肠癌的标志物。正常人血清浓度 < 20U/mL。

（八）PSA

PSA 是前列腺的特异性抗原，是前列腺癌的特异性标志物。正常男性 PSA 含量 < 2.5μg/L。

四、常见病的中医特色护理

（一）肺癌

1. 特色护理

（1）内服中药

①止咳糖浆：不要用水稀释，避免污染瓶口，存放在阴凉避光处。

②益肺清化膏：饭后 30 分钟服用，忌辛辣，油腻食物。

③肺瘤平膏：饭后 30 分钟温水冲服，腹泻、咳血者忌用。

（2）口服止痛药方法：按时按量服用，不得擅自更改剂量。

（3）特色技术：穴位贴敷、耳穴贴压、皮内针、中药膏摩、艾灸、中药泡洗。

2. 健康教育

（1）生活起居

①避免受凉，勿汗出当风。

②保证充分的休息，咳血者绝对卧床。

③经常做深呼吸，尽量把呼吸放慢。

④戒烟酒，注意避免被动吸烟。

（2）饮食指导

①肺脾气虚证：进食补益肺气、脾气的食品，如糯米、山药、鹌鹑、乳鸽、牛肉、鱼肉、鸡肉、大麦、白扁豆、南瓜、蘑菇。食疗方有糯米山药粥。

②肺阴虚型证：进食滋阴润肺的食品，如蜂蜜、核桃、百合、银耳、秋梨、葡萄、萝卜、莲子、芝麻。食疗方有核桃雪梨汤。

③气滞血瘀证：进食行气活血、化瘀解毒的食品，如山楂、桃仁、大白菜、芹菜、白萝卜、生姜、大蒜。食疗方有白萝卜丝汤。

④痰热阻肺证：进食清肺化痰的食品，如生梨、白萝卜、荸荠等，咳血者可吃海带、荠菜、菠菜。食疗方有炝拌荸荠海带丝。

⑤气阴两虚证：进食益气养阴的食品，如莲子、桂圆、瘦肉、蛋类、鱼肉，山药、海参。食疗方有皮蛋瘦肉粥、桂圆山药羹。

（3）运动指导：适当运动，充分休息，以不引起疲劳为宜，如散步、打太极、八段锦。

（4）情志调理

①采用暗示疗法、认知疗法、移情调志法，帮助患者建立积极的情志状态。

②指导患者倾听五音中的商调音乐，抒发情感，缓解紧张焦虑心态，达到调理气血阴阳的作用。

③指导患者进行八段锦、简化太极拳锻炼。

④责任护士应多与患者沟通，了解其心理状态，及时予以心理疏导。

⑤鼓励家属多陪伴患者，亲朋好友给予情感支持。

⑥鼓励病友间相互交流治疗体会，提高认知，增强治疗信心。

（二）胃癌病

1. 特色护理

（1）内服中药：每日早饭后30分钟，睡前温服中药一袋。浓煎中药一袋分早晚两次口服。参汤制剂早饭前空腹温服。

（2）口服止痛药方法：按时按量服用，不得擅自更改剂量。

（3）特色技术：穴位贴敷、耳穴贴压、皮内针、中药膏摩、艾灸、中药保留灌肠、中药泡洗。

2. 健康教育

（1）生活起居

①虚寒型患者住向阳病室为宜，阴虚型患者室温宜略低，凉爽湿润。

②做好安全评估，防呕吐窒息、昏厥摔伤、自杀倾向等意外。

③指导患者注意保暖，避免腹部受凉。

（2）饮食指导

①脾气虚证：宜食补中健脾的食品，如鸡蛋、瘦猪肉、羊肉、大枣、桂圆、白扁豆、山药、茯苓。

②胃阴虚证：宜食滋补胃阴的食品，如莲子、山药、百合、大枣、薏苡仁、枸杞。

③血虚证：宜食补气养血的食品，如大枣、桂圆、山药。

④脾肾阳虚证：宜食温补脾肾的食品，如羊肉、桂圆、肉桂、生姜。

⑤热毒证：宜食疏肝清热的食品，如海带、紫菜、杏仁、绿豆、藕粉、菊花、蒲公英、金银花。

⑥痰湿证：宜食清热除湿的食品，如荸荠、马齿苋、赤小豆。

⑦血瘀证：宜食活血祛瘀的食品，如桃仁、山楂、大枣、赤小豆等。忌粗糙、坚硬、油炸、厚味之品，忌食生冷性寒之物。

⑧肝胃不和证：宜食疏肝和胃的食品，如山楂、山药、萝卜、生姜、桂花。

⑨指导患者戒烟酒，宜食健脾养胃的食品，如山药、红枣。根据食滞轻重控制饮食，避免进食过饱。

⑩吞酸、嗳气者，应避免产酸的食物，如山楂、梅子、菠萝。

⑪腹胀者，指导患者进食增加肠动力的食物，如苹果、番茄、白萝卜，避免产气食物的摄入。

⑫便秘者，指导患者进食富含膳食纤维的食物，如蔬菜、水果、粗粮。

（3）运动指导：对卧床患者指导（协助）其进行者床上活动四肢，生活自理患者根据体力每日下午练习八段锦。

（4）情志调理

①采用暗示疗法、认知疗法、移情调志法，帮助患者建立积极的情志状态。

②应多与患者沟通，了解其心理状态，及时给予心理疏导。

③针对患者忧思恼怒、恐惧紧张等不良情绪，指导患者采用移情相制疗法，转移其注意力。

④鼓励家属多陪伴患者，亲朋好友给予其情感支持。

⑤鼓励病友之间相互交流治疗体会，提高认知，增强治疗信心。

五、常用专科护理知识

（一）患者化疗药物发生外渗的处理方法

如疑有发生化疗药物外渗或已外渗，立即停止药物输注并报告医师，注射器连接针头处用力回抽血及液体 3～5mL，拔针时避免局部按压，遵医嘱行局部封闭注射解毒剂，抬高患肢同时做好心理护理，24 小时内局部冷敷，涂氢化可的松软膏、金黄膏或用 50% 硫酸镁湿敷，指导患者进行合理的屈肘、握拳、外展、内旋运动，48～72 小时热敷，减轻对局部组织的损伤（外渗损伤一般 3～10 天，观察时间不少于 10 天），如局部形成溃疡，按外科换药处理，做好交接班，密切观察局部变化，做好记录。

（二）肿瘤患者恶性胸腔积液的护理

1. 向患者解释胸腔穿刺引流的目的和注意事项，消除其紧张心理。

2. 观察患者病情变化并及时处理。

3. 观察穿刺点周围有无渗液、贴膜有无松动，并保持引流管通畅。妥善固定引流管以防止脱管，并使引流袋低于引流平面，防止引流液逆流。

4. 胸腔减压速度不宜过快，排液量不宜过多，以免造成纵隔移位及腹胀性肺水肿，加重呼吸困难和咳嗽。第一次排液量不宜超过 600mL，以后不超过 1000mL。

5. 穿刺结束后记录胸腔积液的量及颜色、性质，并监测患者生命体征且观察有无咳嗽、咳血、气胸、皮下气肿等并发症的发生。

6. 术后指导患者卧床休息 2～3 小时。胸腔内用药治疗时，嘱患者术后更换体位，使药物在胸腔内分布均匀。注意监测用药后的反应，发现异常情况及时与医师联系。

（三）肿瘤患者恶性腹腔积液的护理

1. 向患者说明穿刺目的、注意事项、消除顾虑，使患者配合治疗。

2. 操作过程中严密观察患者的反应，注意生命体征的变化。如有头晕、胸闷、面色苍白、出汗、心悸、胸部剧痛、昏厥等症状时，应停止操作，给予平卧、吸氧和扩容等对症处理。

3. 放腹腔积液时，应控制引流速度。速度过快、大量放液会使腹压突然下降，甚至休克。每次放腹腔积液量不超过 3000mL。如腹腔积液引流不畅时，嘱患者变换体位，有助于液体流出。

4. 术后腹带包裹不宜过紧，以免影响患者休息，甚至会造成呼吸困难。

5. 定期测量体重及腹围并记录，每日记录出入量，使用利尿剂时应注意监测电解质的变化，以免发生电解质紊乱。

6. 腹腔积液引流结束后正确记录腹水的量、颜色和性质，观察有无不良反应。

（四）乳腺癌患者术后患肢的功能锻炼原则

由于乳腺癌根治术行腋窝淋巴结清扫、腋下粘连等各种原因，常引起患侧上肢淋巴水肿及活动障碍，并影响患者的正常生活。因此，对乳腺癌术后患者加强患肢功能锻炼是提高手术效果、促进机体器官功能恢复和预防畸形的重要手段。

1. 术侧上臂活动应循序渐进，术后 10 天内不能做肩关节外展运动，上肢持重不能超过 5kg。

2. 术后 10～14 天可进行肩关节功能锻炼。双手放置颈后，由低度头位练至抬头挺胸位，进而练习手越过头顶摸到对侧耳，练习手指爬墙及患肢梳头，并每日记录爬墙高度，加强患侧肢体抬高功能。其后，继续练习爬墙运动，并逐渐以肩关节为中心，做向前、向后旋转运动及适当的后伸和负重锻炼。

（五）经动脉灌注化疗及经动脉栓塞治疗前的护理

1. 心理护理　通过与患者交流，了解患者的心理和情感变化，鼓励患者说出所担心的问题，向患者耐心介绍介入治疗的目的、方法、效果和可能发生的并发症，告知术后注意事项。解除患者的顾虑，增强治疗信心，主动配合治疗和护理。

2. 改善营养状况　给予高蛋白质、高热量、高维生素、易消化的软食。

3. 术前准备　术前 2 天训练患者床上排便，以防术后不习惯床上排便引起尿潴留。术前 4 小时禁食水，以免术中呕吐引起窒息。稳定患者情绪，减轻恐惧心理，保证睡眠时间。

（六）经动脉灌注化疗及经动脉栓塞治疗后的护理

1. 观察生命体征　术后心电监护 2 小时，密切观察生命体征变化，并注意观察神志、精神状态及其他病情变化，发现异常及时通知医师。

2. 体位与休息　为防止穿刺动脉出血，患者需绝对卧床 24 小时，穿刺侧肢体平伸制动 12 小时，12 小时后可在床上轻微活动，24 小时后可下床活动，但避免下蹲、增加腹压的动作。肢体制动期间，为减轻患者的不适，指导患者在床上轴线翻身。

3. 饮食护理　如无恶心、呕吐，可进营养丰富易消化的流质饮食，并逐渐过渡到正常饮食。鼓励患者多饮水，以加速造影剂的排泄。

4. 穿刺肢体的护理　穿刺处弹力绷带加压包扎 24 小时，观察穿刺部位有无渗血、出血，有无血肿形成。如有出血应立即用手压迫，并通知医师进行处理。

5. 下肢血液循环监测 经常触摸穿刺肢体的足背动脉、皮肤温度，双足同时触摸，以便对照。观察皮肤颜色，检查肌力的变化。询问患者有无疼痛及感觉异常，如有异常应警惕动脉血栓形成或动脉栓塞的发生，及时通知医师并给予处理。

第三节 心内科专科知识

一、解剖结构及生理功能

（一）心脏的解剖结构

心脏为肌性空腔器官，位于中纵膈内，大小如本人拳头，由左、右心房和心室四个腔及二、三尖瓣和主、肺动脉瓣四个瓣膜组成。

（二）心脏的生理功能

心脏有节律地收缩和舒张，如同泵一样推动血液循环，即将自腔静脉回流来的含氧量低的血液泵入肺动脉，又将自肺静脉回流来的在肺泡壁毛细血管氧合后含氧量高的血液泵入主动脉，供应全身脏器。

二、专科临床知识应知应会

（一）常见病的中西医诊断

心内科常见病中西医诊断见表4-4。

表4-4 心内科常见病中西医诊断

中医诊断	西医诊断
胸痹	冠心病
心衰病	心力衰竭
眩晕	高血压病

（二）心绞痛疼痛发作特点

1. 性质 为压榨、紧缩、压迫、窒息、闷胀性疼痛。

2. 部位 常位于胸骨体上段或中段之后，可波及心前区，界限不清，常放射至左肩、左臂内侧、无名指和小指或至颈、咽、下颌部。

3. 时间 1~15 分钟，多数 3~5 分钟。

4. 缓解方式 休息或舌下含服硝酸甘油片可缓解。

（三）血压水平分类

高血压定义为收缩压≥140mmHg 和（或）舒张压≥90mmHg，根据血压升高水平，又进一步将高血压分为 1~3 级。我国采用的血压分类和标准见表 4-5。

表 4-5 血压水平分类表

类别	收缩压（mmHg）	舒张压（mmHg）
正常血压	<120	<80
正常高值	120~139	80~89
高血压		
1 级（轻度）	140~159	90~99
2 级（中度）	160~179	100~109
3 级（重度）	≥180	≥110
单纯收缩期高血压	≥140	<90

三、常用药物及其使用注意

（一）抗心绞痛药物

1. 种类 硝酸酯制剂、钙通道阻滞剂（地平类）、β 受体阻滞剂（洛尔类）。

2. 注意事项 用药过程中需严密监测血压、心律变化，如出现面红、心悸、头痛等药物不良反应时，及时通知医生。

（二）利尿药物

1. 种类 噻嗪类利尿剂、襻利尿剂、保钾利尿剂。

2. 注意事项 应在清晨或上午服用，夜间服用影响休息。准确记录出入量。定期监测血钾，以防低钾血症。

（三）降压药物

1. 种类 α 受体阻滞剂（唑嗪类）、钙通道阻滞剂（地平类）、β 受体阻滞剂（洛尔类）、血管紧张素转化酶抑制剂（普利类）、血管紧张素 II 受体拮抗剂（沙坦类）。

2. **注意事项** 服药期间需注意血压变化，勿随意增减用量。

四、专科检查及其护理要点

（一）冠状动脉造影检查

冠状动脉造影是诊断冠状动脉粥样硬化性心脏病（冠心病）的一种常用且有效的方法。利用血管造影剂，通过特制定型的心导管经皮穿刺桡、股动脉，沿降主动脉逆行至升主动脉根部，然后探寻左或右冠状动脉口插入，注入造影剂，使冠状动脉显影，清楚地将整个左或右冠状动脉的主干及其分支的血管腔显示出来，可以了解血管有无狭窄病灶存在，对病变部位、范围、严重程度、血管壁的情况等作出明确诊断，决定治疗方案（介入、手术或内科治疗），还可用来判断疗效。这是一种较为安全可靠的有创诊断技术，被认为是诊断冠心病的"金标准"。

（二）冠状动脉造影的术前护理

1. 术前向患者介绍冠状动脉造影检查的大致过程及注意事项，以消除恐惧、紧张心理。

2. 右侧桡动脉区、双侧腹股沟及会阴部区域备皮。

3. 术前触摸并标记双侧足背动脉。

4. 左侧肢体留置套管针。

5. 填写手术健康教育。

6. 患者至导管室前排空大小便，脱掉内衣裤，只穿病号服。

（三）冠状动脉造影的术后护理

1. 严密观察心电监护情况，及时发现心率、心律的变化，有无心前区疼痛等，发现异常及时向医师报告。

2. 桡动脉穿刺者右上肢制动4小时，之后减压。股动脉穿刺者伤口需弹力绷带加压包扎，严格卧床，右下肢制动12小时，应用缝合器的患者右下肢制动4~6小时后可在床上轻微活动。

3. 观察术侧肢体皮肤颜色、温度，穿刺部位有无渗血、肿胀，如发现异常应立即向医师报告，股动脉穿刺者严密观察足背动脉搏动情况。

4. 患者股动脉穿刺处加压期间，护士应协助其大小便，排尿困难时可遵医嘱给予导尿，以减少活动，防止出血。

5. 鼓励患者多饮水，增加排尿，以利于造影剂排出，防止增加肾脏负担。

6. 饮食宜清淡易消化，避免过饱，防止加重心脏负担。

7. 严格床头交接班。

五、常见病的中医特色护理

（一）胸痹心痛病

1. 特色护理

（1）内服中药

①中药汤剂一般饭后温服。寒凝血瘀者偏热服，热毒血瘀者偏凉服。

②速效救心丸舌下含服，麝香保心丸、丹参滴丸舌下含服或口服。

（2）特色技术：穴位贴敷、耳穴贴压、中药泡洗、中药离子导入、艾灸。

2. 健康教育

（1）生活起居：室内空气新鲜，温湿度适宜。避免劳累、饱餐、情绪激动、寒冷、便秘、感染等诱发因素，戒烟限酒。起居有常，发作时休息，缓解期适当锻炼，以不感疲劳为度。

（2）饮食指导

①寒凝血瘀证：宜食温阳散寒、活血通络之品，如龙眼肉、羊肉、山楂等；少食苦瓜等生冷寒凉之品。

②气虚血瘀证：宜食益气活血之品，如鸡肉、牛肉、山药、木耳、薏苡仁等。

③气阴两虚，心血瘀阻证：宜食益气养阴，活血通络之品，如甲鱼、海参、木耳等。

④痰阻血瘀证：宜食通阳泄浊，活血化瘀之品，如海参、冬瓜、白萝卜等。

（3）情志调护：保持情绪稳定，避免不良刺激。指导患者掌握排解不良情绪的方法。

（4）运动指导：根据病情选择自己适合的活动，如慢跑、散步、太极拳等，运动时以不引起心前区不适为度。

（二）眩晕病

1. 特色护理

（1）内服中药

①中药与西药的服药时间应间隔 1～2 小时左右，肾气亏虚证中药宜温服，肝火亢盛证宜凉服。

②眩晕伴呕吐者宜姜汁滴舌后服，并少量频服。

（2）特色技术：穴位贴敷、耳穴贴压、中药药枕、中药泡洗。

2. 健康教育

（1）生活起居：保持室内空气新鲜，光线不宜过强。眩晕急性发作时，应卧床休息，减少头部晃动。指导患者自我监测血压，戒烟限酒。

（2）饮食指导

①肾气亏虚证：宜富营养的食物，如甲鱼、淡菜、银耳等，日常可以黑芝麻、核桃肉捣烂加适量蜂蜜调服。

②痰瘀互结证：少食肥甘厚腻、生冷荤腥。急性发作呕吐剧烈者暂时禁食，呕吐停止后可给予半流质饮食。

③肝火亢盛证：饮食以清淡为主，宜食山楂、淡菜、紫菜、芹菜等。

④阴虚阳亢证：饮食宜清淡和富有营养，低盐，多吃新鲜蔬菜水果，如芹菜、萝卜、海带、雪梨等。

（3）情志调护：多与患者沟通，肝阳上亢情绪易激动者，指导患者学会自我情绪控制。眩晕较重，心烦焦虑者，鼓励患者听舒缓音乐，分散心烦焦虑感。

（4）运动指导：根据患者病情，在医师指导下可适当选择舌操、降压操等，在眩晕缓解期，可在医师指导下进行眩晕康复操等。

第四节　消化科专科知识

一、解剖结构及生理功能

（一）胃肠道的结构及生理功能

1. **胃肠道的结构**　包括食管、胃、小肠、大肠。

（1）食管为连接咽和胃的通道，全长约25cm，有3个生理性狭窄，分别为食管起始处、食管与左主支气管交叉处和食管穿过膈的食管裂孔处。

（2）胃分为贲门、胃底、胃体、幽门四部分。

（3）小肠全长约6m，是消化道中最长的一段，由十二指肠、空肠和回肠构成。

（4）大肠全长1.5m，由盲肠、阑尾、结肠、直肠和肛管五部分组成。

2. **胃肠道的主要生理功能**　摄取、转运和消化饮食。

（二）肝脏的结构及生理功能

1. **肝脏的结构**　肝脏是人体内最大的实质性器官，也是最大的腺体，重

1200～1500g。入肝血流有肝动脉和门静脉，肝动脉占入肝血流的25%，血流中含氧丰富，是肝脏耗氧的主要来源；门静脉占入肝血流的75%，收集腹腔内脏器的血液，由肠系膜上、下静脉和脾静脉汇合而成，含有营养物质和有害物质，它们将在肝脏内进行物质代谢或被解毒。

2. 肝脏的生理功能　代谢功能、分泌功能、凝血作用、解毒作用、免疫功能、储备与再生功能。

二、专科临床知识应知应会

（一）常见病的中西医诊断

消化科常见中西医诊断见表4-6。

表4-6　消化科常见中西医诊断

中医诊断	西医诊断
胃脘痛	急性胃炎、慢性胃炎、消化性溃疡
痢疾	溃疡性结肠炎、细菌性痢疾、阿米巴痢疾
胁痛	急性胆囊炎、慢性胆囊炎、胆石症
血证	肝硬化门脉高压、胃及十二指肠溃疡

（二）消化道出血量的评估

1. 大便潜血试验阳性者提示出血量在5mL以上。

2. 出现黑便提示出血量在50～70mL。

3. 呕血者提示出血量大约为250～300mL。

4. 出血量超过1000mL就会出现急性循环衰竭的表现。

三、常用药物及其使用注意

（一）抑酸药物

1. 种类　H_2受体拮抗药（替丁类）、质子泵抑制药（拉唑类）、抗M胆碱药（西平类）。

2. 注意事项　应餐前30分钟服用，勿随意增减用量。

（二）胃肠解痉药物

1. 种类　M胆碱受体阻滞药、外周抗胆碱药、抗M胆碱药、钙拮抗药、胃肠解痉药。

2. 注意事项　服药时应整片以水吞服，不宜研碎或嚼碎服用，餐前30分钟服用，勿随意增减用量。

（三）促动力药物

1. 种类 外周性 DA 受体拮抗药、拮抗多巴胺 D_2 受体兼有 $5-HT_4$ 受体激动药、$5-HT_4$ 受体激动药、强效选择性 $5-HT_4$ 受体激动药。

2. 注意事项 应餐前 30 分钟或睡前服用，勿随意增减用量。

四、专科检查及其护理要点

（一）胃镜检查

1. 适应证

（1）凡是有上腹部不适怀疑有食管及胃、十二指肠疾病，经过检查不能确诊者。

（2）X 线检查发现溃疡、肿物及其他病变不能明确者。

（3）急性上消化道出血及慢性原因不明的失血。

（4）各种食管、胃等疾病的随诊，如慢性萎缩性胃炎、胃大部切除术后，消化性溃疡病的药物治疗后等。

（5）胃内异物的取出，如胃石、义齿或其他异物。

2. 禁忌证

（1）严重的心脏病，如严重的心律失常、急性心肌梗死及心肌梗死后恢复期、重度心力衰竭，未控制的严重高血压（血压≥180/120mmHg）。

（2）严重的肺部疾病，如哮喘、呼吸衰竭不能平卧。

（3）有精神疾患不能配合者。

（4）食管、胃、十二指肠穿孔的急性期。

（5）急性重症咽喉部疾患内镜不能插入者。

（6）腐蚀性食管损伤的急性期。

3. 护理要点

（1）解释手术的目的、方法及术中配合事项。

（2）指导禁食、禁水 6~8 小时。

（3）胃潴留者检查前应洗胃或胃肠减压。

（4）曾做 X 线钡餐造影者 3 天内不宜做胃镜检查。

（5）指导患者检查 2 小时后方可进水、进食，活检者当日应进食温凉流质或半流质饮食，未活检者进食软食。

（6）检查后观察有无腹痛、腹胀，粪便的颜色、性状及量，有异常时协助医师处理。

（二）结肠镜检查

1. 适应证

（1）原因不明的下消化道出血、便血。

（2）原因不明的慢性腹泻、黏液便、脓血便。

（3）顽固性便秘、排便不畅感、排便习惯改变和不明原因的大便形态改变。

（4）疑为大肠病变引起的腹痛和腹部包块。

（5）钡灌肠检查怀疑有异常，需要进一步确诊。

（6）对已确诊的大肠病变和结肠手术后要随诊观察。

（7）在术中行结肠镜检查有助于确定病变的范围和部位，从而有助于决定手术的方式。

（8）结肠镜下的治疗，如息肉摘除、止血、早期肿瘤的治疗，结肠扭转和肠套叠的复位等。

2. 禁忌证

（1）严重的心肺功能不全。

（2）严重的高血压、脑供血不足、冠状动脉功能不全、明显的心律失常者。

（3）腹膜炎和中毒性急性消化道炎症，如中毒性痢疾、重型溃疡性结肠炎，尤其是严重的低蛋白血症者，易引起肠穿孔。

（4）急性消化道大出血、肠道积血过多，妨碍观察者。

（5）近期进行胃肠道或盆腔手术及放射治疗者。

（6）由于手术及炎症，致使腹腔内粘连或形成硬性扭曲时，不勉强检查。

（7）肠道有狭窄时，对狭窄以上的肠管不勉强进镜。肛门狭窄及肛门急性炎症时不宜检查。

（8）精神疾病患者或不愿进行检查者。

（9）女性妊娠或者月经期。

3. 护理要点

（1）检查前3天只能进食大米粥（可放糖或盐、酱豆腐），软米饭、馒头、水。检查当天早晨禁食。

（2）检查前7天停止服用抗凝药。如需服用降压药的患者，请于检查当天清晨5：00，用一口水服药。

（3）为防止低血糖请备好糖或巧克力。

（4）遵医嘱，检查前3天开始番泻叶代茶饮，每日排4~5次大便。

（5）根据检查时间口服泻药。检查前1天晚19：00喝复方聚乙二醇电解质散（Ⅳ）3盒，每盒配水750mL，3盒共配水2250mL，1小时内喝完。检查当天5：00按要求喝复方聚乙二醇电解质散（Ⅳ）3盒，每盒配水750mL，3盒共配水2250mL，1小时内喝完。服药期间不要平卧，尽量多走动，可同时轻揉肚子增加肠蠕动，促进粪便排出。

（6）无痛肠镜检查前禁食时间>6小时，禁水>4小时。

（7）女性患者应避开月经期。

（8）肠道准备的标准为排便呈清水样、透明、无渣。

五、常见病的中医特色护理

（一）溃疡性结肠炎

1. 特色护理

（1）内服中药：中药宜餐后1小时服用，药渣不服。

（2）特色技术：中药保留灌肠、耳穴贴压、艾灸、中药坐浴。

2. 健康教育

（1）生活起居：保持室内空气新鲜，定时通风，维持适宜的温湿度。急性发作期或有活动性病变者应绝对卧床休息，其他病例也应休息，注意劳逸结合。

（2）饮食指导：一般患者给予易消化、软质、少纤维素、富于营养的饮食，保证每日摄入所需热量。避免食用刺激性食物或牛奶、乳制品，避免饮用含咖啡因的饮料，以减少对胃肠道的刺激。急性发作期应给予高营养、无渣饮食，也可用全胃肠外营养治疗，使肠道获得充分休息，以利于减轻炎症，控制症状。

（3）情志调护：由于本病病程较长，患者往往精神紧张，易出现焦虑、抑郁，因此护士对患者的病情应有全面了解，怀有同理心并理解患者的疾苦，鼓励患者说出内心的压抑，帮助患者消除顾虑，减轻其心理负担。

（4）运动指导

①根据病情严格掌握活动量，以不感到劳累和诱发腹痛为原则，餐后避免剧烈运动，起床和如厕时动作宜慢，防止直立性低血压而晕倒损伤。

②轻者可以适当进行体育锻炼，如散步、打太极拳等，防止劳累。

（二）胆石症

1. 特色护理

（1）内服中药

①肝郁脾虚证者的中药宜温服，恶心呕吐者宜浓煎频服，湿热证者宜凉服。

②服用含有大黄成分的中成药后，要注意观察大便的次数及性质，尤其关注年老体弱的患者。

（2）特色技术：穴位贴敷、耳穴贴压、穴位按摩。

2. 健康教育

（1）生活起居：病室安静、整洁、空气清新，温湿度适宜；急性发作时宜卧床休息。

（2）饮食指导

①肝胆郁滞证：宜食疏肝利胆的食品，如苦瓜、芹菜、白菜、丝瓜等，忌食壅阻气机的食品，如豆类、红薯、南瓜等。

②肝胆湿热证：宜食清热利湿的食品，如薏苡仁、黄瓜、芹菜、冬瓜等。

③气滞血瘀证：宜食疏肝理气，活血祛瘀的食品，如山楂、大枣等。

④肝郁脾虚证：宜食疏肝健脾的食品，如莲藕、山药等。

⑤胆腑郁热证：宜食清热泻火的食品，如冬瓜、苦瓜，菊花泡茶饮等。

（3）情志调护

①多与患者沟通，了解其心理状态，指导其保持乐观情绪。

②指导患者采用移情相制疗法，转移其注意力。针对患者焦虑或抑郁的情绪变化，可采用暗示疗法或顺情从欲法。

③鼓励家属多陪伴患者，给予患者心理支持。指导患者和家属了解本病的相关知识，掌握控制疼痛的简单方法，如深呼吸、全身肌肉放松、听音乐等。

④鼓励病友间多沟通，交流疾病防治经验，提高认识，增强治疗信心。

（4）运动指导：避免劳累，保持定期适量的体育运动，以及合适的体重。

六、常用专科护理知识

三腔二囊管的护理要点

1. 三腔二囊管仅适用于食管、胃底静脉曲张破裂大出血者压迫止血。有严重冠心病、高血压、心功能不全者慎用。

2. 胃气囊压力 40～50mmHg、食管气囊压力 30～40mmHg。

3. 置管时间不超过 72 小时，若出血未止，适当延长压迫时间。

4. 每 12～24 小时气囊放气 1 次，每次 15～30 分钟，放气过程中若再次出血，则立即注气压迫。

5. 及时清除口鼻腔分泌物，必要时床边备吸引器。

6. 出血停止后放松牵引，放气 24 小时观察有无出血，无出血者口服石蜡油 15～20mL，然后抽尽双囊气体，缓缓将三腔二囊管拔出。

第五节 脑病内科专科知识

一、解剖结构及生理功能

（一）脑干的组成及功能

脑干自上而下由脑、脑桥和延髓组成。

1. 生命中枢 延髓内侧为呼吸中枢，外侧为血管运动中枢，背外侧有呕吐中枢；脑桥有呃逆中枢。因此当脑干有严重损害，特别是延髓损害时多可导致呼吸、心脏骤停。

2. 传导功能 一方面将脊髓及周围的感觉传导至中枢，另一方面又将大脑皮质的兴奋性经脑干传导至脊髓和由脑神经支配的效应器官。

3. 睡眠与觉醒 脑干网状结构激活系统促使皮层兴奋，保持觉醒；其抑制系统保持睡眠，并控制睡眠与觉醒的交替节律，保持正常睡眠与觉醒。

（二）颅内 12 对脑神经及功能

1. 第 I 对颅神经（嗅神经） 主要功能为控制嗅觉。

2. 第 II 对颅神经（视神经） 主要功能为控制视觉。

3. 第 III 对颅神经（动眼神经） 主要功能是上提眼睑，使眼球向上、下、内运动，收缩瞳孔括约肌。

4. 第 IV 对颅神经（滑车神经） 主要功能使眼球向下、向外运动。

5. 第 V 对颅神经（三叉神经） 损伤时可出现头面部皮肤、口、鼻腔黏膜、牙及牙龈等部位感觉障碍，角膜反射消失，咀嚼肌瘫痪、萎缩至张口时下颌偏向患侧。

6. 第 VI 对颅神经（外展神经） 主要功能为眼球外展。

7. 第 VII 对颅神经（面神经） 损伤时最主要临床表现为面肌瘫痪。

8. 第 VIII 对颅神经（听神经） 包括蜗神经和前庭神经，蜗神经主要功能为听觉，前庭神经主要功能为维持身体平衡运动。

9. 第 IX 对颅神经（舌咽神经） 损伤时可出现腮腺分泌物障碍，咽后与舌后 1/3 感觉障碍，咽反射消失，舌后 1/3 味觉消失。

10. 第 X 对颅神经（迷走神经） 损伤时可出现发音困难、声音嘶哑、呛咳、吞咽困难，心动过速及内脏活动障碍。

11. 第 XI 对颅神经（副神经） 损伤时可出现胸锁乳突肌瘫痪、斜方肌瘫痪。

12. 第 XII 对颅神经（舌下神经） 损伤时可出现舌肌瘫痪、萎缩，伸舌时舌尖偏向患侧。

记忆口诀：一嗅二视三动眼，四滑五叉六外展，七面八听九舌咽，迷走副和舌下全。

二、专科临床知识应知应会

（一）常见病的中西医诊断

脑病常见病的中西医诊断见表 4 - 7。

表 4 - 7　脑病常见病的中西医诊断

中医诊断	西医诊断
中风病	脑梗死
老年呆病	老年期痴呆

（二）失语症的分类

1. 运动性失语 又称表达性失语，患者能够理解他人言语，能发音，但言语产生困难，或不能言语，用词错误，或不能说出连贯的句子而呈电报式语言。患者能理解书面文字，但不能读出或错读。

2. 感觉性失语 患者听力正常，但不能理解他人或自己的言语。不能对他人的提问或指令做出正确反应。自己言语流利，但用词错误或零乱，缺乏逻辑，令人难以理解。

3. 命名性失语 患者对语言理解正常，自己言语和言语复述较流利，但对物体命名发生障碍，能复述某物的形状和用途，也能对他人称呼该物的名称对错做出正确判断，但自己不能说出该物名称。

4. 失写症 患者手部运动正常，但丧失书写能力。写出的内容语意、语法错误。若抄写能力保留，多合并运动性和感觉性失语。

5. 失读症 患者无失明，但不能识别书面文字，不能理解文字的意义。

（三）脑膜刺激征

1. 定义 是指软脑膜和蛛网膜的炎症或蛛网膜下腔出血，使脊神经根受到刺激，导致其支配的肌肉反射性痉挛，从而产生一系列阳性体征，统称"脑膜刺激征"。

2. 临床表现

（1）颈项强直：嘱患者仰卧，用手轻托患者的枕部并被动前屈，如下颏不能触及胸骨柄且有阻力，提示有颈项强直。

（2）凯尔尼格征：患者仰卧，托起一侧大腿，使髋、膝关节分别屈曲成直角，随后一手固定膝关节，另一手握住足跟，将小腿缓缓抬起，伸膝关节，若膝部伸直困难，其大、小腿间夹角不到135°就出现抵抗，并伴有大腿后侧及腘窝部疼痛者为阳性。

（3）布鲁津斯基征：患者仰卧，双下肢自然伸直。使其颈部前屈时发生双侧髋、膝关节屈曲为阳性。

（四）正常及病理性脑脊液的特征

1. 正常　无色透明。
2. 红色　蛛网膜下腔出血。
3. 绿色　铜绿假单胞菌、肺炎球菌感染。
4. 黄色　陈旧出血，黄疸。
5. 褐色　中枢神经系统黑色素肉瘤。
6. 白细胞　化脓性脑膜炎。
7. 毛玻璃样　结核性脑膜炎。

（五）肌力的分级

1. 0 级　肌肉无任何收缩现象（完全瘫痪）。
2. 1 级　肌肉可轻微收缩，但不能活动关节，仅在触摸肌肉时可感觉到。
3. 2 级　肌肉收缩可引起关节运动，但不能对抗地心引力，肢体不能抬离床面。
4. 3 级　肢体能抬离床面，但不能对抗阻力。
5. 4 级　能做对抗阻力的活动，但较正常差。
6. 5 级　正常肌力。

（六）洼田饮水试验分级

患者饮用 30mL 水，参照洼田饮水试验评估的判断标准，如患者评级在 3 级以上，进行鼻饲饮食。如患者或家属拒绝鼻饲饮食，请言语治疗师会诊后给出相关饮食指导意见。洼田饮水试验分级如下。

1. Ⅰ级　5 秒钟内一次饮完，无呛咳、停顿，评价为正常。
2. Ⅱ级　5～10 秒钟内分两次饮完，无呛咳、停顿，评价为可疑。

3. Ⅲ级　5～10 秒钟一次饮完，但有呛咳，评价为异常。

4. Ⅳ级　5～10 秒钟分两次饮完，但有呛咳，评价为异常。

5. Ⅴ级　10 秒钟以上全部饮完有困难，屡屡呛咳，评价为异常。

三、常用药物及其使用注意

（一）溶解血栓药

1. 遵医嘱按时按量用药。

2. 定期评估神经功能。静脉输入溶栓药物过程中每 15 分钟评估一次。随后的 6 小时内每 30 分钟一次，之后每 60 分钟一次，直至 24 小时。

3. 如有严重头痛、恶心或呕吐、急性血压增高，则立即停止给予溶栓药物，并紧急做脑 CT 检查。

4. 严密监测血压。2 小时内每 15 分钟测量一次，随后 6 小时内每 30 分钟测量一次，之后每 60 分钟测量一次，直至 24 小时。如收缩压≥185mmHg 或者舒张压≥105mmHg，应增加检查次数。

5. 24 小时内不用抗凝、抗血小板药，24 小时后方可考虑使用阿司匹林。

6. 为防止损伤与出血，24 小时内避免留置胃管，用药后 30 分钟内避免留置尿管。

（二）改善脑功能和代谢药物

1. 在用药过程中密切观察患者血压情况，防止发生体位性低血压而跌倒受伤。

2. 服药后观察患者反应，如发生头晕、头痛，及时通知医生对症处理。

四、常见病的中医特色护理

（一）脑梗死

1. 特色护理

（1）内服中药
①根据药物的性能、功效、病情遵医嘱选择适宜的服药时间。
②清热解表宜饭前 1 小时，泻下药宜饭前服。

（2）特色技术：中药熏洗、耳穴贴压、隔物灸、蜡疗、穴位贴敷、中药湿热敷、拔火罐、中药灌肠。

2. 健康教育

（1）生活起居

①病室宜安静、整洁、光线柔和，避免噪声、强光等一切不良刺激。

②指导患者起居有常，慎避外邪，保持大便通畅，养成定时排便的习惯，勿努挣。

③注意安全，防止呛咳窒息、防跌倒坠床、防烫伤等意外。做好健康教育，增强患者及家属的防范意识。

（2）饮食指导：昏迷或吞咽困难者，根据病情予禁食或鼻饲喂服，以补充足够的水分及富有营养的流食，如米汤、匀浆膳、混合奶等，饮食忌肥甘厚腻等生湿助火之品。

（3）情志调护

①关心尊重患者，多与患者沟通，了解其心理状态，及时予以心理疏导。

②解除患者因突然得病而产生的恐惧、焦虑、悲观情绪。可采用释放、宣泄法排除焦躁、痛苦不良情绪。

③鼓励家属陪伴患者，给予情感支持。

④鼓励患者间相互交流治疗体会，提高认知，增强治疗信心。

（4）康复指导

1）肢体功能位的摆放：最常见的有仰卧位、健侧卧位、患侧卧位3种姿势。

①仰卧位：患侧上肢、肩胛骨尽量向前伸、往上提，在肩胛骨下面垫个软垫；肩关节向外展与身体成45°；肘关节、腕关节伸展，掌心向上；手指伸展略分开，拇指外展。患侧下肢，在腰和髋部下垫一软垫，髋关节稍向内旋；膝关节稍弯曲，膝下垫一小枕以保持患膝稍屈，足尖向上。

②健侧卧位：患侧上肢、肩向前伸，肘和腕关节保持伸展，腋下垫一软枕，使肩和上肢保持外展。患侧下肢、髋略屈，向前挺，屈膝，稍稍被动背屈踝关节。健侧肢体可以自然放置。

③患侧卧位：患侧上肢、肩向前伸，前臂往后旋，使肘和腕伸展，手掌向上，手指伸开。健侧下肢在前，患肢在后，患侧屈膝，稍稍被动背屈踝关节。

2）语言功能康复

①语言训练的时间：语言障碍恢复最明显的时间，轻度在病后2周内，中度在6周内，重度在10周内，一年后语言功能的自然改善已近消失。

②语言训练的注意事项：应首先评估患者语言障碍的类型及程度，提出训练方案，在尊重患者的前提下，由简到繁、循序渐进地与患者交谈。

③语言训练的方法

A. 听力理解障碍的康复训练：观察训练者发音时口唇动作与声音的联系，并配以物或图，以达到理解的目的。连续性训练是听力理解障碍锻炼的一种形式，其方法就是让患者听前半句，再说出后半句。护士应多与患者进行日常生活用语交流，对患者多表扬，使患者树立战胜疾病的信心。

B. 文字理解力的康复训练：让患者看物或画，或以指字复述的方式进行朗读训练。如患者吃饭时，患者听不懂"吃饭"两字的意思，这时可出示"吃饭"的卡片让患者看，并给患者做吃饭的动作，然后把饭送给患者。

C. 言语表达训练：进行文字理解训练之后，开始言语表达能力的训练。护士用词卡或图片教会患者基本的语法结构，然后让患者说出完整的语句，教导的语句多为日常用语，逐渐增加句子的长度和复杂性，同时要进行声调和语调的训练。

D. 书写训练：书写训练包括抄写、默写、听写训练。护士先安排患者做抄写训练，继而增加语句的长度和难度。默写前先让患者看卡片数秒，然后翻转卡片，让患者根据记忆将其写出，接着默写词组和句子。使患者由随意书写过渡到自发书写训练。

E. 计算能力训练：护士可根据患者现有的计算能力，结合其日常生活，由加、减、乘、除等简单运算开始逐渐增加计算难度。

F. 复述训练：复述单词时先进行听觉训练，图片与对应文字的卡片相配，然后出示一组卡片，边听、边看图、边识字，反复听10次，然后复述。复述句子和短文时可用已熟悉的字词，同其他词语组合成简单的句子或短文，反复练习。

（二）痴呆

1. 特色护理

（1）内服中药

①根据药物的性能、功效、病情遵医嘱选择适宜的服药时间。

②消食化积药宜餐后服用，安神药宜睡前服。

（2）特色技术：中药熏洗、耳穴贴压、隔物灸、蜡疗、穴位贴敷、中药灌肠。

2. 健康教育

（1）生活起居：加强生活护理及智能训练，养成有规律的生活习惯。对卧床和生活不能自理的患者加强生活护理。将患者熟悉的物品定位摆放，有利于加强记忆。

（2）饮食指导：满足营养需要，提供软质或流质且高热量高蛋白饮食。注意患者水分摄入及电解质的平衡。调节饮食，饮食以滋补肝肾、填髓健脑的中药和食物为主。如枸杞子、黄芪、茯苓、莲子、山药、胡麻仁、核桃、紫菜、海带、大枣、百合、桑椹、赤小豆等。

（3）情志调护：对有收藏废物、脏物习惯的患者耐心劝阻，经常检查；对吸烟的患者应劝其戒烟，必要时有专人陪护；对孤独、行为退缩的患者，组织其参加简单的娱乐活动，适宜的文化活动；对有听觉、认知障碍的患者，加强有效沟通，要耐心、细致，说话态度和蔼，宜简短，语速要缓慢。

（4）运动指导：对老年体弱、步态不稳的患者，防止摔伤等意外发生；专人陪护，及时采取预防措施，防止患者自伤或伤人。

五、常用专科护理知识

腰椎穿刺脑脊液检查的适应证、禁忌证与穿刺后护理

1. 适应证 脑炎、脑膜炎、脑膜癌的鉴别诊断，脊髓造影，鞘内药物治疗，怀疑颅压高。

2. 禁忌证 颅压明显增高、穿刺部位有化脓感染灶、出血倾向、开放性颅脑损伤。

3. 腰椎穿刺后的护理

（1）嘱患者去枕平卧 4~6 小时。颅内压高者平卧 12~24 小时，告知患者卧床期间不可抬高头部，但可适当转动身体。

（2）密切观察患者神志、瞳孔、生命体征变化，观察患者有无头痛、恶心、腰背痛，有无脑疝及感染等穿刺后并发症。有异常及时通知医师。

（3）注意观察伤口有无渗液与渗出液性质、颜色及量，保持局部敷料干燥，24 小时内不宜淋浴。

（4）为清醒患者提供便器，做好各项生活护理。

第六节 血液科专科知识

一、解剖结构及生理功能

（一）脾脏的结构及生理功能

1. 脾脏的结构 由红髓、白髓及边缘区构成，大部分为红髓，白髓为灰白色小点，稀疏分布于红髓中，边缘区围绕着白髓，与红髓之间无明显界限。

2. 脾脏的生理功能　免疫功能、过滤功能、铁的再利用、储存功能、血容量的调节、造血功能。

（二）骨髓的结构及生理功能

1. 骨髓的结构　由神经、血管、基质细胞等组成，期间充以各种造血细胞。

2. 骨髓的生理功能　造血、防御功能、免疫功能、创伤修复及成骨作用。

（三）淋巴结的结构及生理功能

1. 淋巴结的结构　一般结构、皮质、髓质、淋巴管及血管。

2. 淋巴结的生理功能　过滤淋巴液、免疫防御功能。

二、专科临床知识应知应会

（一）常见病的中西医诊断

血液科常见病的中西医诊断见表4-8。

表4-8　血液科常见病的中西医诊断

中医诊断	西医诊断
虚劳	再生障碍性贫血、骨髓增生异常综合征、多发性骨髓瘤
血证	急性非淋巴（髓）细胞白血病、原始免疫性血小板减少症

（二）成分输血的注意事项

1. 分输血过程中易出现越输越慢的现象。这是由于红细胞制品，如红细胞悬液、少白细胞的红细胞、洗涤红细胞、冰冻红细胞等，在制备时往往将红细胞悬浮于0.9%氯化钠注射液或添加液中，红细胞比重较大，输注一段时间后红细胞便沉淀于血袋的下部，造成血液黏稠度过大而导致滴速变慢。输红细胞制品前应将血袋轻轻反复颠倒数次使红细胞混匀再输注。必要时在输注过程中也要不时轻轻摇动血袋，使红细胞悬起以防沉淀。若已出现滴注不畅，则可将0.9%氯化钠注射液30～50mL通过Y型管注入血袋内加以稀释，并混匀。

2. 输血小板前应轻摇血袋，使血小板悬起。切忌粗鲁摇动，以防血小板损伤；血小板摇匀而出现云雾状为合格，无云雾状为不合格，如果有细小凝块可用手指隔袋轻轻捏散。血小板的功能随保存时间的延长而降低，故从血库取来的血小板应尽快输用，用输血器以患者可以耐受的最快速度输入，以迅速达到止血效果；若因故（如患者正高热）未能及时输用，应置于常温下，每隔 10 分钟左右轻轻摇动血袋，防止血小板凝集，不能放入冰箱冷藏。

3. 新鲜冰冻血浆肉眼观察为淡黄色的半透明液体，如果颜色异常或有凝块则不能输用；融化后的新鲜冰冻血浆应尽快用输血器输入，以免血浆蛋白变性或不稳定的凝血因子丧失活性；融化后的新鲜冰冻血浆因故未能及时输用，可置于 4℃ 冰箱暂时保存，但不得超过 24 小时，更不可再冰冻保存。

（三）溶血试验检查项目

1. **血标本** 包括酸溶血试验、抗人球蛋白试验、蔗糖水试验。
2. **尿标本** 尿含铁血黄素定性试验（留取晨尿）。

三、常用药物及其使用注意

（一）细胞毒性药物

1. **种类** 生物碱类、代谢类、抗生素类、烷化剂类、铂剂类。
2. **注意事项** 密切观察有无不良反应，如骨髓抑制反应、胃肠道反应、神经毒性反应、肾毒性反应、心脏毒性反应、肺毒性反应、肝毒性反应及药物过敏反应。由于此类药物在本身特性、人体危害性、职业防护等方面有别于其他药物，因此对于细胞毒性药物的配置操作须作严格的规定。通过静脉药物配置中心的规范操作，可以减轻细胞毒性药物对人体的危害，做好职业防护。

（二）白血病细胞分化诱导剂

1. **种类** 诱导分化类、定向分化类、全反式维 A 酸。
2. **注意事项** 密切观察不良反应，如厌食、恶心、呕吐、头痛、关节痛、肝损害、皮炎等，可致畸，孕妇禁用。

（三）血管生成抑制剂

1. **种类** 内皮抑制剂、其他抑制因子。
2. **注意事项** 注药过程中感觉疼痛或有异常感觉者，不可勉强忍受，以免因药物对局部的强刺激性或不慎药液渗出引起并发症。

（四）血液肿瘤靶向治疗药物

1. **种类** 单抗类靶向药物、小分子化合物类靶向药物。
2. **注意事项** 注药后 24 小时内最好不要洗热水澡，如果局部皮肤有反应或疼痛，可进行冰敷、局部皮肤涂擦氢化可的松尿素软膏、喜疗妥软膏等，必要时护士会进行局部封闭等处理，严禁局部热敷。

四、专科检查及其护理要点

骨髓穿刺术是采取骨髓液的一种常用诊断技术，其检查内容包括细胞学、原虫和细菌学等。适用于各种血液病的诊断、鉴别诊断及治疗随访；不明原因的红细胞、白细胞、血小板数量增多或减少及形态学异常；不明原因发热的诊断与鉴别诊断，可作骨髓培养、骨髓涂片找寄生虫等。

（一）适应证

1. 各种原因所致的贫血和各类型的白血病、血小板减少性紫癜、多发性骨髓瘤、转移瘤、骨髓发育异常综合征、骨髓纤维化、恶性组织细胞病等。

2. 某些寄生虫病，如疟疾、黑热病等。

3. 长期发热，肝、脾、淋巴结肿大均可行骨髓穿刺检查，以明确诊断。

4. 骨髓穿刺又可观察某些疾病的疗效。

（二）禁忌证

1. 严重出血的血友病禁做骨髓穿刺。有出血倾向或凝血时间明显延长者不宜做骨髓穿刺，但为明确诊断疾病也可进行，穿刺后必须局部压迫止血 5 ~ 10 分钟。

2. 晚期妊娠的妇女慎做骨髓穿刺，小儿及不合作者不宜做胸骨穿刺。

（三）护理要点

1. 止血　一般以压迫止血为主。

2. 卧床休息　检查后，穿刺局部会有轻微疼痛，患者可卧床休息 30 分钟，限制肢体活动，即可恢复正常。

3. 防止感染　穿刺时，局部组织经过严格消毒。保持穿刺局部皮肤的清洁、干燥，覆盖的纱布被血或汗打湿后，要及时更换。针孔出现红、肿、热、痛时，可用 2% 碘酊或 0.5% 碘伏等涂擦局部，每天 3 ~ 4 次，3 天后可将敷料取下，若伴有全身发热，应与医生联系，根据病情适当选用抗生素。

五、常见病的中医特色护理

（一）急性非淋巴（髓）细胞白血病

1. 特色护理

（1）内服中药：补益中药宜空腹温服。

（2）特色技术：耳穴贴压、穴位贴敷、中药湿敷、隔物灸、中药离子导入。

2. 健康教育

（1）生活起居

①病室安静整洁，定时开窗通风。

②保证充分的休息，限制陪住和探视，重症患者卧床休息，粒细胞缺乏（$<0.5 \times 10^9$/L）的患者实行保护性隔离。

③建立良好的生活习惯，保持口腔清洁，经常漱口，用软毛牙刷刷牙，避免挖鼻孔、用力擤鼻涕等。

④保持大便通畅，便后用温水清洗肛周，女性患者注意经期卫生。

⑤洗浴用水不宜过热，不可用力搔抓皮肤，保持皮肤清洁。

（2）饮食指导

①邪盛正虚证：宜食益气养阴的食品，如银耳、山药、莲子等；忌食寒凉冰冷的食品，如海鲜、绿豆等。

②邪热炽盛证：宜食清热解毒的食品，如冬瓜、绿豆、竹笋等；忌食温热辛辣的食品，如羊肉、辣椒等。

③痰瘀互结证：宜食祛瘀化痰的食品，可选用杏仁、白萝卜、陈皮等；忌食肥甘厚腻的食品，如肥肉、奶油等。

④发热患者多饮水或果汁，如西瓜汁、梨汁、橘汁或用鲜芦根煎汤代茶饮。汗出较多者，可适量饮用淡盐水，脾胃虚寒者慎用。

⑤贫血患者宜食富含铁的食品，如豌豆、黑豆、芝麻酱、蛋黄、血豆腐、猪肝等。有出血倾向患者避免食用坚硬或带骨刺的食品，如坚果、排骨、鱼虾等。

（3）情志调护

①向患者及家属讲解疾病的相关知识，如发病诱因、治疗方法及化疗时注意事项等，使患者正确面对疾病，积极配合治疗和护理。

②指导患者宜平淡静志，避免七情过激和外界不良刺激，可采用移情疗法、暗示疗法等，及时发泄抑郁情绪，化郁为畅。

③定期组织病友会，患者通过沟通交流，树立战胜疾病的信心。

（4）运动指导：指导患者适度活动，避免磕碰、外伤，根据病情严格控制活动量。

（二）免疫性血小板减少症

1. 特色护理

（1）内服中药：中药汤剂宜偏凉服用，应与西药间隔30分钟左右。

（2）特色技术：中药泡洗、中药湿敷、中药离子导入、耳穴贴压。

2. 健康教育

（1）生活起居

①病室安静整洁，温度适宜，床铺平整清洁，衣被柔软舒适，不揉搓皮肤，定时开窗通风。

②发热、出血者应绝对卧床休息。按时服药，切忌随意停药。注意保暖，随天气变化随时增减衣物，预防感冒。

（2）饮食指导：禁食坚果和冷硬、多刺食物，忌食辛辣、海腥发物和煎炸、炙烤、硬固之品。宜进食清淡富营养、易消化、润肠通便之品，保持大便通畅。

（3）情志调护：介绍本病知识，避免七情内伤，减轻紧张及恐惧心理，保持心态稳定，树立战胜疾病的信心。

（4）运动指导：注意锻炼身体，适当运动，不宜过劳，防磕碰。可选择慢步走、打太极拳、练气功等。

（三）骨髓增生异常综合征

1. 特色护理

（1）内服中药：肝肾阴亏、热毒炽盛者宜偏凉服用，气血两虚、脾肾阳虚、肾虚血瘀者宜温服，应与西药间隔30分钟左右。

（2）特色技术：中药离子导入、耳穴贴压、穴位贴敷、中药湿敷。

2. 健康教育

（1）生活起居

①病室安静整洁，空气新鲜，温度适宜，床铺平整清洁，衣被柔软舒适，不揉搓皮肤，定时开窗通风。

②定期修剪指甲，禁止抓挠皮肤，注意口腔、鼻腔卫生，用软毛牙刷刷牙，纠正剔牙缝、挖鼻孔等不良习惯。

③定期检查血常规，观察贫血情况及有无皮肤出血情况。按时服药，切忌随意停药，定期复查。

（2）饮食指导

①禁食坚果和烫硬、多刺食物，忌食鲜桃、蛋黄、韭菜等。

②忌食辛辣、海腥发物和煎炸、炙烤、硬固之品。禁烟、酒。

③宜进食高蛋白、高热量、高维生素、少渣易消化的饮食。

④呕血、便血时要禁食。

（3）情志调护：介绍本病知识，减轻患者紧张及恐惧心理，保持心态稳定，树立战胜疾病的信心。

（4）运动指导：注意锻炼身体，适当运动，不宜过劳，防磕碰。可选择慢步走、打太极拳、练气功等。

六、常用专科护理知识

鼻出血患者的应急处置：指压法是用 1% 麻黄碱、0.9% 氯化钠注射液或 0.1% 盐酸肾上腺素注射液（高血压患者忌用）浸湿棉球塞入鼻腔，手指捏两侧鼻翼，压迫鼻中隔前部 10~15 分钟，同时额部、颈部或枕部冷敷，促使血管收缩，减少出血。

第七节 风湿科专科知识

一、解剖结构及生理功能

（一）关节的解剖结构

1. 关节面表面覆盖软骨，称关节软骨。

2. 关节囊，为纤维结缔组织膜构成的囊，附着于关节面周缘及附近的骨面上。可分为内外两层，内层为滑膜，外层为纤维膜。

3. 关节腔为关节软骨和关节囊滑膜层共同围成的密闭腔隙。内含少量滑液，且为负压。

（二）生理功能

1. 移动功能　指一个骨关节面在另一个骨关节面上的滑动。

2. 屈和伸功能　指关节沿冠状轴进行的运动，运动时关节的两骨之间的角度变小称为屈；反之，角度增大称为伸。

3. 收和展功能　指关节沿矢状轴进行的运动。运动时骨向正中矢状面靠拢称为收；反之，远离正中矢状面称为展。

4. 旋转功能　指关节沿垂直轴进行的运动。

5. 环转功能　指关节上端在原位转动，下端则做圆周运动，运动时全骨描绘出一个圆锥形的运动轨迹。

二、专科临床知识应知应会

风湿科常见病中西医诊断见表 4-9。

表4-9　风湿科常见病中西医诊断

中医诊断	西医诊断
尪痹	类风湿关节炎
骨痹	骨关节病
大偻	强直性脊柱炎

三、常用药物及其使用注意

（一）种类

非甾体类抗炎药、糖皮质激素、慢性抗风湿药、生物制剂。

（二）注意事项

1. 非甾体类抗炎药　宜餐后服用，以减轻胃肠道不适，定期复查肝、肾功能。

2. 糖皮质激素类药物　必须严格遵医嘱服用，不能自行调节药物剂量和频次，定期测量骨密度，预防骨质疏松。

3. 慢性抗风湿药　宜餐后服用，以减轻胃肠道不适，定期复查肝功能，定期复查 X 线监测肺间质变化。

4. 生物制剂　可以增加结核发生的机会，有结核病史的患者绝对禁止使用。

四、专科检查及其护理要点

唇腺的活组织检查术，简称唇腺活检，是在局部麻醉下手术切取部分唇腺小叶活组织进行显微镜分析的病理检查。唇腺活检是诊断干燥综合征的重要客观指标之一，方法敏感而且特异。

（一）术前指导

1. 向患者讲解手术的目的、步骤、手术的安全性。手术微创化，创伤小，取材小如米粒，利用术后患者现身说法以消除恐惧、降低焦虑水平。

2. 做好口腔卫生，有口腔感染者，给予朵贝氏液漱口，真菌感染使用碳酸氢钠及制霉菌素液漱口。有义齿者注意义齿的消毒，同时让患者适当多饮水，以保持口腔湿润。

（二）术后指导

1. 疼痛护理　术后24小时给予冰袋局部冷敷，部分患者不能耐受冷敷，给予生理盐水或朵贝氏液含漱，必要时给予利多卡因稀释液含漱。

2. 饮食护理 术后 24 小时嘱患者进温凉柔软饮食，如流质或半流质饮食。术后 2～3 小时，因麻醉药物作用尚未消失，不能进食或说话；术后 4 小时内不能进食固体食物。症状缓解后，可根据病情选择柔软、清淡、易消化、营养丰富食物，少食多餐，避免辛辣刺激性食物。

3. 预防感染及生活指导 指导或协助患者保持口腔卫生，如有口腔感染及时就诊口腔科。

五、常见病的中医特色护理

（一）类风湿关节炎

1. 特色护理

（1）内服中药

①寒湿痹阻证患者中药汤剂宜温服，湿热痹阻证患者中药汤剂宜常温服。

②寒证无酒精过敏史患者可适当服用药酒。

（2）特色技术：穴位贴敷、中药泡洗、中药熏蒸、艾条灸、穴位按摩、中药蜡疗、中药膏摩。

2. 健康教育

（1）生活起居

①居室环境宜温暖向阳、通风、干燥，避免寒冷刺激。

②避免小关节长时间负重，避免不良姿势。

③每日适当晒太阳，用温水洗漱，坚持热水疱足。

（2）饮食指导

①风湿痹阻证：宜食祛风除湿、通络止痛的食品，如薏仁粥、葱豉汤。

②寒湿痹阻证：宜食温经散寒、祛湿通络的食品，如红枣山药粥、黄酒烧牛肉等。

③湿热痹阻证：宜食清热祛湿的食品，如丝瓜绿豆汤、冬瓜薏仁汤。

④痰瘀痹阻证：宜食活血化瘀的食品，如薏苡仁桃仁汤、山芋薏仁粥等。

⑤气血两虚证：宜食补益气血的食品，如大枣山药粥、乌鸡汤。

⑥肝肾不足证：宜食补益肝肾的食品，如山药芝麻糊、枸杞鸭汤等。

（3）情志调护

①多与患者沟通，了解其心理状态，及时给予心理疏导，同时鼓励患者与他人多交流。

②鼓励家属多陪伴患者，给予情感支持。

（4）运动指导

①保持关节的功能位，并在医护人员指导下做康复运动，活动量应循序渐进，避免突然剧烈活动。

②病情稳定后，可借助各种简单工具与器械，进行关节功能锻炼，如捏核桃、握力器、手指关节操等，锻炼手指关节功能；空蹬自行车，锻炼膝关节；踝关节屈伸运动等。逐步可进行太极拳、八段锦、气功等锻炼。

（二）强直性脊柱炎

1. 特色护理

（1）内服中药

①寒湿痹阻证患者中药汤剂宜温服，湿热痹阻证患者中药汤剂宜常温服。

②注意观察服药后的效果及反应，如出现胃肠道不适（纳呆、厌食、腹痛）、头痛、水肿等症状，应及时报告医生。

（2）特色技术：穴位贴敷、中药泡洗、中药熏蒸、艾条灸、穴位按摩、中药蜡疗、中药膏摩。

2. 健康教育

（1）生活起居

①患者早期要关节功能锻炼与卧床休息相结合，背靠木椅挺直腰背坐立，必要时酌情挺直腰背站立或活动。

②休息时以睡硬板床为宜，采取低枕、直立（仰卧或俯卧）睡眠为佳，以免脊柱和颈椎变形，重症患者须卧床休息。

③生活不能自理的卧床患者，要经常帮助其活动肢体，适时更换卧位，受压部位用软垫保护，防止发生压疮。

（2）饮食指导

①肝肾亏虚证：宜食补益肝肾，强筋健骨的食品，如黑豆、黑芝麻、羊肉、韭菜等。

②寒湿痹阻证：宜食温经散寒的食品，如薏苡仁、韭菜、羊肉、干姜等，忌生冷食品。

③湿热阻络证：宜食清热利湿通络的食品，如丝瓜、冬瓜、赤小豆、玉米须，忌食辛辣、肥甘、醇酒等食品，鼓励多饮水。

④痰瘀互结证：宜食化痰祛瘀的食品，如萝卜、山楂等，忌肥甘厚腻等生痰生湿的食品。

（3）情志调护

①多与患者沟通，了解其心理状态，及时给予心理疏导，鼓励患者与他

人多交流。

②鼓励家属多陪伴患者，给予情感支持。

（4）运动指导

①适当休息，自主运动，以免加重关节僵直和肌肉萎缩。坚持做扩胸、深呼吸、脊柱运动等，多参加日常活动，以防止发生关节强直。

②患者站立或坐位时，应尽量挺胸收腹，双眼平视前方。

③坐木椅，不宜在沙发坐卧。坐位时保持胸部直立，以舒适为度。

④睡觉时宜睡硬板床，多取仰卧位。忌用高枕或不垫枕。

六、常用专科护理知识

（一）痛风性关节炎日常生活注意事项

1. 保持心情愉快，避免情绪紧张，生活要规律，肥胖者减轻体重。

2. 严格控制饮食，避免进食高嘌呤食物，勿饮酒，每天饮水至少2000mL，有助于尿酸经尿液排出。

3. 定期且适度运动，掌握保护关节的技巧。

（1）运动后疼痛超过1~2小时，应暂停此项运动。

（2）使用大块肌肉，如能用肩部负重者不选择手提，能用手臂者不选择手指。

（3）交替完成轻、重工作，避免长时间持续进行重体力工作。

（4）经常改变姿势，保持受累关节舒适，若有局部温热和肿胀，尽可能避免其活动。

4. 应注意自我检查，如平时用手检查耳轮及手足关节处是否产生痛风石。

5. 注意定期复查血尿酸，门诊随诊。

（二）系统性红斑狼疮护理要点

1. 生活起居 避免长期紧张工作和劳累，保证充足睡眠；避免晒太阳，室内阳光过强时，应挂窗帘；外出打遮阳伞、戴遮阳帽、穿长袖衣服。

2. 饮食 给予优质蛋白、低脂肪、低盐、低糖、富含维生素和钙饮食，忌食海鲜及辛辣食品，戒除烟酒。

3. 情志护理 多关心患者，了解患者心理状态，及时给予心理疏导；鼓励患者家属多陪伴患者，给予情感支持；向患者普及狼疮知识，消除紧张、焦虑等不良情绪。

第八节　内分泌科专科知识

一、解剖结构及生理功能

（一）胰腺

胰腺在上腹位置较深，横卧于腹膜后，相当于 1～2 腰椎平面。分头、颈、体、尾四部分。胰腺具有外分泌和内分泌两种功能。

（二）甲状腺

甲状腺是人体最表浅的内分泌腺体。正常人的甲状腺重约 20～30g，女性的甲状腺稍重于男性。甲状腺的血液供应十分丰富，血液来自甲状腺下动脉和甲状腺上动脉，其间有吻合支。静脉在甲状腺表面形成静脉丛，血液经甲状腺上、中、下 3 组静脉流出甲状腺。甲状腺接受交感神经和副交感神经支配。其主要生理功能是合成和分泌甲状腺激素。

二、专科临床知识应知应会

（一）常见病的中西医诊断

内分泌科常见病的中西医诊断见表 4－10。

表 4－10　内分泌科常见病的中西医诊断

中医诊断	西医诊断
消渴病	糖尿病
瘿病	甲状腺功能亢进

（二）糖尿病的诊断标准及类型

1. 诊断标准　典型症状＋随机血糖≥11.1mmol/L；或空腹血浆葡萄糖≥7.0mmol/L；或葡萄糖耐量试验中 2 小时血糖≥11.1mmol/L。

（三）血糖的正常值

1. 空腹血糖的正常值为 3.9～6.1mmol/L。

2. 餐后血糖的正常值为 5.6～7.8mmol/L。

（四）糖化血红蛋白的定义及正常值

血液中的葡萄糖与红细胞内的血红蛋白结合，生成糖化血红蛋白，反映的是近 3 个月的血糖平均值。正常值为≤6.5%。

（五）低血糖的诊断标准及临床表现

1. 诊断标准　当血糖 <3.9mmol/L 时即为低血糖。

2. 临床表现　出虚汗、发抖、肢冷、无力、饥饿、心跳加快、面色苍白、视力模糊、手足和嘴唇麻木、焦虑不安、神志不清，甚至昏迷等。

（六）甲状腺危象的诱因及临床表现

1. 诱发因素　感染、严重精神刺激、创伤、放射性碘治疗早期、甲亢手术前准备不充分等。

2. 临床表现　高热、体温 >38℃，心率增快，脉搏在 160 次/分，烦躁不安、大汗淋漓、呕吐腹泻，甚至脱水昏迷。

（七）糖尿病患者的急慢性并发症

1. 急性并发症　酮症酸中毒，糖尿病非酮症性高渗状态，乳酸性酸中毒，低血糖。

2. 慢性并发症　糖尿病性眼病，糖尿病性肾病，心血管病变，脑血管病变，神经病变，糖尿病足及各种感染。

三、常用药物及其使用注意

（一）口服降糖药

1. 磺脲类　饭前 30 分钟口服。

2. 双胍类药物　饭前 30 分钟口服。

3. α-糖苷酶抑制剂　与第一口饭同时嚼服。

4. 胰岛素增敏剂　饭前 30 分钟口服。

5. 苯甲酸类药物　进餐时服用，不进餐不服用。

（二）胰岛素

按照胰岛素起效作用快慢可分为速效、短效、中效、预混和长效。

1. 速效胰岛素　门冬胰岛素注射液及赖脯胰岛素注射液，药液为透明色，需在进餐时注射。

2. 短效胰岛素　生物合成人胰岛素注射液及重组人胰岛素注射液，药液为透明色，需在饭前 30 分钟注射。

3. 中效胰岛素　精蛋白生物合成人胰岛素注射液及精蛋白锌重组人胰岛素注射液，药液为乳白色，在注射前需要摇匀，宜在睡前注射。

4. 预混胰岛素

（1）精蛋白生物合成人胰岛素注射液（预混 30R）：由 30% 短效胰岛素 +70% 中效胰岛素配比而成，药液为乳白色，在注射前需要摇匀，需在饭前 30 分钟注射。

（2）精蛋白锌重组人胰岛素混合注射液（70/30）：由 30% 短效胰岛素 +70% 中效胰岛素配比而成，药液为乳白色，在注射前需要摇匀，需在饭前 30 分钟注射。

（3）精蛋白生物合成人胰岛素注射液（预混 50R）：由 50% 短效胰岛素 +50% 中效胰岛素配比而成，药液为乳白色，在注射前需要摇匀，需在饭前 30 分钟注射。

5. 长效胰岛素　甘精胰岛素及地特胰岛素注射液，药液为透明色，每天注射 1 次。

四、专科检查

（一）葡萄糖耐量试验（OGTT）的方法及注意事项

1. 方法　试验当天清晨空腹取血测血糖后，将 75g 葡萄糖溶于 250 ~ 300mL 水中，于 5 分钟内服下，其后 30 分钟、1 小时、2 小时、3 小时分别抽血测血糖。

2. 注意事项　试验前 10 小时禁食，试验前 1 天起禁烟酒、咖啡和茶，每天饮食需含碳水化合物至少 150g。

（二）24 小时尿微量白蛋白的留取方法及定量标准

1. 方法　早晨七点起床后排空膀胱，从第二次尿开始到第二天早晨七点起床后的第一次尿全部收集起来留置在刻度桶中，记录 24 小时总尿量，将尿液轻轻搅匀，用清洁尿杯收集适量送检（注意：尿液要轻轻搅匀避免尿液起泡沫，收集尿液时避开泡沫）。

2. 定量标准　见表 4 - 11。

表 4 - 11　24 小时尿蛋白定量标准

	白蛋白	
	mg/24h	μg/min
健康人尿	<30	<20
微量白蛋白尿	30 ~ 300	20 ~ 200
白蛋白尿	>300	>200

五、常见病的中医特色护理

（一）糖尿病

1. 中医特色护理

（1）内服中药：中药汤剂根据证型予温服或温凉服，中西药之间间隔30分钟以上。

（2）特色技术：中药泡洗、耳穴贴压、穴位贴敷、艾灸、穴位按摩、中药保留灌肠。

2. 健康教育

（1）生活起居

①环境、温度适宜，顺应四时及时增减衣物。

②起居有常，戒烟限酒。

③保持眼、口腔、会阴、皮肤等部位的清洁卫生。

④建立较完善的糖尿病教育管理体系，通过糖尿病健康教育大讲堂、小组式教育或个体化的饮食和运动指导，为患者提供生活方式干预和药物治疗的个体化指导。

（2）饮食指导

①控制总热量，建立合理饮食结构。

②均衡营养，合理控制碳水化合物、脂肪、蛋白质的比例。

③少量多餐，有利于控制血糖。

④高纤维饮食，利于控制血糖、减肥和通便。

⑤饮食清淡，低脂少油，无糖少盐。

⑥适量饮酒，坚决戒烟。

（3）情志调护

①护士多与患者沟通，了解其心理状态，增强其与慢性疾病作斗争的信心，保持乐观心态。

②鼓励家属理解支持患者，避免不良情绪的影响。

③组织形式多样、寓教于乐的病友活动，开展同伴支持教育、介绍成功的病例，鼓励参与社会活动。

④应用中医七情归属，了解患者情志状态，指导采用移情易性的方法，分散患者对疾病的注意力，改变其不良习性。

（4）运动疗法

①根据病情选择合适的有氧运动方式，如散步、快走、慢跑等。

②运动时间选择在饭后 1 小时左右，每次活动 30 分钟，要循序渐进。运动强度以周身发热，微微出汗为宜。

③血糖≥16.7mmol/L 时不宜运动，血糖≤5.5mmol/L 运动前需适量补充含糖食物，如饼干、面包等。

（5）低血糖的预防：外出时随身携带糖块，如有不适，立即服用。外出时随身携带联系卡。

（6）糖尿病患者自我监测

①学会自我规范监测血糖、血压，养成良好的记录习惯。

②每 3 个月检查 1 次糖化血红蛋白、心电图，每 6 个月检查肝肾功能、血脂、尿微量白蛋白，每年至少筛查 1 次眼底及外周血管、周围神经病变等。

六、其他专科护理知识

（一）正确注射胰岛素

1. 常用注射工具　胰岛素注射器、胰岛素注射笔、胰岛素泵。

2. 注射胰岛素前的准备工作

（1）注射前要核对胰岛素的名称、剂型、有效期。

（2）检查胰岛素的外观有无异常，包括药液有无絮状物，颜色是否改变等。

（3）在冰箱保存的胰岛素需放至室温（20~26℃）20 分钟再注射。

3. 常用注射部位　选择皮下脂肪丰富并没有较多神经分布的部位，如腹部、上臂中段外侧、大腿中段外侧和臀部外上侧，可减少注射疼痛感，且要避开神经和血管。

（1）腹部：以一个拳头盖住肚脐（大约脐周 5cm 内，此处不要注射胰岛素），在肚脐两侧约一个手掌宽的距离内注射。

（2）上臂：选择上臂外侧中部（手臂三角肌下外侧）注射，该部位皮下组织较厚。

（3）大腿：应选择前面或外侧面进行注射，不要选择大腿内侧，避免刺伤血管和神经，诱发疼痛。

（4）臀部：通常为臀部外上方处，也就是肌内注射的部位。

4. 正确捏皮肤的方法　用拇指、食指和中指捏起皮肤，然后注射，避免用全手指握住皮肤，防止误捏肌层，使药液误入肌肉层。

5. 胰岛素的正确储存方法

（1）已开封的瓶装胰岛素或胰岛素笔芯可在室温下保存，有效期

28 天。

（2）未开封的瓶装胰岛素笔芯应储藏在 2～8℃环境中，可以放在冰箱冷藏室，切勿冷冻。

（3）避免受热或阳光照射，并防止震荡。

（二）糖尿病患者的足部护理

1. 选择合适的鞋袜，运动鞋是最理想的鞋子。鞋型宜选择方头、略宽、透气且有一定抗击外力作用的鞋子。不要穿高跟、尖头、硬皮及塑料鞋。还要经常检查并取出鞋内可能存在的异物。袜子以纯棉质地为好，既吸汗又透气，不要穿有松紧带的袜子。每日换洗，不要穿有补丁或破口的袜子，以防脚的压力不均，影响血循环。

2. 糖尿病患者应每日洗脚，正确做好洗脚和护脚。洗脚前，一定要先用肘端或温度计测试水温，因为大多数糖尿病患者都存在不同程度的足部神经病变，所以对温度的感觉能力下降，一般要求用＜40℃的温水。洗脚的时间不超过 10 分钟。

3. 洗完脚后要用柔软的毛巾将脚擦干，并一定要擦干趾缝间的水迹。

4. 秋冬季节足部易干裂，可用润肤霜均匀涂抹在足部表面，汗脚可选用无刺激性干粉。

5. 冬季洗完脚后切记不要使用热水袋、电热取暖器或直接烤火取暖，以免足部被烫伤。

6. 坚持足部检查并及时到医院治疗，可自己利用足镜或在他人的帮助下定期检查足部，若有皮肤干裂、湿冷、水肿、肤色变暗、感觉缺失、趾甲变形或局部红肿痛热等，都提示可能出现了足部病变，必须尽早到医院就诊。

第九节 老年病科专科知识

一、老年人年龄划分标准

世界卫生组织（WHO）对老年人年龄划分有两个标准：在发达国家将 65 岁以上人群定义为老年人，而在发展中国家（特别是亚太地区）则将 60 岁以上人群称为老年人。

二、老年人的沟通特点及方式

(一) 老年人的沟通特点

老年人随着机体的生理性老化，感觉器官的功能也逐渐减退或出现病变。一般老年人的共同特点是视力下降、反应变慢、记忆力下降、听力下降。

(二) 老年人的沟通方式

语速要慢，创造一个舒适的沟通环境，语言简短、重复，学会倾听，多关心、体贴患者，建立良好的护患关系。

三、老年人健康评估内容

老年人健康评估的内容包括躯体健康、心理健康、社会功能以及综合反应这三方面功能的生活质量评估。

四、老年人常见的健康问题

老年人常见的健康问题有疼痛、便秘、大便失禁、尿失禁、营养缺乏（消瘦）、听力障碍和口腔干燥等。

五、老年人常见的安全问题

老年人常见的安全问题有跌倒、坠床、噎呛、服错药和交叉感染等。

六、老年人的饮食原则

(一) 平衡膳食

应保持营养平衡，适当限制热量的摄入，保证足够的优质蛋白、低脂肪、低糖、低盐、高纤维素和适量的含钙、镁食物。

(二) 易于消化吸收

食物应细、软、松，既给牙齿咀嚼的机会，又便于消化。

(三) 温度适宜

饮食宜温偏热，两餐之间或睡前可加热饮料，以解除疲劳，增加温暖感。

(四) 养成良好的饮食习惯

少食多餐的饮食习惯较为适宜，要避免暴饮暴食或过饥过饱，两餐之间可适当增加点心，晚餐不宜过饱。

七、老年人常见的心理问题

老年人常见的心理问题有焦虑、抑郁、孤独、自卑、失落、多疑、角色紊乱和精神困扰等。

八、老年人的用药原则

（一）受益原则

老年人用药要有明确的适应证。用药的收益/风险比值>1。

（二）五种药物原则

用药品种要少，最好5种以下，治疗时分轻重缓急。

（三）小剂量原则

用药要从小剂量开始，逐渐达到适于个体的最佳剂量。用药剂量的确定要遵守剂量个体化原则，根据老年人的年龄、健康状况、体重、肝肾功能、临床情况、治疗反应等进行综合考虑。

（四）择时原则

根据时间生物学和时间药理学原理，选择最合适的用药时间来进行治疗，以提高疗效和减少毒副作用。

（五）暂停用药原则

老年人在用药期间应密切观察，一旦出现新的症状，应考虑为药物的不良反应或病情进展。及时通知医生给予处理（前者应停药，后者应加药），对于服药的老年人出现新的症状，停药受益可能多于加药受益。

九、老年人常出现的药物不良反应

老年人常出现的药物不良反应有精神症状、直立性低血压、耳毒性、尿潴留和药物中毒等。

十、老年人便秘的护理

（一）调整饮食结构

保证每天的饮水量，包括食物中所含的水分在2000~2500mL，食用富含纤维素的食物。

（二）调节行为

每天有 30～60 分钟活动和锻炼，以促进肠道蠕动、改善情绪。在固定时间内排便，养成良好的排便习惯。

（三）良好环境

满足老年人私人空间需求，保证有良好的排便环境。照顾老年人排泄时，只需协助其无力完成的部分，不要一直在旁守候，更不要催促，以免其精神紧张导致便秘或便失禁。

（四）腹部自我按摩

清晨或晚间排尿后在腹部做顺时针按摩，促进肠道蠕动，按摩力度和速度以自觉舒适为宜，开始每次 10 圈，以后可逐渐增加。

（五）顽固性便秘采用药物治疗

由原发病引起的便秘应积极治疗原发病。对于饮食和行为调整无效的慢性便秘，应该用药物治疗。根据病情可采用温和的渗透性泻药、润滑性泻药，必要时采用开塞露通便、灌肠通便和人工取便法。

（六）健康教育

了解保持大便通畅的重要性，建立良好的排便习惯，指导老人选用有助润肠通便的食物，对通便药物进行使用指导，在治疗原发病中，因药物副作用导致便秘的，应及时就医。

十一、卧床患者常见并发症及预防

（一）呼吸系统并发症

长期卧床患者抵抗力降低，卧床时间太长及重力作用，会引起坠积性肺炎和二氧化碳滞留。应指导患者做深呼吸，主动咳嗽，同时轻拍背部促进痰液排出，根据病情更换卧位姿势，积极治疗上呼吸道感染，保证营养及水分的摄入。保持室内空气新鲜，每天通风 1～2 次，每次 15～30 分钟，通风时注意患者保暖。

（二）骨骼和肌肉组织并发症

由于肌力、耐力减退，肌肉萎缩，容易发生骨折、关节僵硬、畸形、腰背疼痛等，应鼓励患者每天定时、适度地做主动性和被动性的肢体活动，注意不同方位关节运动。

（三）血管系统并发症

主要为静脉血栓的形成。长期卧床，由于静脉血液回流减慢，血液黏稠度增加，易发生静脉血栓，尤以双下肢多见。应每天按摩下肢肌肉，活动关节，以促进血液循环，鼓励并协助患者在床上做主动或被动的肢体屈伸活动，如膝、踝及趾关节的屈伸活动、举腿活动。注意观察下肢皮肤温度、颜色，有无肿胀和疼痛，发现异常及时与医生联系采取治疗措施。高度怀疑血栓者，应绝对卧床休息，肢体抬高至心脏平面以上，避免大幅度活动、剧烈咳嗽和用力排便，以防止栓子脱落而引起肺栓塞。

（四）对皮肤的影响

长期卧床使身体的局部组织受压，导致组织缺血、缺氧，易发生压疮，故应加强皮肤护理。使用防压疮气垫床，以解除局部压力，改善血液循环。保持患者床铺清洁、平整、无碎屑，以避免皮肤与碎屑及床单皱褶产生摩擦等。每1~2小时协助翻身、叩背，环形按摩受压处皮肤，动作要轻柔，骨突处用气垫圈，及时观察患者皮肤情况。温水擦洗每日1次，保持皮肤清洁，促进全身血液循环。

（五）泌尿系统并发症

长期卧床的患者可能导致排尿困难、尿潴留、泌尿系感染等。应保证患者每天有足够的摄入量，每晚用温水擦洗会阴部，保持会阴部的清洁，动作轻柔，勿擦伤皮肤。经常变换体位，进行力所能及的主、被动锻炼，以预防尿路结石的形成。

（六）消化系统并发症

由于缺少活动，使肠蠕动减弱，容易引起肠胀气、食欲缺乏、便秘等，应做到饮食规律、少食多餐，应给予营养丰富易消化的饮食，避免辛辣等刺激性食物。养成定时排便的习惯，注意观察记录大便的颜色、性质、量。可按摩腹部2~3次/日，以脐为中心，顺时针环绕按摩，促进肠蠕动，帮助消化，防止便秘，必要时可以使用缓泻剂。

（七）对心理方面的影响

长期卧床，会给患者带来一些心理方面的问题。患者往往容易出现焦虑、恐惧、抑郁、失眠、自尊改变、愤怒、挫折感等。应加强患者的心理疏导和精神安慰，可听轻音乐、做游戏、放松训练等，以分散注意力。鼓励患者在力所能及的范围内独立活动，以增加患者的自我价值感，但当患者不能完成时则给予辅助，增强患者战胜疾病的信心。

第十节 肾内科专科知识

一、解剖结构及生理功能

（一）肾脏的解剖结构

肾脏属于腹膜外实质性器官，位于腹膜后间隙内脊柱的两侧，左右各一，形似蚕豆，肾脏长轴向外下倾斜，左肾较右肾更靠近中线，左肾上极平第11胸椎下缘，下极平第2腰椎下缘；右肾上极平第12胸椎，下极平第3腰椎，肾脏可分为肾实质和肾盂两部分；肾实质分为皮质和髓质两部分；肾皮质位于浅层，占三分之一，富于血管，肉眼观察尚可见粉红色的颗粒，即肾小体；肾髓质位于深部，占三分之二，主要由肾小管结构组成，根据肾小管的组成，又分为髓质外带和内带。

（二）肾脏的生理功能

排出体内代谢废物和进入体内的有害物质，维持水、电解质和酸碱平衡；调节血压，促进红细胞生成，促进维生素 D 的活化。

二、专科临床知识应知应会

（一）常见病的中西医诊断

肾内科常见病中西医诊断见表4－11。

表4－11　肾内科常见病中西医诊断

中医诊断	西医诊断
慢性肾衰	慢性肾功能衰竭
消渴病肾病	糖尿病肾病
淋证	泌尿系感染
水肿	肾病综合征

（二）慢性肾脏病（CKD）的定义及其分期

1. 定义　慢性肾脏病指慢性肾脏病引起的肾小球滤过率（GFR）下降及与此相关的代谢紊乱和临床症状组成的综合征。

（1）肾脏损害（肾脏的结构与功能异常）伴或不伴有肾小球滤过率（GFR）下降≥3 个月。

（2）GFR <60mL/（min·1.73m²）≥3个月，伴有或不伴有肾脏的损害。

2. 慢性肾脏病（CKD）的分期　见表4-12。

表4-12　慢性肾脏病（CKD）的分期

CKD分期	类型	GFR （mL/min·1.73m²）	肾脏功能
1	肾损伤，GFR 正常或增加	≥90	肾功能仍有正常人的60%以上，且出现血尿、尿蛋白或水肿等症状
2	肾损伤，GFR 轻度下降	60~89	
3	GFR中度下降	30~59	肾功能仍有正常人的15%~59%，会有水肿、高血压、贫血和倦怠等症状
4	GFR严重下降	15~29	
5	肾功能衰竭	<15或透析	肾功能为正常人的15%以下，无法排出体内代谢废物和水分

（三）肾病综合征的定义

肾病综合征是一种由多种病因引起的临床症候群。其症状与体征为三高一低，即大量蛋白尿、高度水肿、高脂血症、低蛋白血症。如有此症状及体征，就可以判定患者为肾病综合征。

三、常用药物及其使用注意

（一）控制蛋白尿类药物

1. 种类　他汀类药物、抗血小板凝集药物、饮食控制联合氨基酸或酮酸。

2. 注意事项　口服酮酸药物宜在用餐时服用，定期监测血钙水平，并保证摄入足够的热量，如果同时服用氢氧化铝，应监测血磷水平。

（二）利尿剂药物

1. 种类　保钾利尿剂、排钾利尿剂。

2. 注意事项　使用利尿剂时，每日须准确测量体重及严格记录出入量；应用利尿剂最好在早晨或上午，避免夜间排尿过频而影响患者休息；应密切观察药物不良反应，密切监测水、电解质水平，防止电解质紊乱。

（三）抗贫血类药物

1. 种类　治疗性铁剂、叶酸、补充外源性红细胞生成素。

2. 注意事项

（1）口服铁剂不应与浓茶同服，应在饭后或饭时服用，以减轻胃肠刺激。

（2）服铁剂期间，大便会变成黑色，应向患者说明，以消除其顾虑。

（3）静脉注射用铁剂速度不宜太快，以免诱发低血压，并谨防静脉外渗漏。

（4）叶酸经静脉注射较易致不良反应，口服大剂量叶酸，可以影响微量元素锌的吸收。

四、专科检查及其护理要点

肾穿刺活体组织检查术

1. 适应证　原发性肾脏疾病、继发性或遗传性肾病、急性肾功能衰竭、慢性肾功能不全、肾移植。

2. 禁忌证

（1）绝对禁忌证：明显出血倾向、重度高血压、精神病或不配合操作、终末期固缩肾、肾脓肿或肾周围脓肿、活动性肾盂肾炎、肾结核、肾肿瘤或肾脏动脉瘤、多囊肾或肾脏大囊肿。

（2）相对禁忌证：孤立肾、肾脏位置过高或游走肾、过度肥胖等。

3. 肾穿刺患者的术前护理

（1）向患者及家属说明肾活检的必要性和安全性及可能出现的并发症，并争得患者本人及家属同意。向患者解释肾穿刺操作方法，解除患者的恐惧心理，以取得患者的配合。让其练习憋气（肾穿刺时需短暂憋气）及卧床排尿（肾穿后需卧床 24 小时），以便密切配合。

（2）化验凝血时间、血小板计数及凝血酶原时间，以了解有无出血倾向。

（3）查肌酐清除率、血肌酐及尿素氮了解肾功能，查同位素肾图了解肾功能，并做 B 超了解肾脏大小、位置及活动度。

（4）查血型、备血，术前常规清洁肾区皮肤。

（5）检查前日晚上及检查当日早上肌注维生素 K_1，术前注射血凝酶。

（6）急性肾衰患者肾穿刺前除化验凝血酶原时间外，还应测定凝血活酶时间，除查血小板数量外，应不定期查血小板功能（聚集、黏附及释放功能），若发现异常，均应在检查前矫正。血小板数量及功能异常可于穿刺当日术前输注新鲜血小板，出血时间延长可输注凝血因子。严重肾衰患者最好在肾穿刺前做血液透析数次，在肾穿刺前 24 小时停止透析，透析结束时应给予鱼精蛋白中和肝素，并在肾穿刺前复查试管法凝血时间，以证实肝素作用消失。

（7）术前排空膀胱。

4. 肾穿刺患者的术后护理

（1）患者肾活检后，局部伤口按压数分钟后，平车推入病房。

（2）每小时测血压1次，5小时后血压平稳可停止测量。若患者血压波动大或偏低应测至平稳，并给予对症处理。

（3）平卧24小时后，若病情平稳、无肉眼血尿，可下地活动。若患者出现肉眼血尿，应延长卧床时间至肉眼血尿消失或明显减轻。必要时给予静脉输入止血药或输血。

（4）术后嘱患者多饮水，以尽快排出少量凝血块。同时留取尿标本3次，常规送检。

（5）卧床期间，嘱患者安静休息，减少躯体的移动，避免引起伤口出血，同时应仔细观察患者伤口有无渗血并加强生活护理。

（6）应密切观察患者生命体征的变化，询问有无不适主诉，发现异常及时处理。

5. 肾穿刺常见并发症 血尿、肾周血肿、腰痛、腹痛、腹胀、发热等。

6. 肾穿刺并发症的处理

（1）血尿：有60%～80%患者出现不同程度的镜下血尿，部分患者可出现肉眼血尿。为了使少量出血尽快从肾脏排出，除绝对卧床外，应嘱患者大量饮水，观察每次尿液颜色的变化以判断血尿是逐渐加重还是减轻。血尿明显者，应延长卧床时间，并及时静脉输入止血药，必要时输血。

（2）肾周围血肿：肾活检后24小时内应绝对卧床，若患者不能耐受，应及时向患者讲解绝对卧床的重要性及剧烈活动可能出现的并发症，以取得患者的配合。在无肉眼血尿且卧床24小时后，开始逐渐活动，切不可突然增加活动量，以避免没有完全愈合的伤口再出血。此时应限制患者的活动，生活上给予适当的照顾。术后B超检查发现肾周围血肿的患者应延长卧床时间。

（3）腰痛及腰部不适：多数患者有轻微的同侧腰痛或腰部不适，一般持续1周左右。多数患者服用一般止痛药可减轻疼痛，但合并肾周围血肿的患者腰痛剧烈，可给予麻醉性止痛药止痛。

（4）腹痛、腹胀：个别患者肾活检后出现腹痛，可持续1～7天，少数患者有压痛及反跳痛。由于生活习惯的改变，患者大量饮水或可出现腹胀，一般无需特殊处理，对腹胀、腹痛明显者可给予乳酶生及解痉药等以缓解症状。

（5）发热：伴有肾周围血肿的患者，由于血肿的吸收，可有中度发热，应按发热患者护理，并给予适当的药物处理。

五、常见病的中医特色护理

（一）慢性肾功能衰竭

1. 特色护理

（1）内服中药

①中药汤剂宜浓煎，少量频服。

②恶心呕吐严重者，可将 1～2mL 生姜汁与中药混匀后同服。

③服用通腑降浊类中成药，服药期间有便溏加重者，立即通知医生。

（2）特色技术：穴位贴敷、中药保留灌肠、耳穴贴压、艾灸、穴位按摩、中药泡洗、中药热敷。

2. 健康教育

（1）生活起居：保持病室环境干净、整洁，减少探视，以防止交叉感染，做好皮肤清洁护理，涂抹润肤乳，减少皮肤瘙痒，勤漱口，预防口腔感染，协助患者进行自我保健，如按摩足三里、肾俞等穴，早晚各 1 次，每次 15 分钟。

（2）饮食指导：实施持续性饮食营养管理，宜低盐、低脂及富含优质蛋白质饮食，准确记录出入量，增加优质蛋白的摄入。

①脾肾气虚证：宜食健脾补肾益气的食品，如炖服红枣、肉桂等。

②脾肾阳虚证：宜食温阳的食品，如肉桂、羊肉等。

③气阴两虚证：宜食滋阴补气的食品，如玉竹、桑葚等。

④肝肾阴虚证：宜食补益肝肾，滋阴清热的食品，如红枣、枸杞子、山药、薏苡仁等。

⑤阴阳两虚证：宜食阴阳双补的食品，如牛肉、羊肉、山药等。

（3）情志调护：加强情志护理，进行心理疏导，消除悲观绝望情绪，增强患者战胜疾病的信心，鼓励病友间相互交流体会，以配合治疗。

（4）运动指导：指导患者晨起做深呼吸屏气运动，在家属或医护人员陪同下散步、练习八段锦等，遵循运动的个体化原则，鼓励患者持之以恒。

（二）糖尿病肾病

1. 特色护理

（1）内服中药

①遵医嘱用药，观察用药后反应；中药汤剂根据证型予温服或温凉服。

②汤剂类药物与西药口服间隔30分钟。

（2）特色技术：耳穴贴压、艾灸、穴位按摩、中药药浴、中药熏洗、中药外搽。

2. 健康教育

（1）生活起居：保持病室空气流通，以防止交叉感染，做好个人卫生护理，保持皮肤清洁干燥，勤洗澡、理发，修剪指甲；内衣、鞋袜要柔软宽松；趾端要保暖，定期检查足部皮肤，预防足部皮肤破溃；定期监测血糖及尿糖的变化。

（2）饮食指导：加强个体化饮食管理，准确记录出入量，禁食糖，少食煎炸食物，可适当增加蛋白质、水煮蔬菜类食物，控制总热量。

（3）情志调护：多与患者沟通，使其了解本病与情志的关系，保持乐观稳定的情绪，积极配合治疗。

（4）运动指导：根据患者具体情况选择运动方式，以不感到疲劳为宜，可采用中低强度的有氧耐力运动项目，如步行、慢跑、骑车等；指导患者进行中医养生功法锻炼，如八段锦、太极拳等。

六、常用专科护理知识

（一）肾病饮食

1. 肾病食品交换份　按照食物所含蛋白质量将肾病患者可食食物分为三种，所含蛋白质量分别为0～1g、4g、7g。每份食物重量和所提供能量可能不同，但是所含蛋白质量相同（表4-13）。

表4-13　中国肾病食品交换份每份食物重量和所提供能量

所含蛋白质质量	每份食物重量和所提供能量		
0～1g	油脂类 （10g，90kcal）	瓜果蔬菜 （200g，50～90kcal）	淀粉类 （50g，180kcal）
4g	坚果类 （20g，90kcal）	谷/薯类 （50g/200g，180kcal）	绿叶蔬菜 （250g，50kcal）
7g	肉蛋类 （50g，90kcal）	豆类 （35g，90kcal）	低脂奶类 （240g，90kcal）

2. 使用食品交换份制定食谱

（1）计算标准体重。

（2）计算每日所需总能量（DEI）。

（3）计算每日所需蛋白质摄入量（DPI）。

（4）使用肾病食品交换份分配食物并补充能量。

（5）制定食谱。

（二）动静脉内瘘的护理

1. 动静脉内瘘的原理　动静脉内瘘术是一种血管吻合小手术，将前臂靠近手腕部位的桡动脉和邻近的头静脉分别游离结扎，近心端吻合，使吻合后的静脉中流动着动脉血，形成一个动静脉内瘘。

2. 动静脉内瘘的禁忌证

（1）绝对禁忌证：四肢近端大静脉或中心静脉存在严重狭窄、明显血栓或因邻近病变影响静脉回流，禁止行前臂动静脉内瘘端吻合。

（2）禁忌证：预期患者存活时间短于 3 个月；心血管状态不稳，心力衰竭未控制或低血糖患者；手术部位存在感染；同侧锁骨下静脉安装心脏起搏器导管。

3. 动静脉内瘘的术后护理

（1）当存在高凝状态或血压较低，且术后无渗血时，可给予全身抗凝药，如口服阿司匹林肠溶片，也可皮下注射低分子肝素。

（2）若术后渗血，可轻压止血，压迫时注意保持血管震颤存在。

（3）术后静脉能触及震颤，听到血管杂音。术后早期应多次检查，以便早期发现血栓形成，及时处理。

（4）术后避免在内瘘侧肢体输液、输血及抽血化验。

（5）内瘘侧肢体禁止测量血压，术后 2 周内禁止缠止血带。

（6）术后 24 小时内瘘侧手部可适当做握拳及腕关节运动，以促进血液循环，防止血栓形成。

（7）适当抬高内瘘侧肢体，可减轻肢体水肿。

（8）每 3 天换药 1 次，10～14 天拆线，注意包扎敷料时不加压。

（9）注意身体姿势及袖口松紧，避免内瘘侧肢体受压。

第十一节　普通外科专科知识

一、解剖结构及生理功能

（一）阑尾

成人阑尾一般长 5~7cm，直径 0.5~0.8cm，阑尾的解剖及其位置可能有很多变异，其基部多位于右侧髂窝，但其尖端可指向不同方向，如以阑尾基部作为时针的轴心，阑尾本身作为时针其尖端的指向可以按时钟表示。体表位置位于髂前上棘与脐部连线的中外 1/3 处，称为麦氏点。

（二）胆道

1. 胆道系统的解剖　　包括肝内和肝外胆管、胆囊和胆囊管。它起始于毛细胆管，其终末端与胰管汇合，开口于十二指肠乳头。肝外胆管包括右肝管、左肝管、肝总管和胆总管。胆囊大多呈梨形，长约 8~12cm，宽约 3~5cm，囊壁厚度平均 0.19cm，胆囊分为底、体、颈三部分。体表投影为右侧第 9 肋软骨与腹直肌外缘相交处，称为 Murphy 点。

2. 胆道系统的生理功能　　胆道系统具有分泌、贮存、浓缩、输送胆汁和调节胆道压力的功能。

二、专科临床知识应知应会

外科常见病的中西医诊断见表 4－14。

表 4－14　外科常见病的中西医诊断

中医诊断	西医诊断
瘿	甲状腺结节、甲状腺腺瘤、甲状腺囊肿
肠痈	急、慢性阑尾炎、阑尾周围脓肿、化脓性阑尾炎
胆胀	慢性胆囊炎
胰瘅	急慢性胰腺炎、胰腺假性囊肿
狐疝	腹股沟直疝、腹股沟斜疝、股疝、嵌顿疝

三、常用药物及其使用注意

（一）抑制胰酶药物

1. 种类　生长抑素衍生物。

2. 注意事项　胰岛素依赖型糖尿病或已患糖尿病患者，应密切监测血糖水平。

（二）止血药物

1. 种类　类凝血酶、抗纤维蛋白溶解药。

2. 注意事项　应用本品要监护患者以降低血栓形成等并发症的可能性，有血栓形成倾向及有心肌梗死倾向者慎用。

（三）抗感染药物

1. 种类　青霉素类、头孢菌素类、喹诺酮类。

2. 注意事项　严格掌握抗生素的适应证，有条件时用药前宜进行细菌培养和药物敏感实验。

四、专科检查

ERCP 术（经内镜逆行胰胆管造影术）

1. 适应证

（1）原因不明的梗阻性黄疸。

（2）上腹部疼痛怀疑慢性胰腺炎、胰腺癌或胆石症者。

（3）上腹部肿块怀疑胰胆系统肿瘤者。

（4）复发性胆道疾病，疑有结石、炎症或畸形者；或胆道、胆囊术后症状反复、常规检查不能确诊者。

（5）疑诊有奥迪括约肌功能障碍者，可行奥迪括约肌测压。

2. 禁忌证

（1）不适宜行胃镜检查者。

（2）急性胰腺炎或慢性胰腺炎急性发作者，但经超声等证实为结石嵌顿引起，且可以解除梗阻者则不为禁忌证。

（3）上消化道梗阻者，如溃疡引起的幽门梗阻。

（4）严重的心、肺、肾、肝功能不全者。

（5）急性或严重的胆道感染，或者胆道狭窄、梗阻者，但又不具备胆道引流条件者。

五、常见病的中医特色护理

(一) 瘿

1. 特色护理

(1) 内服中药：中药汤剂宜温服，了解用药类别、时间、途径、药量，观察用药后反应。

(2) 特色技术：穴位贴敷、耳穴贴压、艾灸、穴位按摩。

2. 健康教育

(1) 生活起居：保持规律的生活起居，保证充足睡眠时间，饮食有节。

(2) 饮食指导：饮食以清淡、易消化、富含纤维素的食物为宜。麻醉清醒后，可选用冷流饮食，利于吞咽，减少局部充血，避免过热食物引起血管扩张。

(3) 情志调护：介绍病情，安慰患者，使之情绪稳定，配合治疗。

(4) 运动指导：指导患者掌握伤口护理知识，保持伤口的清洁和干燥，正确进行术后的活动。切口愈合后指导患者逐步练习颈部活动。

(二) 肠痈

1. 特色护理

(1) 内服中药：清热解毒中药汤剂宜多次温服，用药后观察腹痛是否减轻，体温是否下降。服用通里攻下药时，应注意大便情况，泻下太过者应报告医师处理，并鼓励患者多饮水。

(2) 特色技术：穴位贴敷、中药保留灌肠、耳穴贴压、艾灸、穴位按摩。

2. 健康教育

(1) 生活起居：避免饮食后剧烈运动，养成良好的排便习惯。

(2) 饮食指导：瘀滞型或湿热型症状不重者，宜进食流质或半流质饮食。热毒炽盛、呕吐频繁者，暂禁食。饮食的原则是逐步过渡，以清淡易消化、少量多次为宜。肛门排气后酌情给予少量清淡易消化的流质饮食，逐渐增加到全量流食，勿进牛奶，以免腹胀。后逐渐改为进食半流食，然后恢复普通饮食。恢复期可进食高蛋白、新鲜蔬菜及水果，禁烟酒，忌食肥甘厚腻、辛辣生冷、鱼蟹等物。

(3) 情志调护：介绍病情，安慰患者，使之情绪稳定，配合治疗。培养良好的生活方式及良好情绪。

(4) 运动指导：术后近期避免重体力劳动，特别是增加腹压的活动，防止形成切口疝。

（三）狐疝

1. 特色护理

（1）内服中药：中药汤剂宜温服。服用通里攻下药时，应注意大便情况。泻下太过者应报告医师处理，并鼓励患者多饮水。

（2）特色技术：穴位贴敷、中药保留灌肠、耳穴贴压、艾灸、穴位按摩。

2. 健康教育

（1）生活起居：以避免饮食后剧烈运动，养成良好的排便习惯。

（2）饮食指导：以清淡、易消化、富含纤维素的食物为宜。肛门排气后给予流质、半流质饮食，勿进牛奶，以免腹胀，然后恢复普通饮食。恢复期可进食高蛋白、新鲜蔬菜及水果，禁烟酒，忌食肥甘厚腻、辛辣生冷、鱼蟹等物。

（3）情志调护：劝患者少忧愁，勿烦恼，使之情绪稳定，配合治疗。

（4）运动指导：3个月内避免重体力劳动，特别是增加腹压的活动，防止疝复发。

六、常用专科护理知识

（一）腹腔镜胆囊摘除手术围手术期护理

1. 术前护理

（1）密切观察患者体温、脉搏、呼吸、血压，协助医生做好肝、肾功能及B超、心电图检查，有无皮肤化脓、女性患者月经来潮日期等记录，如有异常应报告医生。

（2）术前患者应做好个人清洁护理，对不能自理的患者由护理人员及家属协助完成，对腹腔镜胆囊摘除手术和麻醉的部位，严格做好备皮准备，脐窝要用消毒液清洗干净，根据需要训练患者床上排便及排尿。

（3）再次询问药物过敏史。

（4）按医嘱进行血型鉴定及交叉配血，做好输血准备。

（5）手术前8小时禁饮食，2小时禁水，按医嘱要求进行术前灌肠、胃管置入及术前用药等准备。

（6）术前按医嘱给予患者安神镇静药物，使患者充分休息。

（7）根据麻醉和手术的种类，按规定术前饮食护理。

（8）向患者做好解释工作，排除思想顾虑，取得手术合作。

（9）术前及术日晨间测量生命体征。

（10）和手术室护士交接，嘱患者排空膀胱。有活动性假牙应取下。

2. 术后护理

（1）根据病情采取适当体位，将各种引流管分别接入相关器具并保持畅通，输液系统妥善固定。

（2）认真与麻醉师及手术室护理人员进行交接，了解术式、术中经过和术后注意事项。

（3）监测生命体征并做好记录。注意观察伤口有无渗血、渗液，敷料是否移位等情况。保持伤口外层敷料清洁干燥，需要时及时更换。

（4）保持各种引流管的通畅，观察并记录引流液的性质和量，根据医嘱记录24小时出入量。

（5）核对医嘱，按急缓顺序执行各项术后医嘱。

（6）保持室内空气清新，物品摆放整齐，注意保暖，避免过多人员探视，保持病室安静。

3. 术后护理的辨证施护

（1）术后腹胀：术后注意肠鸣音及肠蠕动的恢复情况，做好记录。遵医嘱早期下床活动，促进肠蠕动的恢复，必要时遵医嘱针刺足三里、太冲、内庭、中脘、关元等穴位。行胃肠减压者，应保持管路通畅，注意电解质平衡。

（2）术后尿潴留：用变动体位法，诱导法，按摩膀胱，针刺三阴交穴，指压或艾灸气海、关元穴等方法刺激排尿，必要时行导尿术。

（3）术后伤口出血：注意观察伤口渗血及内出血的发生，做好记录，怀疑发生内出血或休克症状时，应及时报告医师，并做好输血及急诊手术准备。

（4）术后伤口疼痛：首先用调整体位、肢体位置或重新包扎伤口等方法，必要时遵医嘱使用镇痛剂或针刺止痛。

（二）鼻胆管的护理

1. 严格无菌操作，妥善固定引流管，保持引流管的通畅，引流袋置于较低位置便于引流。

2. 每天观察引流液的色、质、量，并准确记录。

3. 观察鼻导管的外余长度，检查有无脱出。

4. 如发现导管堵塞或引流不畅时，可遵医嘱调整导管位置和深度或用0.9%氯化钠注射液冲洗导管。

5. 带管患者同时需做好口腔护理，避免细菌滋生。

6. 鼻胆管刺激咽喉所致不适感在术后1~2天可逐渐适应，不影响进食，应加强解释沟通。

（三）造口袋的护理

1. 更换造口袋流程

（1）准备物品：造口袋、底盘、造口粉、皮肤保护膜、度量尺、弯剪、湿纸巾（不含酒精）、垃圾袋。

（2）揭除底盘：由上向下环形撕离已用的造口袋，并观察内容物。

（3）清洁造口：清洁造口及周围皮肤，并观察周围皮肤及造口的情况。

（4）测量长度：用造口度量尺测量造口的大小、形状，绘线，做记号。

（5）剪裁底盘：沿记号修剪造口袋底盘。

（6）在造口周围皮肤上涂抹保护膜。

（7）黏贴底盘：撕去黏贴面上的纸，按照造口位置由下而上将造口袋贴上，夹好便袋夹。

2. 更换造口袋注意事项

（1）贴造口袋前保持造口周围皮肤清洁干燥。

（2）自上而下环形揭除，减少皮肤损伤。

（3）避免使用含有酒精的用品。

（4）底盘与造口黏膜之间应保持适当空隙（约 1~2mm）。

3. 日常生活

（1）衣着：最好避免穿紧身的衣裤（裙），腰带宜扎在造口上，以免压迫或摩擦造口，影响造口的血液循环，建议着高腰、宽松的衣裤或背带裤。

（2）沐浴：造口如同口腔黏膜，是不怕水的，但不要用力擦洗或碰撞，使用中性肥皂。忌洗盆浴，提倡淋浴。

（3）社交生活：只要体力允许，应积极参加一般的社会活动，多参加病友联谊会，激发造口人士重新走向新生活的勇气，对促进其心理康复有着积极的作用。

（4）锻炼与运动：术后不妨碍锻炼和运动，建议逐渐增加运动量。要避免碰撞、剧烈运动，如打篮球、举重等。

（5）手术后一般需要一段时间恢复，当体力完全恢复，便可以重返工作岗位，但术后第一年应避免重体力劳动。

第十二节 脑病外科专科知识

一、解剖结构及生理功能

（一）颅骨的解剖结构

1. 颅骨由 23 块形状和大小不同的扁骨和不规则骨组成（中耳的 3 对听小骨未计入），位于脊柱上方。颅分为脑颅和面颅两部分。脑颅位于颅的后上部，共 8 块，包括额骨、筛骨、蝶骨、枕骨各 1 块；顶骨、颞骨各 2 块，它们共同围成颅腔，容纳、支持和保护脑。面颅为颅的前下部分，共 15 块，包括上颌骨、腭骨、颧骨、泪骨、下鼻甲、鼻骨各 2 块；犁骨，下颌骨，舌骨各 1 块，构成面部的骨性支架。

2. 颅骨分为颅盖和颅底两部分，分界线自枕外隆凸沿着双侧上项线、乳突根部、外耳孔上缘、眶上缘而至鼻根的连线，线以上为颅盖，线以下为颅底。

（二）脑的组成及功能

1. 脑由大脑、小脑、间脑、脑干组成。脑干是由中脑、脑桥和延髓组成。

2. 大脑由左右两个半球组成。左脑控制右半部的肢体活动，掌管逻辑思维（科学、数学、棋艺等）。右脑控制左半部的肢体活动，掌管艺术思维（绘画、舞蹈、音乐等）。

二、专科临床知识应知应会

（一）常见病的中西医诊断

脑病外科的常见临床诊断见表 4 – 15。

表 4 – 15 脑病科常见病的中西医诊断

中医诊断	西医诊断
中风	脑出血、脑梗塞
痫病	癫痫

（二）意识障碍分级

1. **嗜睡** 是指意识障碍的早期表现，患者经常入睡，能被唤醒，醒来后意识基本正常，刺激停止后继续入睡。

2. 昏睡　患者处于较深睡眠，一般外界刺激不能被唤醒，不能对答，较强烈刺激可有短时意识清醒，醒后可简短回答提问，当刺激减弱后很快进入睡眠状态。

3. 昏迷　意识活动完全丧失，对外界各种刺激或自身内部的需要不能感知。可有无意识的活动，任何刺激均不能被唤醒。按刺激反应及反射活动等可分三度：

（1）浅昏迷：随意活动消失，对疼痛刺激有反应，各种生理反射（吞咽、咳嗽、角膜反射、瞳孔对光反应等）存在，体温、脉搏、呼吸多无明显改变。

（2）中度昏迷：对外界一般刺激无反应，强烈疼痛刺激可见防御反射活动，角膜反射减弱或消失，呼吸节律紊乱，可见周期性呼吸或中枢神经性过度换气。

（3）深昏迷：随意活动完全消失，对各种刺激皆无反应，各种生理反射消失，可有呼吸不规则、血压下降、大小便失禁、全身肌肉松弛、去大脑强直等。

（三）颅内压的正常值

颅内压是颅腔内容物对颅腔壁产生的压力，正常值为：成人 5 ~ 15mmHg（70 ~ 200mmH$_2$O）。儿童压力为 4 ~ 7.5mmHg（50 ~ 100mmH$_2$O）。成人超过15mmHg，儿童超过 7.5mmHg，即为颅内压增高。

（四）颅压升高的典型表现

1. 头痛　头痛是颅内高压的常见症状，发病率为 80% ~ 90%，初时较轻，呈持续性、阵发性加剧，夜间或清晨时加重是其特点。头痛与病变部位常不相关。急性颅内压增高者，由于脑室系统产生急性梗阻，所以头痛极为剧烈。肿瘤内出血，可产生突发而剧烈的头痛。

2. 呕吐　呕吐不如头痛常见，但可能成为慢性颅内压增高患者的唯一主诉，其典型表现为喷射性呕吐，与饮食关系不大，而与头痛剧烈程度有关。后颅窝及第四脑室的病变较易引起呕吐。

3. 视乳头水肿　视神经乳头水肿是颅内压增高最客观的重要体征。发病率为 60% ~ 70%，患者多无明显自觉症状，一般只有一过性视力模糊、色觉异常或有短暂的视力丧失。这些症状只持续数秒，少数可达 30 秒左右，称为弱视发作。弱视发作常见于慢性颅内压增高晚期，常与头痛程度平行。

（五）脑疝的定义

当颅腔局灶性或弥散性病变引起的脑体积增大和颅内压增高，使一部分脑组织发生移位，并通过一些解剖上的裂缝，被挤到压力较低的部位中去，引起相应的症状，即为脑疝。

（六）癫痫的种类

癫痫是大脑神经元突发性异常放电，导致短暂的中枢神经系统功能失常为特征的一种慢性脑部疾病，表现为运动、感觉、意识、自主神经、精神等不同障碍或可兼而有之。按发生癫痫的原因可分为原发性癫痫、症状性癫痫和隐源性癫痫三类。

三、常用药物及其使用注意

（一）降颅压药

遇冷易结晶，故用前应仔细检查。用于降颅压时均应静脉快速滴入。

（二）抗癫痫药

用药期间避免饮酒；当患者出现支气管哮喘、呼吸抑制时禁用。

四、专科检查

（一）瞳孔的观察

瞳孔大小随年龄、人种、屈光状态、光线强弱、目标远近及情绪变化而有不同，正常成人瞳孔直径 2~4mm，正常瞳孔呈圆形，双侧瞳孔应为等大等圆，瞳孔直接及间接对光反射灵敏。

1. 瞳孔散大　一侧瞳孔散大可见于动眼神经损伤、海马沟回疝或交感神经受刺激、眼外伤、视力下降等。双侧瞳孔散大可见于脑干病变、中枢神经系统感染性疾病、脑血管病、脑缺氧、脑肿瘤、颅脑外伤、药物中毒（如阿托品等）、疼痛、恐惧、甲状腺功能亢进、先天性异常等。

2. 瞳孔缩小　一侧瞳孔缩小可见于动眼神经受刺激、颈交感神经破坏、角膜眼内异物等。两侧瞳孔缩小，可见于婴儿、老年人、梅毒、脑桥病变、脑血管病、药物中毒（吗啡中毒）、有机磷中毒等。

3. 瞳孔不等大　可见于一侧动眼神经麻痹、颅底病变、大脑或中脑病变、脑交感神经麻痹等。

（二）格拉斯哥（GCS）评分

昏迷指数的评估包含睁眼反应、言语反应与运动反应三个部分。通过综合分数判断意识障碍程度，分数越低病情越重。15 分为正常，8 分及以下为昏迷，3 分以下提示脑死亡或预后不良（表 4 – 16）。

表 4-16　格拉斯哥（GCS）评分

睁眼反应	言语反应	运动反应
自动睁眼（4 分）	回答问题正确（5 分）	肢体可遵嘱活动（6 分）
呼唤睁眼（3 分）	回答问题错误（4 分）	肢体刺痛可定位（5 分）
刺痛睁眼（2 分）	言语含糊不清（3 分）	肢体刺痛可回缩（4 分）
无反应（1 分）	只有声叹（2 分）	肢体刺痛可屈曲（3 分）
—	无反应（1 分）	肢体刺痛可过伸（2 分）
—	—	无反应（1 分）

（三）脑血管造影检查

脑血管造影是检查脑血管病最有效的方法之一，是将造影剂注入颈内动脉或椎动脉，使脑血管显影，可以了解血管的形态学变化，如走行、分布、移位、粗细及循环时间的变化等。最终确定病灶是血管本身还是颅内其他部位病变引起的血管变化，为临床诊断治疗提供依据。

五、常见病的中医特色护理

（一）脑出血

1. 特色护理

（1）内服汤剂：①中药汤剂采用温服法。②每剂药分两次服用，解表、清热药宜饭前一小时服用，安神药宜睡前服，补益药宜空腹服。

（2）特色技术：穴位贴敷、中药离子导入、耳穴贴压、艾灸、穴位按摩、中药熏洗、中药药枕。

2. 健康教育

（1）生活起居

①病室宜安静、整洁，光线柔和，避免噪声、强光等一切不良刺激。

②指导患者起居有常，慎避外邪，保持大便通畅，养成定时排便的习惯，勿用力排便。

③注意安全。防呛咳窒息、防跌倒坠床、防烫伤等意外，做好健康教育，增强患者及家属的防范意识。

（2）饮食指导：中脏腑昏迷或吞咽困难者，根据病情予禁食或鼻饲，饮食忌肥甘厚味等生湿助火之品。

（3）情志调护

①关心尊重患者，多与患者沟通，了解其心理状态，及时给予心理疏导。

②解除患者的负面情绪，可采用释放宣泄法。

③鼓励家属多陪伴患者，给予更多的感情支持。

④鼓励病友间相互交流治疗体会，提高认知，增强治疗信心。

（4）运动指导：制定可行的康复计划，协助康复医师进行肢位摆放，指导并协助患者进行肢体功能锻炼。

（二）癫痫

1. 特色护理

（1）内服汤剂：中药汤剂采用温服法。每剂分为两次服用，安神药宜睡前服，活血化瘀、息风开窍药宜空腹服。

（2）特色技术：穴位贴敷、耳穴贴压、穴位按摩、中药药枕。

2. 健康教育

（1）生活起居

①病室宜安静、整洁，光线柔和，避免噪声、强光等一切不良刺激。

②指导患者起居有常，慎避外邪，避免引起颅内压骤升的因素。

③注意安全，双侧安置床档，癫痫发作时防咬伤、防意外发生，做好健康教育，患者病情变化能够及时发现及处理。

④避免诱发因素，减少精神、感觉、味觉刺激，避免饥饿、睡眠不足、便秘、劳累等。

（2）饮食指导：饮食中应多摄取优质蛋白质食物，少食易引起腹胀和便秘的食物。久病体虚或年老体弱者，可适当进补，选择具有平肝镇痉、行气化痰、清气泻火、益气补血等功效的食物，如玉米、芝麻、大枣、芡实、山药、杏仁等。

（3）情志调护

①关心尊重患者，多与患者沟通，建立良好的护患关系，取得患者的信任。了解其心理状态，及时给予心理疏导。

②解除患者的负面情绪，可采用释放宣泄法。

③鼓励家属多陪伴患者，嘱家属避免过度紧张，给予更多的感情支持。

④帮助患者正确认识疾病，提高对疾病的认知，增强治疗信心。

⑤鼓励患者尽可能走出家庭、回归社会，恢复正常的社会交往。

（4）运动指导：指导患者选择适宜的运动方式，做到循序渐进，避免过度劳累，可进行慢跑、太极拳、八段锦等运动。

六、常用专科护理知识

（一）围手术期护理

1. 脑出血术前护理

（1）心理护理：有针对性地做好患者的心理护理，消除患者对手术的紧张、恐惧心理，如给患者讲解手术的必要性、手术方式等，鼓励患者家属给予患者关心和支持。

（2）饮食护理：给予高维生素、低盐、低脂、易消化食物。不能进食的患者遵医嘱术前适当补液、输血，为患者创造良好的手术条件。

（3）呼吸道准备：对吸烟患者劝其戒烟，以减少对呼吸道的刺激。

（4）手术前做好各项检查，如血常规、尿常规、肝肾功能检查、心肺功能检查、磁共振、CT 等。

（5）护士指导患者练习床上排便。

（6）手术前 1 天准备

①交叉配血，以备术中用血。

②做抗生素皮试，以备术中、术后用药，预防感染发生。

③常规备皮、剪指甲、洗澡、更衣、检查头部是否有毛囊炎、头皮是否有损伤。

④嘱患者术前 12 小时禁食水，急诊手术例外。

⑤对术前睡眠差的患者及心理紧张的患者，按医嘱给予镇静剂。

（7）手术晨准备

①测量体温、脉搏、呼吸、血压，如有异常及时与医师联系。

②晨间再次备皮，消毒后戴一次性帽子。

③嘱患者脱去内衣，换上干净的病服，给予患者留置导尿管。

④若患者发生异常情况，如女患者月经来潮、发热，及时通知医师。

⑤准备好病历、CT、MRI 片，以便送入手术室。

⑥手术室护士接患者时和当班护士共同查对床号、姓名、腕带、皮肤及管路，护送患者进手术室。

2. 脑出血术后护理

（1）严密观察意识、瞳孔及生命体征变化，每 30 分钟至 1 小时观察1 次。

（2）术后应将患者安置在有监护设备及抢救设施的病房内。

（3）血压正常、神志清醒者，可抬高床头 15°～30°，以减少颅内充血及脑水肿。全麻未清醒者取平卧位，头偏向一侧，应有专人护理至清醒。

（4）密切观察有无术后颅内血肿征象。术后血肿多发生在手术后 6～24 小时内，因此，在此期间应严密监护。如有下列主要表现：剧烈头痛、频繁呕吐；术后清醒不久，又嗜睡、躁动或进入再昏迷；一侧瞳孔散大，光反应迟钝或消失，特别是术后已缩小的瞳孔又再度散大；有时伴有偏瘫和失语；血压升高和脉搏缓慢，且上述表现用一般脑水肿不能明确解释时，应考虑为术后血肿，及时报告医师。脑水肿一般在术后 2～4 天达高峰，比血肿的症状出现较晚，因此，需与脑血肿相鉴别。疑有术后血肿者，应迅速做好再手术的准备。

（5）观察伤口渗血及渗液情况，注意有无脑脊液漏出，及时更换敷料，防止污染。

（6）保持呼吸道通畅，做好皮肤护理，防止发生压疮。

（7）保持各种引流管通畅，严格无菌操作，防止逆行感染。

（8）合理营养，预防便秘。

（二）神经外科引流管的种类及护理方法

1. 引流管的种类

（1）外引流管：包括脑室引流管、硬膜外引流管、硬膜下引流管、皮下引流管、蛛网膜下腔引流管（腰大池引流管）。

（2）内引流管：包括脑室－腹腔分流管、腰大池－腹腔分流管。

2. 引流管的护理方法

（1）必须熟知各种引流管的作用和通向，切勿接错。

（2）固定妥当，以免脱落或滑入体腔内。

（3）观察、记录引流液的颜色、性状及量。

（4）避免压迫或扭曲引流管，保持引流通畅。

（5）维持引流装置的无菌状态，防止污染，引流管皮肤出口处必须按无菌技术换药，每天更换引流袋。

（6）掌握各类引流管的拔管指征、拔管时间及拔管方法。

第十三节 皮肤科专科知识

一、解剖结构及生理功能

皮肤覆盖人体表面，在腔孔周围逐渐移行为黏膜，皮肤是人体最大的器官，成人皮肤的总面积约为1.5平方米，总重量约占体重的16%。人体的皮肤分为三层，即表皮、真皮、皮下组织。

（一）表皮的解剖结构及生理功能

1. 表皮的解剖结构　表皮位于皮肤的最外层，由外胚层分化而来，主要由角质形成细胞、黑素细胞、朗格汉斯细胞组成。表皮分为五层，由外向内为角质层、透明层、颗粒层、棘层、基底层。

2. 表皮的生理功能　形成机体的外部屏障，同时还有吸收和免疫功能。

（二）真皮的解剖结构及生理功能

1. 真皮的解剖结构　真皮位于表皮下方，由中胚层分化而来。真皮浅层接近表皮的部分称为乳头层，真皮下层称为网状层。真皮主要由纤维、基质和细胞成分组成，以胶原纤维、网状纤维、弹力纤维为主。真皮内含有丰富的血管、神经、淋巴管，以及毛囊、皮脂腺、汗腺等皮肤附属器。

2. 真皮的生理功能　胶原纤维、弹力纤维具有一定的张力和弹性，在真皮中平行或交错排列，构成皮肤和内含组织的支架，可抵抗外力损伤，使皮肤保持弹性。

（三）皮下组织的解剖及生理功能

1. 皮下组织的解剖结构　位于真皮下方，又称皮下脂肪层或脂膜。由疏松结缔组织和脂肪小叶构成。脂肪小叶间有较大的血管、淋巴管、神经和皮肤附属器。

2. 皮下组织的生理功能　皮下脂肪层的厚度因个人的营养状况、年龄、性别及身体各部位的不同而有很大差别。对人体有储存能量，防止热量散失，保持体温，以及缓冲外界碰撞、冲击等功能。

二、专科临床知识应知应会

皮肤科常见病的中西医诊断见表4-17。

表 4 –17 皮肤科常见病的中西医诊断

中医诊断	西医诊断
蛇串疮	带状疱疹
白疕	银屑病
湿疮	湿疹

三、常见药物种类及注意事项

（一）抗病毒药

对更昔洛韦过敏者禁用阿昔洛韦；对阿昔洛韦过敏者禁用更昔洛韦。脱水、肾功能减退、严重肝功能不良、精神异常及老年人、小儿、孕妇和哺乳期妇女慎用。

（二）镇痛药

有明显的肝肾功能损害的患者慎用；甲状腺机能减退的患者慎用；服用期间应忌酒；12 岁以下儿童不宜服用该药；孕妇及哺乳期妇女应在医生或药师指导下使用。

（三）抗过敏药

12 岁以下儿童暂不推荐使用；肾功能障碍者应适当减量；超剂量使用可引起致死性心律失常；对驾驶、高空作业、潜水等人员用药量应严格控制在安全范围内；严重肾功能不全者、饮酒及经常服用安眠药的患者应慎用。

四、专科检查

（一）皮肤划痕试验

用尖圆头钝器以适当压力划压皮肤后，若划处有索条状风团出现，即为皮肤划痕征阳性。反应过程为三联征：

1. 划后 3～15 秒，在划过处出现红色线条，可能由真皮肥大细胞释放组胺，引起毛细血管扩张所致。

2. 划后 15～45 秒，在红色线条两侧出现红晕，此为神经轴索反应引起的小动脉扩张所致。麻风皮损不出现这种反应。

3. 划后 1～3 分钟，划过处出现水肿性隆起、苍白色风团状线条，可能是组胺、激肽等引起水肿所致。见于皮肤划痕症和某些瘾疹患者。

（二）尼氏征检查

尼氏征又称棘层松解征，是某些皮肤病发生棘层松解时的触诊表现。尼氏征阳性表现为：

1. 用手指推压水疱，水疱向外扩大。

2. 手指轻压疱顶，疱液可向四周移动。

3. 稍用力在外观正常的皮肤上摩擦，表皮即剥离。

4. 牵扯已破损的水疱壁时，可见水疱周边外观正常皮肤的一同剥离。可见于天疱疮、药毒、大疱性表皮松解型。

五、常见病的中医特色护理

（一）蛇串疮

1. 特色护理

（1）内服中药：①中药汤剂，肝经郁热宜凉服，脾虚湿蕴宜温服。若出现食欲减退、腹痛便溏者应停服。②服药期间出现恶心、呕吐等不适时，立即报告医师做好记录。

（2）特色技术：中药湿敷、中药涂药、耳穴贴压、拔火罐。

2. 健康教育

（1）生活起居

①保持床单位及衣物的整洁，穿宽松、棉质衣物，以避免摩擦皮损，造成不适或创面感染。

②注意手部卫生，勤修剪指甲，避免搔抓皮损。

（2）饮食指导：避免食用海鲜、鱼虾等辛辣刺激性食物。

①肝经郁热证：宜进食清肝胆之火的食品，如新鲜绿叶蔬菜、西瓜、橙子、苦瓜等。

②脾虚湿蕴证：宜食健脾利湿的食品，如山药、大枣、红薯、薏苡仁，忌食生冷之品。

③气滞血瘀证：宜食行气、活血化瘀的食品，如白萝卜、柑橘、木耳、黑豆，忌食甜食及易胀气食品。

（3）情志调护

①对病情不了解、对治疗护理产生顾虑的患者，向患者讲解疾病相关知识，消除顾虑，使其能够配合治疗。

②指导患者通过聊天、听广播等放松，转移注意力，以减轻不适感。

③鼓励患者家属多陪伴，给予良好的家庭及社会支持。

（4）运动指导

①加强体育锻炼，增强机体抗病能力。

②局部后遗神经痛者可做一些力所能及的运动，调节作息时间，生活规律化。

③鼓励患者适当运动，如散步、做八段锦等。对疼痛紧张的患者，采用放松疗法，并指导患者练习各种养生保健操，如拍打操、太极拳等。

（二）白疕

1. 特色护理

（1）内服中药：中药汤剂一般温服为宜；血热血燥患者偏凉服。

（2）特色技术：中药湿敷、中药外搽、中药药浴、中药熏洗、拔罐技术、耳穴贴压、穴位按摩。

2. 健康教育

（1）生活起居

①保持床单位清洁干燥，衣物尽量选用纯棉柔软制品。

②勤修剪指甲，防止抓挠，禁用热水烫洗。

③皮肤瘙痒时可涂抹外用药物，不可抓挠，以免加重皮损或导致皮肤感染。

（2）饮食指导

①血热证：宜清热凉血、清淡食品，如雪梨、藕粉、莲子、西瓜等，食疗方有绿豆百合汤等。多饮水，忌狗肉、巧克力、芒果等热性食物。

②血燥证：宜调理脾胃、平补清补、滋阴润燥食品，如瘦肉、蛋类、鸭肉等。

③血瘀证：宜健脾利湿、活血散瘀食品，如薏苡仁、山药、红糖等。

④瘙痒者，禁食辛辣腥发动风的食品，如牛羊肉、狗肉、海鲜、辣椒、花椒等。

⑤皮损部位大量脱屑的患者，应增加蛋白质和微量元素摄入，宜食禽、蛋、奶、植物蛋白等，必要时使用营养素补充剂。

（3）情志调护：对待焦虑、抑郁的患者，采用言语开导法及移情疗法；组织形式多样、寓教于乐的病友活动，开展同伴支持教育，鼓励病友间多沟通交流疾病的经验，介绍成功的病例。鼓励家属多陪伴患者，给予情感支持。

（4）运动指导：指导患者合理进行体育锻炼及适当的文体活动，可进行八段锦、太极拳等养生操锻炼，以提高机体免疫力，增强战胜疾病的信心。

六、常用专科护理知识

（一）皮肤科穴位注射常用药物、穴位及取穴方法

1. 皮科穴位注射常采用的药物是维生素 B_{12} 注射液。

2. 取穴一般选曲池、足三里穴位。

（1）曲池：肘区，肘横纹外侧端，屈肘，在尺泽穴与肱骨外上髁连线中点凹陷处。

（2）足三里：在小腿前外侧，当犊鼻下 3 寸，距胫骨前缘一横指（中指）。

（二）He – Ne 激光使用的注意事项及适应证

1. 适应证　适用于皮肤溃疡、皮肤烧烫伤、带状疱疹、湿疹、神经性皮炎、痤疮、疖痈、化脓性甲沟炎、荨麻疹、冻疮、丹毒等皮肤疾患。

2. 注意事项

（1）激光照射安全距离 >20cm，建议照射时一般距患处 20～30cm 为宜。

（2）激光照射时应佩戴眼镜，切记直视激光光束，如需照射颜面部或眼周也同样需要佩戴眼镜，以免损害眼睛。

（3）冬季为患者照射激光时，应注意保暖，以免受凉。

第十四节　骨科专科知识

一、解剖结构及生理功能

（一）骨骼的结构

成人骨 206 块，包括躯干骨、颅骨、上肢骨、下肢骨。

1. 躯干骨　包括椎骨、肋骨和胸骨，成人躯干骨由 24 块椎骨、1 块骶骨、1 块尾骨、12 对肋骨、1 块胸骨组成，共计 51 块。

2. 颅骨　成人颅一般由 23 块颅骨组成，分为脑颅和面颅。

3. 上肢骨　包括上肢带骨和自由上肢骨，分别为锁骨、肩胛骨和肱骨、桡骨、尺骨、手骨，两侧共计 64 块。

4. 下肢骨　分为下肢带骨和自由下肢骨，分别为髋骨和股骨、髌骨、胫骨、腓骨、足骨，两侧共计 62 块。

（二）骨骼的生理功能

贮藏骨髓、支持形体、主管运动。

二、专科临床知识应知应会

常见病的中西医诊断见表 4 – 18

表 4 – 18 骨科常见病的中西医诊断

中医诊断	西医诊断
痹症	腰椎间盘突出症
项痹	神经经型颈椎病
膝痹	膝关节骨性关节炎

三、常用药物及其使用注意

（一）调节骨代谢药物

生理盐水溶解后使用，不得用葡萄糖注射液做溶媒。

（二）维生素类药

此类药品遇光易分解，溶解后尽快使用，治疗后期可能出现缺铁性贫血，应补充铁剂。

四、专科检查

（一）骨密度检查

1. 适应证

（1）骨质疏松症高危人士，如妇女绝经后、卵巢早衰、更年期、孕妇哺乳期、老年人、无外伤的骨折、活动少、体格瘦小、摄钙不足、嗜烟、酗酒或喜欢咖啡者，以及有骨质疏松家族史等。

（2）确认骨质疏松、测量骨峰值，有助于青中年人士评估发生骨质疏松症的危险性。

（3）评估妇女绝经后早期（5 年以内）的骨量及其丢失速度，以免错过最佳治疗时机。

（4）因患内分泌、代谢、消化、血液等疾病引起的继发性骨质疏松症，如甲旁腺亢进、甲亢、皮质醇增多症、妇女卵巢切除术后、男子性机能低下、严重肝病、慢性肾衰、部分胃切除术后、慢性阻塞性肺病、长期卧床，长期服用激素、抗癫痫或甲状腺等药物。

2. 禁忌证　无明显禁忌。

五、常见病的中医特色护理

（一）腰椎间盘突出症

1. 特色护理

（1）内服中药：中药宜餐后 1 小时温服。

（2）特色技术：穴位贴敷、中药泡洗、中药热敷、耳穴贴压、艾灸、拔火罐。

（3）腰椎牵引的护理：牵引前做好解释工作，取得患者的配合；选择合适的体位及牵引重量、牵引角度，牵引时上、下衣分开，固定带松紧适宜；牵引时嘱患者全身肌肉放松；牵引过程中注意观察患者有无胸闷、心慌等不适，如有不适及时停止牵引，报告医生配合处理。

2. 健康教育

（1）生活起居：急性期患者以卧床休息为主，采取舒适体位。下床活动时戴腰托加以保护。做好腰部保暖，防止腰部受到外伤，尽量不弯腰提重物，减轻腰部负荷。

（2）饮食指导：根据患者营养状况及辨证分型给予相应的指导，一般给予患者行气活血、清淡易消化的食物，避免食用油腻、寒凉、生冷类的食物。

（3）情志调护：本病病程长、恢复慢，鼓励患者保持愉快的心情，用积极乐观的态度对待疾病。了解患者的情绪，做好患者安慰工作，保持情绪平和。

（4）运动指导：根据患者具体情况指导患者加强腰背肌的功能锻炼，如卧位时直腿抬高，交叉蹬腿及飞燕式、五点支撑法等功能锻炼，要持之以恒。

（二）颈椎病

1. 特色护理

（1）内服中药：中药宜餐后 1 小时温服。

（2）特色技术：穴位贴敷、拔火罐、耳穴贴压、艾灸。

（3）颈椎牵引的护理：牵引前做好解释工作，取得患者的配合；选择合适的体位及牵引重量、牵引角度，固定带松紧适宜；牵引时嘱患者双肩肌肉放松；牵引过程中注意观察患者有无胸闷、心慌等不适，如有不适及时停止牵引，报告医生配合处理。

2. 健康教育

（1）生活起居：避免长时间低头劳作，伏案工作时，每隔1～2小时，活动颈部。座椅高度要适中，以端坐时双脚刚能触及地面为宜。睡眠时应保持头、颈部在一条直线上，避免扭曲，平卧时枕头不要超过肩，不宜过高，以一拳高度为宜。注意颈部保暖，乘车、体育锻炼时做好自我保护，避免头、颈部受伤。

（2）饮食指导：根据患者营养状况及辨证分型给予相应的指导，一般给予患者行气活血、清淡易消化的食物，避免食用油腻、肥厚、寒凉、生冷类的食物。

（3）情志调护：向患者介绍本疾病的发生、发展及转归，取得患者理解和配合，多与患者沟通，了解其心理社会状况，及时消除不良情绪。介绍成功病例，帮助患者树立战胜疾病的信心。

（4）运动指导：急性期颈部制动，避免进行功能锻炼，防止症状加重。缓解期或手法整复2～3天后指导患者在颈托保护下行颈部拔伸、项臂争力、耸肩、扩胸等锻炼。各种锻炼动作要缓慢，以不疲劳为度，循序渐进。

六、常用专科护理知识

（一）腰椎后路手术的护理

1. 术前护理

（1）做好术前宣教，告知手术注意事项及相关准备工作，取得患者的配合。

（2）术前2天指导患者练习床上大小便及俯卧位训练，为患者选择合适的腰围，指导正确佩戴方法。

（3）常规进行术区皮肤准备、药物过敏试验及交叉配血等。

2. 术后护理

（1）术后妥善安置患者，搬运患者时，保持脊椎一条直线，防止扭曲，翻身时采取轴线翻身方法。

（2）根据不同的麻醉方式，正确指导患者进食，以营养丰富、易消化的食物为主。

（3）注意观察患者生命体征变化，观察伤口敷料渗出情况，保持伤口负压引流管通畅，定时倾倒引流液，观察引流量的色、质、量变化，严格无菌操作，正常为每天 50～400mL，色淡红；若每天引流量＞400mL，色鲜红，应及时报告医师，及时处理。术后 24～72 小时，每日引流量＜50mL，遵医嘱可拔出引流管。

（4）指导患者进行足趾、踝部等主动活动，促进血液循环。评估患者下肢疼痛改善情况，循序渐进指导患者进行直腿抬高、股四头肌、蹬腿功能锻炼。

（5）积极进行护理干预，预防肺部感染、尿路感染及下肢静脉栓塞等并发症的发生。

（6）卧床期间协助患者做好生活护理，满足各项需求。

（二）颈椎前路手术的护理

1. 术前护理

（1）做好术前宣教，告知手术注意事项及相关准备工作，取得患者的配合，术前戒烟。

（2）颈椎前路手术前 3～5 天开始气管推移训练，用食指、中指及环指将气管自右向左推或拉，使气管超过正中线。

（3）指导患者进行深呼吸及有效咳嗽练习，术前 2 天指导患者练习床上大小便及俯卧位训练，为患者选择合适的颈托，指导正确佩戴方法。

（4）常规进行术区皮肤准备、药物过敏试验及交叉配血等。

2. 术后护理

（1）术后妥善安置患者，搬运患者时，固定颈椎、引流管。

（2）根据不同的麻醉方式，正确指导患者进食，以营养丰富、易消化的食物为主。

（3）注意观察患者生命体征变化，伤口敷料渗出情况，保持伤口负压引流管通畅，定时倾倒引流液，观察引流量的色、质、量变化。

（4）术后功能锻炼：肢体感觉恢复后指导患者做握拳等小关节功能活动。

（5）积极进行护理干预，预防肺部感染、尿路感染及下肢静脉栓塞等并发症的发生。

（6）卧床期间协助患者做好生活护理，满足各项需求。

（7）指导患者正确佩戴颈托，在颈部固定好后，协助患者下地活动，保持头部中立位，防止突然转动头部发生意外。

（三）石膏的护理

1. 搬运与体位

（1）石膏硬固后才能搬动患者。搬运患者时防止石膏折断或变形，要用手平托，不能抓捏，以免造成石膏凹陷压迫皮肤。

（2）抬高患肢，以利静脉回流，减轻肢体肿胀。

2. 患者的护理

（1）观察患者末梢血运，注意有无皮肤发绀或苍白、肿胀，有无剧烈疼痛，指（趾）发凉、麻木、不能活动等，发现上述情况说明石膏包扎过紧，应拆除或松解石膏，以防止发生肢端坏死或缺血性肌挛缩。

（2）观察出血情况，伤口出血时，血液可渗透到石膏表面上，可用笔沿血迹边缘做记号，观察血迹有无扩大。

（3）保持石膏的清洁，防止粪便、尿液污染石膏；足部石膏可用步行凳保护；冬季注意保暖，防止冻伤。

（4）石膏过紧可能压迫周围神经，预防石膏压迫导致神经麻痹。

（5）石膏常见并发症，如骨－筋膜室综合征、压疮、化脓性皮炎、石膏综合征、关节僵硬和失用性骨质疏松、坠积性肺炎。

（四）牵引的护理

1. 心理护理 患者因剧烈疼痛担心预后，常表现为焦虑、恐惧，故应多与其交流，予以心理安慰，帮助树立战胜疾病的信心，取得患者配合。

2. 观察患肢血液循环 观察皮肤颜色、皮肤温度、桡动脉或足背动脉搏动，毛细血管充盈情况，指、趾活动情况以及患者主诉。若疼痛、麻木、皮温降低、色泽改变、动脉搏动减弱、毛细血管充盈缓慢者，应及时检查有无局部包扎过紧、牵引重量过大等所致的血液循环障碍，并予以对症处理。

3. 维持有效的牵引 患者应卧硬板床，抬高床尾 15～30cm；保持牵引装置的有效性，检查有无阻碍牵引的情况，牵引锤必须悬空，牵引绳与滑轮成一条直线；根据骨折对位情况遵医嘱调整牵引重量。

4. 牵引的常见并发症 呼吸、泌尿系统并发症，压疮、关节僵硬和肌肉萎缩，预防足下垂、便秘。

（五）骨折患者的搬运

1. 背负法 多用于伤者不能自行行走，救护人员只有一人之时。对于神志不清者，可采用交叉双臂紧握手腕的背负法。对于神志清醒的伤者可采用普通背负法，只要抓紧伤者的手腕使其不要左右摇晃即可。

2. 抱持法 救护者一手抱其背部，一手托其大腿将伤者抱起。若伤者还有意识，可让其一手抱着救护者的颈部。

3. 拖拉法 如果伤者较重，一人无法背负或抱持时。救护者可从后面抱住伤者将其拖出。也可用大毛巾将伤者包好，然后拉住毛巾的一角将伤者拉走。

4. 拉车法 两名救护者，一个站在伤者的头部，两手伸于腋下，将其抱入怀中；另一人站在伤者的两腿之间，抱住双腿。两人步调一致将伤者抬起运走。

5. 双人搬运法 两名救护者面对面分别站在伤者两侧，各伸出一只手放于伤者大腿之下并相互握紧，另一只手彼此交替搭在对方肩上，起到支持伤者背部的作用。

6. 脊椎外伤伤员的搬运 对脊椎外伤伤员应用木板或门板搬运，方法是先使伤员双下肢伸直，双上肢也伸直并放于身旁。木板放在伤员一侧，2～3人扶伤员躯干，使其成一整体滚动移至木板上，或3人用手臂同时将伤员平托至木板上。注意不要使伤员的躯干扭转，切忌搂抱，或一人抬头、一人抬足的方法，同时禁用凉椅、藤椅之类的工具运送伤员。

7. 颈椎外伤伤员的搬运 应由4人搬运，要有专人托扶其头颈部，沿纵轴方向略加牵引，并使头颈部随躯干同时滚动。或由伤员自己双手托住头部后再缓慢搬移。严禁随意强行搬动头部。伤员躺在木板上时应用沙袋或折好的衣物在其颈部两侧加以固定。胸腰段脊柱损伤可采用三人搬运法，即三人并排蹲在伤员同侧，用手分别托住伤员的头、肩、腰部和臀部及并拢的双下肢，保持平卧姿势下同步抬起，三人步调一致地向前行进。亦可由2～3人循伤员躯体的纵轴，轻轻就地滚转，将伤员移动到担架或木板上，脊柱损伤处垫一小垫或衣服。

（六）护具的使用

1. 颈托的使用方法 安装颈托需要两名人员参与，其中一名人员必须用手固定好头部和颈部的位置；另外一名人员将前托放置于颈前部，颈托应该置于肩部的上方，患者的下颏必须位于颈托的下颏部，当固定好前托后，将后托经头部和颈部放置在颈部后方，并与前托黏贴紧，如果需要调整，固定好前托，再拉紧固定贴。

2. 腰围的使用方法 平卧时，将腰带垫于腰部后，搭扣扣在腹前，调整两边的松紧带至舒适的位置。站立时，尽量挺直腰部，将腰带垫于腰部后，搭扣扣在腹部前，调整两边的松紧带至舒适的位置。

3. 双拐的使用方法　为保持身体平衡、重心稳定和增加安全感，首先指导患者使用双拐，不负重或轻负重行走，逐步过渡到使用单拐甚至弃拐。

（1）三点步态法最为常用。正确的迈步动作是扶住双拐，手掌着力，双拐和患侧下肢同时前移 1～20cm，挺胸前视，健侧向前迈出一步。

（2）对于双膝关节同时置换的患者，也可采用四点步态法，即出拐及出足次序为左拐、右足、右拐、左足。

第十五节　周围血管科专科知识

一、解剖结构及生理功能

（一）动脉

1. 大动脉的结构

（1）内膜：有较厚的内皮下层，内皮下层之外为多层弹性膜组成的内弹性膜，由于内弹性膜与中膜的弹性膜相连，故内膜与中膜的分界不清楚。

（2）中膜：成人大动脉有 40～70 层弹性膜，各层弹性膜由弹性纤维相连，弹性膜之间有环形平滑肌和少量胶原纤维和弹性纤维。中膜基质的主要成分为硫酸软骨素。

（3）外膜：较薄，由结缔组织构成，没有明显的外弹性膜。外膜逐渐移行为周围的疏松结缔组织。

2. 动脉的功能　心脏规律地舒缩，将血液断续地射入动脉，心脏收缩时大动脉管径扩张，而心脏舒张时，大动脉管径回缩，故动脉血流是连续的。中动脉中膜平滑肌发达，平滑肌的收缩和舒张使血管管径缩小或扩大，要调节分配到身体各部和各器官的血流量。小动脉和微动脉的舒缩能显著调节器官和组织的血流量，正常血压的维持在相当程度上取决于外周阻力，而外周阻力的变化主要在于小动脉和微动脉平滑肌收缩的程度。

（二）静脉

1. 静脉的结构　静脉根据管径的大小分为大静脉、中静脉、小静脉和微静脉。但静脉管壁结构的变异比动脉大，甚至一条静脉的各段也常有较大的差别。静脉管大致也可分内膜、中膜和外膜三层，但三层膜常无明显的界限。静脉壁的平滑肌和弹性组织不及动脉丰富，结缔组织成分较多。

2. 静脉的功能　静脉的功能是将身体各部的血液导回心脏。静脉血回流的动力主要是管道内的压力差。

二、专科临床知识应知应会

周围血管科常见病的中西医诊断见表4-19。

表4-19 周围血管科常见病的中西医诊断

中医诊断	西医诊断
脱疽	动脉硬化闭塞症、糖尿病足急性动脉栓塞
股肿	下肢深静脉血栓形成
筋瘤	下肢静脉曲张
水肿	原发性下肢静脉瓣膜功能不全

三、常用药物及其使用注意

(一)抗凝药物的种类

抗凝血药物、抗血小板药物、纤维蛋白溶解药物、组织型纤溶酶原激活剂药物。

(二)应用抗凝药物的注意事项

1. 有无外伤或鼻腔出血不止。

2. 刷牙时有无明显出血或出血增多。

3. 有无月经量明显增多或异常的阴道出血。

4. 大小便颜色有无异常，如有无棕色小便或红黑色大便。

5. 皮肤有无不明原因的出血点或瘀斑。

6. 穿刺处及伤口有无疼痛或肿胀。

7. 眼睛虹膜有无出血点。

四、专科检查

(一)踝肱指数(ABI)测定

1. 定义　踝肱指数为一侧肢体的最高踝部压力与最高肱动脉压之比。

2. 正常值　正常时踝肱指数≥0.97。

3. 测量方法　患者平卧，用宽度相同的袖带分别置于双侧踝部、上臂，用多普勒听诊器测取足背或胫前动脉、胫后动脉以及肱动脉压，二者之比即为踝肱指数。

4. 临床意义 踝肱指数 0.97 ~ 0.9 为临界值，临床上可无或有轻微缺血状态。踝肱指数 <0.9 可出现明显间歇性跛行、静息痛，甚至坏疽。踝肱指数可提示患肢动脉病变的严重程度，一般 <0.6 即可有静息痛。

（二）动脉节段性压力测定

1. 动脉节段性测压的方法 患者仰卧，用宽度相同的袖带分别置于上臂、前臂、踝部、膝下、膝上和大腿上段，用探头分别测出各节段的动脉压力。

2. 临床意义 正常情况下，下肢两侧对称部位的血压是相近的，如果相差超过 2.67kPa（20mmHg）以上，表明压力减低一侧动脉近端有狭窄或闭塞。在下肢各节段之间，相邻动脉压力差不超过 2.67kPa（20mmHg）。如果相邻节段的动脉压力大于 4.00kPa（30mmHg）则提示远端动脉有狭窄或闭塞。

五、常见病的中医特色护理及健康教育

动脉硬化闭塞症

1. 特色护理

（1）内服中药：宜清晨温服中药。

（2）特色技术：中药离子导入、耳穴贴压、艾灸、中药泡洗。

2. 健康教育

（1）生活起居：戒烟酒，保持情绪稳定，心情愉悦。患肢注意保温，脚部保持干燥清洁，正确剪趾甲，穿合适的鞋袜，避免足部皮肤损伤。

（2）饮食调护

①喜暖怕冷，足趾端皮肤苍白，持续胀痛，无溃疡的患者，可进食生姜羊肉汤、鸭肉、山楂、桂枝、桂圆肉；忌生冷。

②趾端发生坏疽及溃疡的患者，宜食清热解毒、易消化的食物，如绿豆、赤小豆、茶、梨、西瓜、木耳、洋葱、马齿苋等。可饮用菊花茶、金银花露或用荷叶、竹叶、鲜车前煎汤代水。

③形体消瘦乏力，患肢肌肉萎缩，皮肤枯皱脱屑，创面经久不愈的患者，宜选择营养丰富，易消化食物，如瘦肉、鸡蛋、牛奶等。可用党参、黄芪、白术、大枣炖牛肉食用。

（3）情志调护：调畅情志，鼓励患者树立战胜疾病的信心，可与患者多沟通，了解患者的情绪变化，及时干预不良情绪。

（4）运动指导：勃尔格运动适用于基本上不能行走的患者，可在床上锻炼。目的在于建立侧支循环，增加下肢供血。

①仰卧床上，全身放松，双下肢伸直抬高45°，坚持2分钟。若无力同时抬高双下肢者，可左右下肢交换抬高，各坚持2分钟或根据体力调整时长。

②坐起，小腿垂于床下2分钟。

③恢复平卧位，双下肢水平伸直放松，双足踝内旋、外旋、伸直足背，反复弯曲足背，连续做2分钟为一遍。每日1次或上、下午各1次重复以上动作2~3遍。

六、常用专科护理知识

（一）下肢静脉曲张手术的护理

1. 术前护理

（1）心理护理：树立信心，相信医师，全身放松，消除紧张情绪。过分紧张，睡眠不好，会使手术当天血压波动，进而影响手术进程。

（2）胃肠道准备：手术前6~8小时内禁食、禁水，目的是为了防止在麻醉状态下胃内食物反流，吸入肺部引起肺炎。

（3）皮肤准备

①术区备皮。

②术日清晨用记号笔标记曲张静脉的范围、切口部位，并对结扎部位、范围、交通支的处理等做好计划。

（4）术前训练：训练床上排便，保持大便通畅，以防术后用力排便致使腹压增高。放便盆时让患者仰卧，患肢需伸直、制动，健侧屈膝、足蹬床面，用力抬起臀部，护士将便盆放到患者臀下。便盆高的一端朝患者脚的方向，扁平一端朝头的方向。

（5）注意事项

①严格按照医嘱进行准备，女性是否月经来潮，都应先告知医师，让医师考虑是否需要暂停手术，以免术后增加痛苦。

②进手术室前，必先去掉"身外之物"，活动性假牙、眼镜、首饰、手表、手镯、发夹等在进手术室前，须交给亲属保管，不可带进手术室。

2. 术后护理

（1）体位：术后去枕平卧6小时。如果头部水平位置高于身体，可能导致术后长期头痛。

（2）术后观察与指导

①术后患肢需缠弹力绷带压迫血管，如果感觉绷带过紧或皮肤瘙痒时不

要自行拆解敷料，应请医师进行处理。

②观察下肢血运情况，包括远端皮肤的温度、颜色，患肢是否肿胀，敷料有无渗血。

③术后留置尿管，会给患者带来一些不适，讲解留置尿管的作用，嘱其不能随意将导管拔出，不要牵拉尿管，避免尿管受压、扭曲。

④术后6小时可做术肢足趾活动及足踝的屈、伸、旋转等动作，注意避免大腿活动。

⑤术后24小时可以下床如厕，床旁活动，但不可进行剧烈运动，避免手术切口出现血肿。

⑥术后第一天使用抗凝药物，使用时应注意观察口腔黏膜、牙龈、眼底、消化道、泌尿系统是否有出血情况。

⑦术后7天拆解弹力绷带，弹力绷带解除后应立即穿减压袜，坚持穿戴半年以上，减少术后静脉曲张复发率。

⑧术后坚持做静脉回流操。

（二）动脉硬化闭塞症手术的护理

1. 术前准备

（1）心理护理：树立信心，相信医师，全身放松，消除紧张情绪。过分紧张，睡眠不好，会使手术当天血压波动，进而影响手术进程。

（2）术区备皮。

（3）留置静脉通路：留置套管针或其他静脉通路，供术中输液使用，根据医嘱提前建立静脉通道，以便在应急情况下及时经静脉给药。

（4）胃肠道准备：接受介入手术治疗的患者不需要严格禁食，进半流食即可。

（5）留置尿管：避免术中排尿或误伤膀胱。术后要多喝水，勤排尿，促进造影剂排出。

（6）术前训练

①训练床上排便：保持大便通畅，以防术后用力排便致使腹压增高。放便盆时让患者仰卧，患肢需伸直、制动，健侧屈膝、足蹬床面，用力抬起臀部，护士将便盆放到患者臀下。便盆高的一端朝患者脚的方向，扁平一端朝头的方向。

②移床：术后，患者从手术床移至病床时，患肢仍需伸直制动，健侧屈膝，健侧肢体足蹬床面，横向平移，以免穿刺处出血形成血肿。

2. 术后护理

（1）术后体位：对于股动脉穿刺的患者，拔除导管后，局部给予加压包扎，术侧肢体伸直制动 6 小时，平卧 24 小时以防出血，可侧卧，穿刺部位以下的关节可于床上活动，维持其关节的正常功能，可行足部背屈活动。

（2）术后观察：观察术侧腹股沟穿刺部位有无渗血，评估患肢有无肿胀，同时观察皮肤温度、颜色及足背动脉搏动情况。

（3）术后留置尿管，会给患者带来一些不适，讲解留置尿管的作用，嘱其不能随意将导管拔出，不要牵拉尿管，避免尿管受压、扭曲。

（4）术后 24 小时可以下床如厕，床旁活动，但不可进行剧烈运动，避免手术穿刺点出现血肿。

（5）术后应用抗凝药物：使用时应注意观察口腔黏膜、牙龈、眼底、消化道、泌尿系统是否有出血情况。

（6）术后坚持做勃尔格运动。

（三）小腿周径的测量方法

将双下肢伸直或微屈，测量膝上 15cm 和膝下 10cm 处的周长，一般以髌骨下对照，术前和术后对照。

（四）减压袜的穿戴方法及使用注意事项

1. 穿戴减压袜的方法

（1）将手伸进袜子的脚跟处，抓住袜子脚跟的中间，将袜子由内向外翻出。

（2）将袜子从脚尖到脚跟套入，确认袜子的后跟处与脚跟相吻合。

（3）再将袜子拉过足踝展开至腿部，确保袜子平整、无皱褶。

2. 使用减压袜的注意事项

（1）在穿、脱过程中不要让钻饰或长指甲刮伤减压袜。在干燥的季节要预防脚后跟皮肤干裂，避免刮伤减压袜。经常检查鞋内是否平整，避免造成对减压袜不必要的摩损。

（2）洗涤要用中性洗涤剂在温水中水洗，勿使用热水及漂白剂，勿使用洗衣机清洗及脱水程序，也不要拧干，需用手挤干或用干毛巾吸除多余的水分，于阴凉处晾干，勿置于阳光或人工热源下晾晒或烘烤。

（3）减压袜应半年更换 1 次，经常穿减压袜的患者应备两双以上袜子交替使用，可延长减压袜的寿命。

（五）静脉回流操

1. 大关节运动　患者平卧位，弯曲大腿至腹部上方，尽量向下颏方向提高膝关节；向上伸直腿部，慢慢放下大腿，恢复平卧状态。两腿左右交替活动，重复 15～20 次。

2. 足趾关节运动 弯曲并伸直足趾关节，两足可同时进行，持续 30 秒钟。

3. 踝关节运动 交替伸直并弯曲两侧踝关节，持续时间 30 秒钟。

4. 摩擦腿部运动 弯曲大腿至腹部上方，尽量向下颏方向提高膝关节，用双手抓住脚；向上伸直腿部，同时轻轻地用手从踝关节滑向膝关节；向下伸直腿部，摩擦大腿，恢复原位。左右两侧各重复活动 8～10 次。

5. 加强腿部肌肉力量的运动 两脚处于休息状态，中间用一块毛巾隔开，夹紧两脚，抬高髋部，挺直两腿，使腰部悬空，保持 6 秒种后放松，恢复至原来的状态，休息 6 秒种。重复运动 6 次，起床换成站立位做下一步运动。

6. 站立状态下踝关节和小腿肌肉的运动 赤足，自然站立，脚尖点地，尽可能抬高足跟，两脚交替，重复 15 次。

第十六节 眼科专科知识

一、解剖结构及生理功能

眼球包括眼球壁和眼球内容物。

（一）眼球壁

1. 眼球壁外层 由角膜和巩膜组成，角膜占眼球壁的前 1/6，巩膜占眼球壁的后 5/6。巩膜起着保护眼内组织的作用。

2. 眼球壁中层 由虹膜、睫状体、脉络膜三部分组成，其中正前方肉眼可见的棕色的膜是虹膜，虹膜外周边缘向后延续的部分叫睫状体，它的突出部分紧连在虹膜的后面，叫睫状突，是房水的发源地。睫状体再往后延续是脉络膜。

3. 视网膜 位于眼球壁的内层，主要由视细胞和视神经纤维组成。

（二）眼球内容物

1. 房水 是睫状体分泌的透明液体，具有维持眼压和营养眼内组织的作用。

2. 晶状体 它依靠丝状的悬韧带与周围睫状体联系，悬吊并固定在虹膜的后面。晶状体有良好的聚光作用，使物像能清晰地落在视网膜上。

3. 玻璃体 充满在晶状体后面的眼球腔内，它不仅可以使光线通过，还有对眼球壁施加压力，保持眼球形状的作用。

二、专科临床知识应知应会

（一）常见病的中西医诊断

眼科常见病的中西医诊断见表4-20。

表4-20　眼科常见病的中西医诊断

中医诊断	西医诊断
圆翳内障	年龄相关性白内障
青盲	视神经萎缩
目系暴盲	严重的前部缺血性视神经病变、急性视神经炎
青风内障	原发性开角型青光眼
绿风内障	急性闭角型青光眼

（二）眼压及其检测目的

1. 眼压　眼压是指眼球内容物对眼球壁产生的一种压力。由于眼内容物中的固体和半固体成分，如晶状体、玻璃体和血管内的血液容量是相对恒定的，而房水的容量是处于循环不息的动态平衡中，所以，实际维持眼压正常波动最主要的因素是房水。如果房水的产生量和排出量失去平衡，就可能出现眼压的异常。正常眼压值是10~21mmHg。

2. 监测24小时眼压的目的　有助于早期发现青光眼，对青光眼的治疗也可依据全天内眼压变化情况确定用药的时间和次数，并对青光眼药物、激光或手术治疗的疗效和预后有一个更客观的评价。该项检查对诊断正常眼压性青光眼意义更大。

三、常用药物及其使用注意

（一）局部麻醉眼药

不可单纯作为镇痛剂使用；忌频繁使用。

（二）抗感染眼药

用后偶见眼睛疼痛，视力改变，持续性发红或刺激感等过敏反应。

（三）降眼压眼药

为了避免全身吸收过多点药后用棉签压迫泪囊部1~2分钟；定期眼科检

查，根据病情变化及时更改治疗方案。

（四）散瞳眼药

由于瞳孔变大，在 4 ~ 5 小时内有视物模糊、较平常刺眼的感觉，可以自然恢复，可采取戴变色眼镜等方法避免直接接触阳光等强光刺激。用此药后，半天左右应避免驾车等危险的作业；若出现视物模糊症状不见好转，头痛、眼痛（除外感冒等已知的原因）等症状应及时就诊。

四、专科检查及其护理要点

超声生物显微镜（UBM）是一种超高频率超声，可对眼前部结构进行类似低倍显微镜的检查。适用于青光眼诊断；眼外伤导致屈光间质混浊的眼部结构检查；前房检查等。对于青光眼的准确诊断及临床治疗具有重要指导意义。

1. 检查前指导

（1）协助患者取仰卧位。

（2）使用表面麻醉药物，眼部会有轻微不适，嘱患者不必紧张。

2. 检查中指导

（1）对受检眼实行表面麻醉的目的是降低角膜、结膜的敏感性，利于操作检查。

（2）检查过程中，保持仰卧位，头部固定，双眼注视正前方的某个位置固定不动。

3. 检查后指导　由于麻醉药物，降低了角膜敏感性，嘱患者不要揉眼，以免损伤角膜。

五、常见病的中医特色护理

（一）视神经萎缩

1. 特色护理

（1）内服中药：中药汤剂宜温服，并注意服药后的效果和反应，做好记录。

（2）特色技术：穴位注射、耳穴贴压、艾灸、中药离子导入、中药熏蒸、中药泡洗。

2. 健康教育

（1）生活起居：注意劳逸结合，勿过劳，少用目力；指导患者做眼部周围穴位按摩，如睛明、丝竹空、承泣等穴。

（2）饮食指导：注意增加富含维生素 C、B_1、B_{12} 的食物，忌食辛辣刺激之品，禁止吸烟及饮烈性酒，多吃新鲜水果蔬菜及蛋白质含量高的食物。

（3）情志调护：因本病病程较长，克服紧张及悲观情绪是情绪调节的重点，可多听音乐，多与病友交谈，不可急于求成，要树立长期治疗的信念，坚定康复的信心。

（4）运动指导：鼓励患者选择适当的活动，如散步、打太极拳等，以增强机体抵抗力。

（二）糖尿病视网膜病变

1. 特色护理

（1）内服中药

①中药汤剂宜温服，并注意服药后的效果和反应，做好记录。

②知柏地黄丸宜空腹或饭前服用。

（2）特色技术：穴位按摩、耳穴贴压、中药离子导入、中药熏蒸。

2. 健康教育

（1）生活起居：室内光线明亮，避免强光等不良刺激，眼底出血者卧床休息。

（2）饮食指导：宜食养血通络的食物，如黑芝麻、枸杞等。忌食辛辣油腻刺激之品。

（3）情志调护：讲解疾病的相关知识，解除患者疑虑、恐惧心理。耐心倾听患者主诉，了解心理状态，给予心理疏导。鼓励病友间交流治疗体会，增强治疗信心。

（4）运动指导：选择合理的运动方式，如散步、八段锦等。避免剧烈运动，运动时随身携带糖果。

六、常用专科护理知识

白内障手术的围手术期护理

1. 术前护理

（1）向患者解释手术情况及注意事项，解除患者的顾虑。

（2）注意体温、血压及大便情况。

（3）遵医嘱按时点消炎眼药水。

2. 术后护理

（1）用药：在医生指导下用药治疗。

（2）饮食：饮食有节，不宜过饱，忌食辛辣、肥甘厚味之品。

（3）运动：术后避免跑、跳等震动性动作，避免推、拉、抬、举等用力耗氧的动作，以免引起眼部不适。术后 3 个月内不可进行游泳运动，半年内避免重体力劳动，避免头部的剧烈震动。

（4）用眼卫生：避免眼睛疲劳，外出时戴变色眼镜，防止紫外线对眼睛的刺激，避免风沙袭眼。

（5）手部卫生：点药前应清洗双手，平时不用手或不洁之物揉眼，术后 1 个月内洗澡洗头时避免浴液等进入手术眼内，保持眼部清洁。

（6）保持大便通畅：避免用力排便引起眼部不适。

（7）定期复诊：出院 1 周门诊复查，出现不适随时就诊。

（8）根据个体情况，遵医嘱是否需要配镜。

第十七节　乳腺科专科知识

一、解剖结构及生理功能

成年妇女乳房是两个半球形的性征器官，位于胸大肌浅面，约第 2 至第 6 肋骨水平的浅筋膜浅、深层之间。外上方形成乳腺腋尾部，伸向腋窝。乳头位于乳房的中心，周围的色素沉着区称为乳晕。

乳腺由 15～20 个腺叶组成，每一腺叶分成很多腺小叶，腺小叶又由小乳管和腺泡组成，是乳腺的基本单位。每一腺叶有其单独的导管（乳管），腺叶和乳管均以乳头为中心呈放射状排列。小乳管汇至乳管，乳管开口于乳头，乳管靠近开口的 1/3 段略为膨大，是乳管内乳头状瘤的好发部位。腺叶、小叶和腺泡间有结缔组织间隔，腺叶间还有与皮肤垂直的纤维束，上连浅筋膜浅层，下连浅筋膜深层，成 Cooper 韧带。

乳腺是许多内分泌腺的靶器官，其生理活动受垂体前叶、卵巢及肾上腺皮质等激素影响。妊娠及哺乳时乳腺明显增生，腺管延长，腺泡分泌乳汁。哺乳期后，乳腺又处于相对静止状态。平时，育龄期妇女在月经周期的不同阶段，乳腺的生理状态在各激素影响下，呈周期性变化。绝经后腺体逐渐萎缩，为脂肪组织所替代。

二、专科临床知识应知应会

乳腺科常见病的中西医诊断见表 4–21。

表 4 - 21　乳腺科常见病的中西医诊断

中医诊断	西医诊断
乳岩	乳腺癌
乳痈	乳腺炎
粉刺性乳痈	浆细胞性乳腺炎
乳核	乳腺纤维腺瘤
乳癖	乳腺增生

三、常用药物及其使用注意

（一）抗感染类药物

1. 种类　头孢菌素类、头霉素类、喹诺酮类。

2. 注意事项　过敏者禁用；有青霉素过敏史、肝或肾功能损害、胃肠道疾病者慎用；哺乳期妇女应用时，宜暂停哺乳；用药期间和停药后至少 5 天内戒酒。

（二）镇痛类药物

1. 种类　麻醉性镇痛药物、非麻醉性镇痛药物。

2. 注意事项　给药期间不可饮酒吸烟，以免加强抑制作用；使用缓释片或控释片时，不可掰开或嚼碎服用，必须整片以水吞服；肝功能不全、甲状腺功能不全，以及婴幼儿和老年人慎用。

四、专科检查

乳腺钼靶检查，是一种相对无创性检查，其辐射量低，能比较全面而准确的反映出整个乳房的大致解剖结构。比较可靠地鉴别出乳腺的良性、恶性肿瘤。

1. 适应证

（1）30 岁以上女性，有母系乳腺癌家族遗传史，曾患乳腺良性病变或对侧乳腺癌的患者。35 岁以上女性定期的乳房普查。

（2）临床或自检发现乳腺异常，高度怀疑乳腺癌的患者。

2. 禁忌证　孕妇禁用。

3. 注意事项

（1）检查最佳时间为月经结束后 5～7 天。

（2）为提高图像清晰度，摄片时需给乳腺加压。

五、常见病的中医特色护理及健康教育

急性乳腺炎

1. 中医特色护理

（1）内服中药：中药宜温服，内服中药期间若进食生冷寒凉及辛辣刺激食物，注意用药后情况。

（2）特色技术：乳腺按摩、中药外敷、耳穴贴压、中药泡洗、半导体激光照射。

2. 健康教育

（1）生活起居

①指导患者生活规律，哺乳期间注意营养，增加能量和水的摄入，不随便服药。

②指导患者按需哺乳，哺乳后乳房需排空；高热或脓肿形成时停止哺乳。

③使用三角巾或宽松的胸罩托起患乳，减少上肢活动。

④保持乳房及乳头清洁，如出现乳头皲裂，可用蛋黄油、麻油或橄榄油外涂。

（2）饮食指导：产后48~72小时后补汤汁，忌油腻、刺激性食物。

①气滞热壅证：宜食疏肝理气、通乳消肿的食品，食疗方有萝卜丝汤。

②热毒炽盛证：宜食清热解毒、托里透脓的食品，食疗方有马兰头拌豆腐。

③正虚毒恋证：宜食益气合营托毒的食品，如鸡蛋、鱼肉、动物肝脏等。

（3）情志调理

①多与患者沟通，劝导其正确对待疾病。

②采用移情相制疗法，转移注意力；焦虑或抑郁的患者，采用暗示疗法或顺情从欲法。

③鼓励家属多陪伴患者，给予心理支持。

④鼓励病友间多沟通，交流防治经验，增强治疗信心。

六、常用专科护理知识

浆细胞性乳腺炎围手术期护理

1. 术前护理

（1）术前晚保持安定情绪，保证充足睡眠。必要时遵医嘱给予镇静剂。

（2）术前6~8小时禁食水。

2. 术后护理

（1）术后执行全麻术后护理常规。

（2）术后伤口加压包扎，保持引流通畅，观察伤口有无渗血、乳头血运循环等情况。

（3）全麻术后咽干、咽痒者遵医嘱给予养阴、清热、利咽中药待茶饮。

（4）如术后留置伤口引流管，接负压引流球（或负压吸引器）、留置导尿管，应保持各管路引流通畅，注意避免牵拉各管路。

（5）一般导尿管会在术后第一天拔除，鼓励患者早期下床适当活动，引流管拔管时间视具体情况而定。

（6）术后24~48小时给予伤口换药，注意观察伤口情况及乳头乳晕有无缺血坏死。

（7）术后早期（5~7天）注意患者局部加压绷带固定牢靠无松脱；如有绷带松脱及时通知医生换药。建议患者取平卧位，待拆除绷带后可采取健侧卧位。

第十八节　泌尿科专科知识

一、解剖结构及生理功能

泌尿系统包括肾、输尿管、膀胱和尿道四部分。泌尿系统的主要功能是排出机体中溶于水的代谢产物。机体在代谢过程中所产生的废物如尿素、尿酸等，通过血液循环到达肾脏，经肾脏的生理作用产生尿液，通过一系列管道汇集于肾盂，然后经输尿管送到膀胱暂时储存。排尿时膀胱收缩，尿液即经尿道排出体外。

泌尿系统是人体代谢产物最重要的排泄途径，排泄的废物不仅数量大，种类多，而且尿的质和量经常随着机体内环境的变化而发生变化。特别是肾脏，不仅是排泄器官，也是调节体液、维持电解质平衡的器官。如果泌尿器官的功能发生障碍，代谢产物将蓄积于体液中并改变其理化性质，破坏内环境的相对恒定，从而影响机体新陈代谢的正常进行。严重时可出现尿毒症，危及生命。

二、专科临床知识应知应会

泌尿科常见病的中西医诊断见表4-22。

表4-22　泌尿科常见病的中西医诊断

中医诊断	西医诊断
淋证	泌尿系统感染
石淋	泌尿系统结石

续表

中医诊断	西医诊断
精癃	前列腺增生
癃闭	前列腺癌
精浊	前列腺炎

三、常用药物及其使用注意

（一）抗感染类药物

1. 种类　头孢菌素类、头霉素类、喹诺酮类。

2. 注意事项　过敏者禁用；有青霉素过敏史、肝或肾功能损害、胃肠道疾病者慎用；哺乳期妇女应用时，宜暂停哺乳；用药期间和停药后至少 5 天内戒酒。

（二）利尿类药物

1. 种类　襻利尿类、保钾低效利尿类、噻嗪类利尿药、渗透性利尿药。

2. 注意事项　给药期间，应定期检查血象、血钾、血钠及血糖，并注意观察和随访有无高钾血症、低钠血症等症状。

四、专科检查

膀胱镜检

1. 适应证

（1）用于诊断：①明确血尿的原因、部位。②肿瘤、异物和结石的确诊。③帮助了解膀胱周围病变对膀胱的侵犯程度。

（2）用于治疗：①用电灼器治疗膀胱内出血点或乳头状瘤。②通过膀胱镜碎石、取石，膀胱内异物和病变组织钳取。③治疗输尿管口狭窄。

2. 禁忌证

（1）尿道、膀胱处于急性炎症期。

（2）膀胱容量过小，在 60mL 以下者。

（3）包茎、尿道狭窄、尿道内结石嵌顿等，无法插入膀胱镜者。

（4）骨关节畸形不能采取结石体位者。

（5）肾功能严重减退而有尿毒症征象、高血压而且心脏功能不佳者。

3. 注意事项

（1）膀胱镜检后常有轻微血尿，一般1~3天内逐渐消失，不需做特殊处理。

（2）多饮水，使尿液增加，减轻尿道刺激症状。

（3）注意外阴清洁，预防感染。禁止性生活2周。

（4）如出现疼痛剧烈、出血多、发烧等症状时，需及时就诊。

五、常见病的中医特色护理及健康教育

前列腺增生病

1. 中医特色护理

（1）内服中药：中药宜温服，注意观察服药后的排尿情况。

（2）特色技术：艾灸、中药外敷、耳穴贴压、中药泡洗。

2. 健康教育

（1）生活起居

①留置尿管患者应注意多饮水，每日2000mL，保持尿道口清洁。

②养成健康规律的生活习惯，不憋尿，有尿意及时如厕。

③保持大便通畅，避免干硬粪块刺激前列腺。

④坚持参加体育锻炼，增强抗病能力。

（2）饮食指导

①饮食宜清淡，忌烟酒，忌食辛辣刺激食物，宜多吃富含维生素E、硒、异黄酮、番茄红素的食物，如鸡胸肉、南瓜子。

②脾肾气虚者，多选补脾益肾之品，忌食生冷、油腻、硬固之物。

③湿热下注者，宜食偏凉、滑利渗湿之物，忌辛辣、肥甘助火之品。

（3）情志护理

①耐心做好解释工作，消除患者紧张或恐惧心理。

②保持心情平静，积极配合治疗。

六、常用专科护理知识

前列腺增生围手术期护理

1. 术前护理

（1）术前应健康饮食并保持正常功能锻炼。

（2）手术前一日服用药物进行肠道准备。需进流质饮食，术前遵医嘱清洁灌肠，减少术中污染。

（3）手术前晚患者需保持良好的睡眠，保证有充沛的体力顺利手术。

2. 术后护理

（1）术后6～12小时，床上运动下肢，保持下肢良好的血液循环。以屈腿和收缩肌肉运动（绷脚尖和勾脚尖动作）为主。术后第2天可摇动高床40°，最重要还是及早下床活动。

（2）术后饮食宜清淡、易消化、富含营养，多吃新鲜水果蔬菜，以保证营养供给。

（3）在拔除尿管后，要加强盆底肌肉锻炼，尽快恢复控尿功能。

第十九节　肛肠科专科知识

一、解剖结构及生理功能

（一）肛管的解剖结构

肛管是由外括约肌包绕形成的消化道末端，长约3cm，上界为齿线，下界为肛缘。齿线至耻骨直肠肌上缘即为肛缘。肛门指在安静时处于关闭状态的肛管最下端。齿线为直肠与肛管的交界线。齿线上的黏膜、括约肌收缩，所形成皱襞，称为肛柱。与肛柱之间相连的皱襞称为肛瓣。肛瓣与肛柱之间的直肠黏膜形成的袋状小窝，称为肛隐窝，也叫肛窦。肛瓣下方有2～8个乳头状突起称为肛乳头。

（二）肛管的生理功能

肛管的生理功能为排泄粪便、吸收水分。排便时，结肠蠕动，储存于乙状结肠内的粪便下行进入直肠，使直肠壶腹膨胀，引起便意和肛管外括约肌反射性松弛，机体自主松弛肛管外括约肌，同时屏气增加腹压，粪便排出体外。

二、专科临床知识应知应会

常见病的中西医诊断见表4-23。

表4-23　肛肠科常见病的中西医诊断

中医诊断	西医诊断
混合痔	混合痔
肛漏	肛瘘
肛痈	肛门直肠周围脓肿

三、常用药物及其使用注意

祛腐生肌类药物：用药期间忌食辛辣食物，外用药禁止内服，孕妇慎用。

四、专科检查及其护理要点

大肠传输功能检查是便秘的检查方法之一，常用的方法是口服不透 X 光的标志物 2 粒，然后分别在服后 24 小时、48 小时拍 X 射线片，观察其在肠道的位置，以确定大肠传输功能，区别便秘的类型。

1. 适应证　便秘患者。

2. 禁忌证　肠梗阻患者。

3. 护理要点

（1）患者于第一天口服标志物 1 粒，第二天同一时间口服第 2 粒标志物，分别于第 3 天、第 4 天至放射科拍 X 射线片。

（2）检查期间患者可正常饮食和排便，但禁止使用通便药物或具有通便功能的食物，如开塞露、灌肠或食用泻药、减肥药、香蕉、蜂蜜等。

五、常见病的中医特色护理

（一）混合痔病的中医特色护理

1. 特色护理

（1）口服药：活血化瘀类药物宜餐后服用。

（2）特色技术：中医熏洗技术、耳穴贴压、艾灸、红光照射、穴位贴敷。

2. 健康教育

（1）生活起居：指导患者养成定时排便的习惯，便秘时指导患者绕脐周顺时针按摩腹部，每日 3 次，每次 20～30 圈。保持肛门及会阴部清洁，指导患者每日便后及每晚温水清洗。避免肛门局部刺激，便纸宜柔软，不穿紧身裤和粗糙内裤。指导患者避免增加腹压，避免用力排便、咳嗽、久站、久蹲等。

（2）饮食指导：饮食以营养丰富，易消化为宜，忌辛辣、刺激食品，如辣椒、生葱、姜葱等。多食新鲜蔬菜水果。

（3）情志调护：疏导患者消除顾虑及恐惧，保持心情舒畅，积极配合治疗。

（4）运动指导（提肛运动）：指导患者进行提肛运动。运动方法：深吸气时收缩并提肛门，呼气时将肛门缓慢放松，一收一放为 1 次；每日晨起及睡前各做 1 遍，每遍做 20～30 次。

（二）肛周脓肿

1. 特色护理

（1）内服中药：火毒蕴结、热毒炽盛者中药应饭后偏凉服。阴虚毒恋者中药泡水代茶饮。

（2）特色技术：中医熏洗技术、耳穴贴压、艾灸、红光照射、穴位贴敷。

2. 健康教育

（1）生活起居：坚持每日用中药坐浴，养成定时排便的习惯，及时治疗泄泻或便秘。保持肛门清洁，避免刺激，卫生纸宜柔软，不穿紧身裤或粗糙内裤。忌久坐、久立、久蹲，不坐太热、太冷、潮湿物体或地面。最好选用软座垫。

（2）饮食指导：纠正不良饮食习惯，避免大量进食偏热性的食物，如辣椒、洋葱、蒜、花椒、牛羊肉及海腥发物，宜食蔬菜水果、富含粗纤维的清淡食品。

（3）情志护理：关心体贴患者，解除不良情绪。

（4）运动指导：指导患者进行提肛运动，方法为深吸气时收缩并提肛门，呼气时将肛门缓慢放松，一收一放为 1 次；每日晨起及睡前各做 1 遍，每遍做20～30 次。

六、常用专科护理知识

混合痔围手术期护理

1. 术前护理

（1）心理护理：了解患者对疾病和手术的认知程度，协助患者观看手术相关视频，提高患者对疾病的认识，从而消除患者的顾虑及恐惧。

（2）肠道准备：遵医嘱术前晚饭后口服复方聚乙二醇电解质散（Ⅳ）一盒。并嘱患者术前晚 24：00 禁食水，术日晨起行清洁灌肠（甘油灌肠剂110mL，给予清洁灌肠或移动灌肠机清洁灌肠）。

（3）皮肤准备：术前清洁皮肤，行术区备皮。

（4）保障睡眠：必要时遵医嘱给予地西泮等助睡眠药物。

（5）床上排尿：根据病情，指导患者练习在床上使用便器排小便。

（6）了解女性患者是否在月经期。

2. 混合痔的术后护理

（1）了解麻醉方式、手术方式及术中情况，腰麻术后 6 小时内（静脉全麻2小时内），应采取去枕平卧位，头偏向一侧，防止呕吐物吸入气管。

（2）术后给予心电监护，必要时给予吸氧，及时记录患者术后生命体征。

（3）严密观察患者肛门部敷料有无出血，如有出血应及时报告医生，遵医嘱给予处理。若患者体温在37.5℃以上应及时报告医生，及时处理。

（4）保持肛门部清洁，指导患者便后及时清洗。

（5）尿潴留者给予艾灸治疗，必要时给予留置导尿。

（6）观察有无疼痛、便秘等术后反应，疼痛者可给予穴位贴敷，或遵医嘱给予止痛药。便秘者可给予耳穴贴压治疗或遵医嘱给予通便药物。

（7）根据病情选择适当的饮食（腰麻者术后6小时可进食半流食）。饮食宜清淡，多食粗纤维食物、新鲜水果，勿食辛辣鱼腥发物食物。

（8）根据病情指导患者适当活动，勿久蹲快起。

（9）告知患者严格按医嘱服用药物，如有疑问及时与医师取得联系。

（10）根据患者病情及手术方式，指导患者进行功能锻炼（提肛运动），从而促进伤口愈合。

第二十节　妇科专科知识

一、解剖结构及生理功能

（一）女性外生殖器的结构及生理功能

1. 阴阜、大阴唇　外阴有很厚的皮下脂肪层，内含丰富的血管、淋巴管和神经，当局部组织受伤时，易发生出血，可形成大阴唇血肿。

2. 小阴唇、阴蒂、阴道前庭　其中有前庭大腺，又称巴氏腺，位于大阴唇后部，大小如黄豆，左右各一，腺管细长为1～2cm，向内开口于前庭后方小阴唇与处女膜之间的沟内，性兴奋时分泌黄白色黏液以润滑阴道。遇有感染致腺管口闭塞时，可形成脓肿或囊肿。

（二）女性内生殖器的结构及生理功能

1. 阴道　阴道是性交的器官，也是月经和胎儿娩出的通道。阴道后穹窿顶端与直肠子宫陷凹紧贴，为腹腔最低点，是行阴道后穹窿穿刺的部位，前壁长7～9cm，后壁长10～12cm，富有静脉丛，故局部受损易发生出血或形成血肿。在性激素作用下，阴道黏膜有周期性变化，绝经后妇女的阴道黏膜上皮薄，皱襞少，伸展性小，容易受到创伤及感染。

2. 子宫　子宫是一个空腔器官，腔内覆以黏膜，称为子宫内膜。成人子宫长 7 ~ 8cm，宽 4 ~ 5cm，厚为 2 ~ 3cm，重量约 50g，宫腔容量为 5mL。子宫壁由外向内为浆膜层、肌层、黏膜层。

（1）子宫内膜受卵巢激素影响，有周期性改变并产生月经。月经血刚离开血液循环时即可凝固，由于剥脱的子宫内膜含有大量的纤维蛋白溶酶，使已经凝固的纤维蛋白裂解为流动的降解产物，故月经血不凝固。

（2）性交时，子宫为精子到达输卵管的通道。

（3）孕期时，子宫为胚胎着床、发育、成长的部位。

（4）分娩时，子宫收缩，使胎儿及其附属物娩出。

3. 输卵管　输卵管是一对细长弯曲的管道，长 8 ~ 14cm，内侧连于子宫角，外侧游离，与卵巢接近。输卵管由内向外分为四部分：间质部、峡部、壶腹部、伞端。壶腹部为卵子受精的场所，通过输卵管纤毛的摆动，将受精卵送入宫腔。

4. 卵巢　卵巢呈灰白色，扁椭圆形，是一对产生卵子和性激素的性腺器官，卵巢约为 4cm × 3cm × 1cm 大小，重量 5 ~ 6g，其表面无腹膜，绝经期后卵巢逐渐萎缩变小、变硬。卵巢组织分皮质和髓质两部分，髓质居中心。分泌的激素为雌激素、孕激素及少量雄激素。卵巢主要合成雌二醇，雌二醇是妇女体内生物活性最强的雌激素。雌激素的主要生理功能有：促进卵泡及子宫发育，使子宫内膜增生，增强子宫对催产素的敏感性；增加输卵管上皮细胞的活动；促进阴道上皮的增生、角化，使细胞内糖原增加；促进乳腺管增生；促进体内水钠潴留及骨中钙质的沉着等。黄体酮是卵巢分泌的具有生物活性的主要孕激素。在雌激素作用的基础上能降低子宫平滑肌兴奋性和妊娠子宫对缩宫素的敏感性；有利于胚胎及胎儿在宫腔内的生长发育；使增生期的子宫内膜转化为分泌期内膜，抑制输卵管节律性收缩；促进阴道上皮细胞脱落；在已有雌激素影响的基础上，促进乳腺腺泡发育；孕激素通过中枢神经系统有升高体温作用，故正常女性在排卵后基础体温可升高 0.3 ~ 0.5℃，此特点可作为排卵的重要指标。

5. 女性内生殖器前后邻近的器官　尿道位于阴道的前面，膀胱位于子宫的前面，直肠位于阴道及子宫的后面。

二、专科临床知识应知应会

（一）常见病的中西医诊断

妇科常见病的中西医诊断见表 4 - 24。

表 4 - 24 妇科常见病的中西医诊断

中医诊断	西医诊断
妇人腹痛	盆腔炎、黄体破裂
癥瘕	子宫肌瘤、子宫腺肌症、子宫内膜异位症、卵巢囊肿、子宫内膜息肉
带下病	宫颈病变、宫颈癌
阴挺	子宫脱垂
经断复来	绝经后出血

（二）受精和着床的概念

1. 受精 精子和卵子结合的过程称为受精，通常在输卵管壶腹部与峡部连接处，发生在排卵后 12 小时内。

2. 着床 受精卵发育至晚期，囊胚逐渐埋入并被子宫内膜覆盖的过程称受精卵着床。在受精 6~7 天后开始，11~12 天结束。

三、常用药物及其使用注意

（一）性激素类药物

1. 种类 雌激素、孕激素。

2. 注意事项 雌激素为防止发生恶心，可在进餐时服药，用药后要注意观察有无水肿、黄疸、阴道不规则出血。孕激素有刺激性，可致疼痛，应每次更换注射部位，在肌注时宜深注。

（二）子宫收缩药物

1. 种类 多肽类激素子宫收缩药物。

2. 注意事项 静滴时，速度宜缓慢；注射给药时，如患者出现呼吸困难、心前区疼痛、心血管痉挛、虚脱等过敏症状，应立即停药处理。

（三）杀胚药物

1. 种类 孕激素受体水平拮抗药。

2. 注意事项 给药前告知患者服药后，一般会出现少量阴道流血，属正常用药反应，不必紧张，如出血量较多，则应及时报告，以便及时诊治。

四、专科检查及其护理要点

（一）阴道窥器检查

无性生活者未经本人同意，禁用窥器检查。使用阴道窥器检查阴道和宫颈时，要注意阴道窥器的结构特点，以免漏诊。

阴道窥器的使用方法：临床常用鸭嘴形阴道窥器，可以固定，便于阴道内治疗操作。阴道窥器有大小之分，根据阴道宽窄选用。当放置窥器时，应先将其前后两叶前端并合，表面涂滑润剂以利插入，避免损伤。若拟作宫颈细胞学检查或取阴道分泌物作涂片检查时，不应用滑润剂，以免影响涂片质量。放置窥器时，检查者用左手拇指食指将两侧小阴唇分开，右手将窥器避开敏感的尿道周围区，斜行沿阴道侧后壁缓慢插入阴道内，边推进边将窥器两叶转正并逐渐张开两叶，暴露宫颈、阴道壁及穹窿部，然后旋转窥器，充分暴露阴道各壁。

（二）双合诊

双合诊是盆腔检查中最重要的项目。检查者一手的两指或一指放入阴道、另一手在腹部配合检查称为双合诊。目的在于检查阴道、宫颈、宫体、输卵管、卵巢、宫旁结缔组织以及骨盆腔内壁有无异常。

检查方法：检查者戴无菌手套，右手（或左手）食、中两指蘸润滑剂，顺阴道后壁轻轻插入，检查阴道通畅度、深度、弹性，有无畸形、疤痕、肿块及阴道穹窿情况。再扪触宫颈大小、形状、硬度及外口情况，有无接触性出血。当扪及宫颈外口方向朝后时，宫体为前倾；宫颈外口方向朝前时，宫体为后倾。宫颈外口朝前且阴道内手指伸达后穹窿顶部可触及子宫体时，子宫为后屈。随后将阴道内两指放在宫颈后方，另手掌心朝下手指平放在患者腹部平脐处，当阴道内手指向上向前方抬举宫颈时，腹部手指往下往后按压腹壁，并逐渐向耻骨联合部位移动，通过内、外手指同时分别抬举和按压，相互协调，即能扪清子宫位置、大小、形状、软硬度、活动度及有无压痛。正常子宫位置一般是前倾略前屈。"倾"指宫体纵轴与身体纵轴的关系。若宫体朝向耻骨，称为前倾；当宫体朝向骶骨，称为后倾。"屈"指宫体与宫颈间的关系。若两者间纵轴形成的角度朝向前方，称为前屈，形成的角度朝向后方，称为后屈。扪清子宫后，将阴道内两指由宫颈后方移至一侧穹窿部，尽可能往上向盆腔深部扣触；与此同时，另一手从同侧下腹壁髂嵴水平开始，由上往下按压腹壁，与阴道内手指相互对合，以触摸该侧子宫附件区有无肿块、增厚或压痛。若扪及肿块，应查清其位置、大小、形状、软硬度、活动度、与子宫的关系以及有无压痛等。正常卵巢偶可扪及，触后稍有酸胀感。正常输卵管不能扪及。

（三）子宫输卵管造影检查

1. 适应证

（1）了解输卵管是否通畅及其形态、阻塞部位。

（2）了解宫腔形态，确定有无子宫畸形及类型，有无宫腔粘连、子宫黏膜下肌瘤、子宫内膜息肉及异物等。

（3）内生殖器结核非活动期。

（4）不明原因的习惯性流产，了解宫颈内口是否松弛，宫颈及子宫有无畸形。

2. 禁忌证

（1）内、外生殖器急性或亚急性炎症。

（2）严重的全身性疾病，不能耐受手术。

（3）妊娠期、月经期。

（4）产后、流产、刮宫术后 6 周内。

（5）碘过敏者。

3. 护理要点

（1）造影时间以月经干净 3～7 日为宜，术前 3 日禁性生活。

（2）术前排空膀胱。

（3）术前 30 分钟肌内注射阿托品 0.5mg 解痉。

（4）造影后 2 周禁盆浴及性生活。

五、常见病的中医特色护理

（一）盆腔炎性疾病

1. 特色护理

（1）内服中药：中药宜餐后 1 小时服用，药渣不要服用。

（2）特色技术：中药保留灌肠、耳穴贴压、艾灸、中药外敷。

2. 健康教育

（1）生活起居：注意个人卫生，注重经期、孕期、产褥期保健，卫生用品要清洁。如无外阴阴道炎症，忌用各种消毒剂、清洁剂清洗外阴。应选择棉质、宽松内裤，紧身内裤不宜长久穿着。治疗期间避免性生活。经期及月经干净 3 天内禁房事、盆浴、游泳。避免不洁性交，性伴侣有性病者需一同治疗。做好计划生育措施，尽量避免行人流、上环等手术。

（2）饮食指导：饮食以清热利湿的食品为宜，忌食辛辣刺激、生冷的食品。

①湿热瘀结证：宜食清热利湿的食品，如苦瓜、冬瓜等。食疗方有冬瓜赤小豆汤。

②气滞血瘀证：宜食疏肝行气、化瘀止痛的食品，如乌梅、柠檬等。食

疗方有佛手玫瑰花汤。

③寒湿瘀滞证：宜食祛寒除湿、化瘀止痛的食品，如桃仁、荔枝等。食疗方有桃仁粥。

④肾虚血瘀型：宜食补肾化瘀的食品，如黑豆、玫瑰花等。食疗方有黑豆粥。

⑤气虚血瘀型：宜食益气健脾化瘀的食品，如桃仁、山药等。食疗方有山药桃仁粥。

（3）情志调护：护士主动介绍疾病相关知识，鼓励患者坚持治疗，降低复发的概率。鼓励家属多陪伴患者，给予情感支持。鼓励病友间多沟通交流，消除患者不安紧张情绪。根据患者的辨证，给予音乐疗法。

（4）运动指导：加强体育锻炼，可练气功、太极拳、八段锦、盆腔康复操等。

（二）宫颈病变

1. 特色护理

（1）内服中药：服用温补脾肾、祛湿止带之药者，忌食生冷、肥甘之品及饮酒。

（2）特色技术：穴位贴敷、耳穴贴压、艾灸。

2. 健康教育

（1）生活起居：慎起居、避寒湿、防劳累、节房事。

（2）饮食指导：合理饮食，以清淡、易消化、富有营养之品为宜。忌食辛辣、油腻、煎烤之物。

（3）情志调护：患者思想负担重，故应做好心理疏导，使其情绪稳定，并能安心养病。

（4）运动指导：避免劳累，保持定期适量的体育运动。

六、常用专科护理知识

（一）宫腔镜、腹腔镜围手术期护理

1. 宫腔镜、腹腔镜术前护理

（1）心理护理：配合医师做好患者的思想工作，说明手术治疗的意义，消除其顾虑及恐惧心理。

（2）皮肤准备

①妇科腹腔镜手术备皮范围：上起剑突弓，下达耻骨联合及大腿内侧上

1/3 处，双侧至腋中线。尤其需注意脐孔的清洁，保证脐孔术野皮肤无损伤及脐孔清洁。腹腔镜手术主要从脐孔进针，如清洁不净，容易造成术中和术后的感染。

②妇科宫腔镜手术备皮范围：上起耻骨联合以上 10cm 处，包括腹股沟大腿内侧上 1/3 处，下至肛门以下 5cm 处，两侧至腋中线。

（3）指甲准备：涂指甲油的患者嘱其将指甲油洗净，以免影响术中血氧的监测。

（4）阴道准备：术前 3 天进行阴道冲洗。但宫外孕、卵巢囊肿蒂扭转等急症手术前勿冲洗。

（5）输血准备：根据医嘱及患者血型备血。

（6）肠道准备：肠道空虚可避免因麻醉后肛门括约肌松弛而排便于手术台上，以减少污染的机会。因此充分的肠道准备是手术成功的必要条件。嘱患者自手术前 1 天中午开始进食无渣半流食（如大米粥、小米粥），下午两点开始口服复方聚乙二醇电解质散（Ⅳ）4 盒，术前晚 20：00 开始禁食，24：00 禁水，术日晨起行清洁灌肠，直至肠道排出清水。但宫外孕、卵巢囊肿蒂扭转等急症手术前勿灌肠，不喝清肠药。

（7）物品保管：包括项链、戒指、耳环、手镯、义齿、隐形眼镜等，以及贵重物品均交由家属保管。

（8）保证睡眠：需要时给予地西泮等助眠药物，保证手术前能充分休息。

（9）术日观察：患者如出现口渴、饥饿感明显或心慌、憋气、大汗等低血糖症状时应立即通知医师，遵医嘱给予静脉补液治疗。若患者体温在 37.5℃以上者应及时报告医师，决定是否暂停手术。

2. 宫腔镜术后护理

（1）腰麻术后 6 小时内（静脉全麻 2 小时内），应采取去枕平卧位，头偏向一侧，防止呕吐物吸入气管。

（2）术后给予心电监护及吸氧，及时记录患者术后生命体征。

（3）严密观察患者阴道流血的情况，如出血量＞月经量，应及时报告医师，遵医嘱给予处理。

（4）保持外阴清洁干燥，勤换内裤、纸垫，减少感染可能，提高患者舒适度。

（5）鼓励患者尽早活动，除高危患者外，腰麻术后 6 小时内（静脉全麻 2 小时内）指导其床上适当活动，并逐渐增加活动量，以利身体康复。

（6）观察患者排尿情况，早期督促、指导和协助患者排尿，排尿困难者可诱导排尿，必要时给予导尿。

（7）对于术后轻微疼痛的患者，嘱其保持心情舒畅，协助其生活护理，如疼痛加剧，应尽快通知医师，遵医嘱使用镇痛药物。

（8）饮食调护，术后应以清淡、易消化、营养丰富、高蛋白饮食为宜。

3. 腹腔镜术后护理

（1）全麻患者术后6小时内应采用去枕平卧位，头偏向一侧，防止呕吐物吸入气管。

（2）术后给予心电监护及吸氧，及时记录患者术后生命体征。注意观察患者的面色、末梢循环、尿量、意识状态等，如发现异常情况，应及时通知医师。

（3）观察全麻患者的神志，了解麻醉恢复情况。

（4）严密观察患者腹部伤口敷料是否干燥，如有渗血、渗液时应及时通知医师更换敷料；持续观察阴道流血的情况，如有出血量>月经量，应及时报告医师，遵医嘱给予处理。

（5）留置尿管患者需观察管路是否固定、通畅，记录尿液的量、性质及颜色。

（6）保持外阴清洁干燥，保留导尿的患者遵医嘱给予会阴擦洗。

（7）如有其他引流管，应了解引流管放置的部位和作用，观察引流管是否固定、通畅，记录引流液量、性质及颜色，并定期更换引流管。

（8）生活护理，术后协助活动，适当按摩患者的腰部和腿部，以促进血液循环，防止压力性损伤的发生。

（9）鼓励患者尽早开始活动，除高危患者外，术后6小时后可指导其床上适当翻身活动。

（10）遵医嘱拔出导尿管后，应督促、协助患者自行排尿，确实有排尿困难者可诱导排尿，必要时遵医嘱再行导尿术。

（11）对于术后腹部切口轻微疼痛的患者，嘱其保持心情舒畅，放松精神，如疼痛加剧，应尽快通知医师，遵医嘱使用镇痛药物。

（12）术后遵医嘱禁食，患者排气后可给予免糖免奶免豆类半流质饮食。患者术后应以清淡、易消化、营养丰富、高蛋白的饮食为宜，以利于伤口愈合。

（二）阴道后穹窿穿刺的护理要点

阴道后穹窿穿刺是一种简单可靠的诊断方法，用于怀疑有腹腔内出血的患者。由于腹腔内血液易积聚于子宫直肠陷凹，即使血量不多，也能经阴道后穹窿穿刺抽出。若抽出暗红色不凝血说明存在腹腔出血。

1. 穿刺前根据患者病情尽量采取半坐卧位于妇科检查床上，便于医师操作。

2. 穿刺过程中应严密观察病情变化，有无面色苍白、血压下降及剧烈腹痛等。

3. 肉眼观察取出的标本，将抽出的血液留置于针筒内静置观察 10 分钟，若血液凝固者为穿刺针误入血管。10 分钟以上血液不凝固者，表示腹腔有内出血。若为脓液，则表示盆腔内有积脓，应将脓液送检。

4. 术后应注意观察患者阴道流血及腹痛情况。

5. 术后应保持外阴清洁。

第二十一节　儿科专科知识

一、解剖结构和生理功能

（一）儿童上呼吸道解剖结构及生理特点

1. 鼻　鼻腔短小，鼻道狭窄，没鼻毛，黏膜柔嫩并血管丰富，4 岁后下鼻道形成，这些特点使鼻腔感染时黏膜肿胀，易造成堵塞，导致呼吸困难或张口呼吸。

2. 鼻窦　儿童各鼻窦发育先后不同，新生儿上颌窦和筛窦极小，2 岁以后迅速增大，至 12 岁充分发育，额窦和蝶窦分别在 2 岁及 4 岁出现。因此婴幼儿极少发生鼻窦炎，由于鼻窦与鼻腔黏膜相连接，鼻窦口相对较大，故学龄前儿童鼻窦炎也比较多见。

3. 鼻泪管和咽鼓管　鼻泪管短，开口接近内眦，瓣膜发育不全，故鼻腔感染易累及结膜。咽鼓管较宽，且直而短，呈水平位，故鼻咽炎时易致中耳炎。

4. 咽部　分为腭扁桃体和咽扁桃体，腭扁桃体 1 岁才逐渐增长，4~10 岁达到高峰，14~15 岁逐渐退化，故扁桃体炎多见于年长儿。咽扁桃体又称腺样体，6 个月已发育，位于鼻咽顶部和后壁交界处，肥大时可引起小儿阻塞性睡眠呼吸暂停综合征。

5. 喉　喉部呈漏斗形，喉腔较短，声门狭小，软骨柔软，黏膜柔嫩富有血管和淋巴组织，故轻微炎症即可引起声音嘶哑和吸气性呼吸困难。

（二）儿童下呼吸道解剖结构及生理特点

1. 气管、支气管　气管相对狭窄，软骨柔软，血管丰富又缺少支撑，黏液腺分泌不足使气道干燥，纤毛运动差，故容易感染。右侧支气管短粗、较直，为气道的直接延伸，左侧支气管细长，故异物较易进入右主支气管。

2. 肺　肺泡数量少，弹性组织发育差，血管丰富，间质发育旺盛，致肺含血量多而含气少，弥散量小。由于这些解剖特点，使得儿童肺活量小，即潮气量小，加之气道阻力大，肺的弹性回缩力差，使肺内含气少而含血多，易于造成缺氧和感染。

二、专科临床知识应知应会

（一）常见病的中西医诊断

儿科常见病的中西医诊断见表 4 - 25。

表 4 - 25　儿科常见病的中西医诊断

中医诊断	西医诊断
肺热喘嗽	肺炎
咳嗽	气管炎
泄泻	腹泻
急惊风	高热惊厥

（二）儿童各个年龄阶段的划分

1. 正常足月儿　是指 37 周≤胎龄 < 42 周，2500g≤生长体重≤4000g，身长在 47cm 以上（平均 50cm），无畸形或疾病的活产婴儿。

2. 早产儿　又称未成熟儿，指 28 周≤胎龄 < 37 周，体重低于 2500g，身长不足 47cm 的活产婴儿。

3. 新生儿期　自出生脐带结扎至生后 28 天。

4. 婴儿期　自出生脐带结扎至生后 1 周岁。

5. 幼儿期　自满 1 周岁至 3 周岁。

6. 学龄前期　自满 3 周岁至 6 ~ 7 岁。

7. 学龄期　自 6 ~ 7 岁至青春期，为小学学龄期。

8. 青春期　女孩从 11 ~ 12 岁开始到 17 ~ 18 岁，男孩从 13 ~ 14 岁开始到 18 ~ 20 岁，为中学学龄期。

（三）小儿体重的计算方法

1. ≤6 月龄婴儿体重（kg）= 出生时体重 + 0.7 × 月龄。

2. 7 ~ 12 月龄婴儿体重（kg）= 6 + 0.25 × 月龄。

3. 1 岁至青春前期体重（kg）= 8 + 2 × 年龄。

（四）小儿身高的计算方法

1. 2 岁以内　1～3 个月，平均每月增高约 3.5cm；4～6 个月，平均每月增高约 2cm；7～12 个月，平均每月增高 1～1.5cm；13～24 个月，全年增长 10～11cm；以后每年递增 4～7.5cm。

2. 2～12 岁　身高（cm）= 7 × 年龄 + 75。

（五）小儿呼吸和脉搏

小儿呼吸和脉搏的正常值见表 4－26。

表 4－26　小儿呼吸和脉搏的正常值

分期	脉搏（次/分）	呼吸（次/分）
新生儿期	40～45	120～140
婴儿期	30～40	110～130
幼儿期	25～30	100～120
学龄前期	20～25	80～100
学龄期	18～20	70～90

注意事项：应在小儿安静时进行呼吸和脉搏的测量。

（六）小儿正常血压可用公式推算

收缩压（mmHg）= 2 × 年龄（岁）+ 80。

舒张压（mmHg）= 收缩压 × 2/3。

三、常用药物及其注意事项

（一）肾上腺皮质激素

糖皮质激素类药物必须严格遵医嘱服用，不能自行调节药物剂量和频次，定期测量骨密度，补充钙剂，预防骨质疏松。在应用之前需要确定没有结核感染。

（二）胆碱受体阻滞药

支气管舒张剂的应用，应用前要详细了解患儿的病史，尤其需了解有无对所使用支气管舒张剂的过敏史或禁忌用药史。应用后要做支气管舒张实验，也就是肺功能检测。

（三）抗癫痫药和抗惊厥药

抗癫痫药和抗惊厥药应用后需要监测生命体征，严重肺功能不全、支气管哮喘、颅脑损伤、呼吸中枢抑制及有过敏者慎用或禁用。

（四）解热镇痛抗炎药

解热镇痛抗炎药应用后要监测体温，注意汗出情况。

四、专科检查

（一）望指纹

指纹即食指络脉，又名虎口纹，是寸口的旁支，手太阴肺经所过之处，属肺经，所以儿科以察指纹代替寸口诊脉。其主要观察 3 岁以下小儿食指掌侧面靠拇指一侧的浅表静脉，小儿皮肤薄嫩，络脉易于显露，便于观察；其部位分为风、气、命三关。

（二）微量元素的检测

铜元素的正常值为 $11.8 \sim 39.3 mol/L$，锌元素的正常值为 $76.5 \sim 170 mol/L$，钙元素的正常值为 $1.55 \sim 2.1 mg/L$，镁元素的正常值为 $1.12 \sim 2.06 mg/L$，铁元素的正常值为 $7.52 \sim 11.82 mg/L$，铅元素的正常值为 $1 \sim 100 \mu g/L$。

（三）脑涨落图

包括递质功能分析和递质相对功率分析。

（四）注意力检查

测试结果分析：大脑工作能力指数（ATP）在 66 以上者，注意力较好，81 以上者注意力非常好；ATP 在 $65 \sim 44$ 之间者，为中等注意力水平；43 以下者注意力很差。

（五）智力检查

1. 第一组主要测试观察、比较与想象能力。
2. 第二组主要测试分类、比较与组合能力。
3. 第三组主要测试比较、逻辑与组合能力。
4. 第四组主要测试系列关系、比较与逻辑思维能力。
5. 第五组主要测试互换、组合、抽象思维和推理能力。
6. 第六组主要测试高级思维能力。

五、常见病的中医特色护理

肺炎喘嗽

1. 特色护理

（1）内服中药：饭后温服中药。

（2）特色技术：穴位贴敷、拔火罐、刮痧、耳尖放血、机械排痰、中药超声电导入治疗、徒手叩背法。

2. 健康教育

（1）生活起居

①病室环境清洁，室内温湿度适宜。

②卧床休息，保证患儿充足睡眠。

（2）饮食指导：饮食以清淡、富营养、易消化为原则。伴有发热者，宜给予流质饮食，退热以后可加半流质饮食。忌肥甘厚腻、生冷、辛辣之品，如肥肉、冷饮、辣椒等。婴幼儿喂食应耐心，每次喂食必须将头部抬高或抱起，气急、鼻扇严重时停止哺乳，给予吸氧，待症状缓解之后再进食。

①风寒闭肺、咳嗽剧烈患儿：可频服散寒止咳的苏叶和姜汁。

②风热闭肺患儿：宜多饮水，多喝生津解渴的果蔬汁，如梨汁、藕汁、荸荠汁、萝卜汁等。

③痰热闭肺患儿：宜食清热化痰，宣肺止咳之品，如冰糖炖梨，少食过甜的食物和饮料，以免助湿生痰。喉间多痰气急时，可服鲜竹沥水，每日3次。

④毒热闭肺患儿：多饮水，宜食清热解毒，泻肺祛热之品，如藕汁、荸荠汁等。

⑤阴虚肺热干咳的患儿：饮食宜凉润清淡，可食养阴生津解渴之品，如梨汁、萝卜汁、百合粥、银耳汤等。

⑥肺脾气虚患儿：可食健脾补气之品，如薏苡仁粥，或用太子参与白术炖鸡汤喂食。

（3）情志护理

①尽量满足患儿情感需要，准许家长陪护。

②稳定患儿情绪，避免烦躁、哭闹，积极配合治疗。

（4）运动指导：减少活动，卧床休息，避免长时间看电子产品，要保障充足的睡眠，满足日常生活所需。

六、其他常用专科护理知识

（一）小儿辅食添加的原则

遵循由少到多、由稀到稠、由细到粗、由一种到多种的原则，尝试新食物时一定要在孩子健康不生病时，添加辅食因个体差异要灵活掌握。

（二）小儿发热的护理

1. 发热的分型　发热是小儿临床常见的症状，是机体抵抗疾病的防御功能之一，而高热对于小儿来说却危险之至。小儿的正常体温一般在 36 ~ 37.3℃之间，因小儿体温中枢神经发育尚不完善，存在个体差异，易受环境因素影响。一般 17 ~ 19 点温度会稍高。小儿体温在 37.3 ~ 38℃之间为低热，38.1 ~ 39℃为中度发热，39.1 ~ 41℃为高热，>41℃为超高热，一般一旦发现小儿发热，家长就应及时做好观察及护理工作。

2. 体温分期

（1）上升期：皮温下降，皮肤苍白，疲劳无力，畏寒或寒战。此时量体温不高甚至低于正常范围，要注意保暖，多喝水。

（2）高热期：达高峰之后会保持一定时间，此时要解开衣服加快散热，或根据医嘱进行物理降温或药物降温。

（3）下降期：表现为出汗多，皮肤潮湿。护理人员要指导家长及时更换汗湿的衣服，注意观察体温变化。

3. 护理措施

（1）体温观察：每 4 小时测体温 1 次，高热患儿每 1 ~ 2 小时测 1 次。用退烧药后如果出现大汗淋漓，面色苍白，软弱无力等虚脱现象，应及时喂糖水。注意发热类型、程度及时间，同时观察呼吸、脉搏和血压变化，及时与医师联系。

（2）药物降温：遵医嘱适当使用退热剂。口服退热剂，如布洛芬混悬滴剂、对乙酰氨基酚混悬滴剂等；肌内注射退热药物，如注射用阿司匹林赖氨酸盐等。注意所有退热药物必须遵医嘱执行，退热剂使用间隔为 4 ~ 6 小时，如有高热惊厥注意防止舌咬伤，立即配合医师予镇静处理。新生儿不能用退热剂，只需打开包被降温即可。用药后 30 分钟可测体温，检查用药效果。

（3）特征观察：观察精神、状态、面色、呼吸等，伴有腹泻的患儿注意留大便标本化验。

（4）休息及环境护理：应特别重视患儿的休息，提供合适的休息环境。室温在 18 ~ 22C°左右，保持室内温、湿度适宜，环境安静，空气新鲜，室内每天至少通风 1 次，可以置换室内空气，保持空气清新。尽量减少亲友探视，防止交叉感染，同时也利于患儿的休息。

（5）饮食护理：患儿发热时，新陈代谢加快，营养物质消耗大量增加，体内水分的消耗也明显增加。同时，发热时消化液分泌减少，胃肠蠕动减慢，消化功能明显减弱，因此，不宜食用油腻、辛辣之品，应平衡营养膳食。可给高热量、高蛋白、高维生素、营养丰富易消化的流质或半流质饮食。发热时呼吸快，蒸发的水分多，因此要鼓励患儿多饮水，多饮水还可促进排尿，通过排尿有利于降温和毒素的排泄，最好饮用温开水。

（6）穿着防护：发热患儿的衣服不宜过厚，特别是婴幼儿不可裹得太紧，否则会影响散热，使体温降不下来。

（7）皮肤护理：高热退烧过程中会大量出汗，要做好皮肤护理，应及时擦干汗液，更换衣服，衣服不可太厚，可用温毛巾擦拭皮肤，保持皮肤清洁干燥。

（8）做好口腔护理：高热时唾液分泌减少，口腔黏膜干燥，这时口腔内食物残渣容易发酵，有利于细菌繁殖，可能引起舌炎、牙龈炎等，要及时清洁口腔，最好每次进食后用盐水漱口。

（9）物理降温护理：是一种可反复使用、安全有效的降温措施，可用于高热或有高热惊厥史的患儿的早期家庭护理，包括四种方法。

①头部冷敷或枕冰袋头部冷敷法：将冷毛巾敷于头部，待毛巾变暖后更换；枕冰袋或退热贴，将冰袋置于额头上或置于脑后。注意：皮肤和冰袋之间要用毛巾或手绢隔开，以免患儿不舒服或局部组织冻伤。胸部和腹部不可放冰袋或冷毛巾，防止心率减慢或腹泻。

②温水浴：将门窗关好，不可有对流风或直吹风，室温在 24～26℃ 之间，水量以没至躯干为宜。托起头肩部，身体卧于盆中，时间以 5～10 分钟为宜，30 分钟后测体温。注意水温不可过冷或过热，浴中需加水时应在远离患儿处搅动。病情重及精神、面色、呼吸出现异常应立即停止。

③温水擦浴：温度 32～34℃，用纱布沾湿后按如下方向擦拭，上肢：腋下至上臂外侧再至手臂；腋下至上臂内侧再至手心；下肢：侧髋部至大腿外侧再至足背；腹股沟至大腿内侧。应注意的是胸腹部不可擦，以免引起心率减慢及腹泻。

④灌肠：灌肠插入深度不能太浅，太浅容易造成药液外溢，影响疗效，灌肠保留 1 小时以上。灌肠时药液应缓慢灌入，肛管拔去后要用纱布按住肛门片刻，以免药液流出。

第二十二节　ICU 专科知识

一、危重患者血流动力学相关知识

（一）血流动力学的概念

血流动力学是指血液在循环系统中的运动物理学，主要通过对作用力、流量和容积三方面因素的分析加上由这几方面指标衍生出的参数，观察并研究血液在循环系统中的运动情况。常规观察指标有血压、心率、皮肤色泽、温度、尿量等。休克是典型的血流动力学改变。

（二）中心静脉压的定义及正常值

中心静脉压（central venous pressure，CVP）是在胸腔内的上、下腔静脉与右心房交界处的压力，是反映右心前负荷的指标。中心静脉压监测是评估血容量、心功能以及血管张力的重要手段。主要决定因素有循环血容量、静脉血管张力、右心室功能等。正常值为 $6 \sim 12 cmH_2O$。

（三）中心静脉压监测的适应证

1. 各种类型的休克、严重感染、心力衰竭、脱水失血和血容量不足的危重患者。

2. 准备实施各种大手术或复杂手术的患者、需要血液稀释、大量输血的患者。

3. 需要实施控制性降压的患者。

4. 心血管代偿功能不全或疾病、手术可能引起血流动力学显著变化的患者。

5. 脑血管功能障碍的患者。

注：有中心静脉导管的患者才可以监测中心静脉压。凝血功能严重障碍的患者实施中心静脉压监测需谨慎。

（四）中心静脉压监测的临床意义及处理原则

中心静脉压监测的临床意义及处理原则见表 4 - 27。

表 4 - 27   中心静脉压监测的临床意义及处理原则

指标	临床意义	处理原则
BP↓，CVP↓	有效循环血量不足	补充血容量
BP↑，CVP↑	外周阻力过大或循环负荷过重	使用血管扩张药与利尿药
BP 正常，CVP↑	容量负荷过重或右心衰竭	使用强心药与利尿药
BP↓，CVP 正常	有效循环血量不足或心排血量减少	使用强心药、升压药、输血
BP↓，CVP 进行性↑	心脏梗塞或严重心功能不全	使用强心药、手术

（五）中心静脉压及有创动脉血压（ABP）监测的护理要点

1. 保持测压管道通畅   妥善固定穿刺针、防止受压、定时更换肝素盐水。

2. 防止导管内血栓形成   定时冲洗管路、有血栓时不可强行推入应及时通知医师尽早拔除。

3. 防止导管内气栓形成   取血、校零过程中避免气体进入。

4. 防止局部出血   动脉导管拔除后应压迫止血 15～30 分钟，按压部位正确。

5. 预防感染   定时消毒，更换敷料。

6. 密切监测患者生命体征变化，测压时避免咳嗽、躁动及体位变化等，密切观察动脉穿刺导管肢端颜色、温度，发现异常及时处理。

（六）ICU 常用的血管活性药种类及用药注意事项

1. 常用血管活性药种类

（1）常用升压药

①通过增强心肌收缩力而升高血压类，如 β - 肾上腺能受体兴奋剂、洋地黄制剂、磷酸二酯酶抑制剂等。

②通过收缩血管而升高血压类，如 α 受体兴奋剂等。

（2）常用降压药：通过扩张血管而降低血压类：如硝酸酯类制剂等。

2. 常用血管活性药用药注意事项   用药时配制应简单、精确、易于换算，对配制方法不一致的药物应进行警示，血流动力学不稳定的患者使用时应密切观察，为治疗提供依据。输液时不应与常规液及测压管同一通路、管路不打折，防止对血流动力学产生影响。

二、危重患者人工气道机械通气相关知识

（一）气管切开术的概念

气管切开术是一种急救手术，用于解除呼吸道阻塞引起的呼吸困难，对于下呼吸道分泌物潴留所引起的呼吸衰竭，气管切开术为重要的辅助性治疗手段。可经气管套管将下呼吸道分泌物吸出，从而改善肺内气体交换。

（二）气管切开后的护理原则

1. 严格无菌操作原则。

2. 严密观察原则。

3. 合理用药原则。

4. 感染监测原则。

（1）带气管套管期：此期分泌物增多，应加强换药护理，防止切口感染。

（2）拔气管套管期：应加强换药护理，促进伤口愈合。

（三）呼吸机相关性肺炎（VAP）的概念

呼吸机相关性肺炎（VAP）是指开始建立人工气道机械通气48小时后出现的肺实质性感染，是机械通气过程中最常见的严重并发症之一。

三、危重患者镇静镇痛相关知识

（一）危重症患者使用镇静药、镇痛药的原因

1. 提高患者对呼吸机和气管插管的耐受性。

2. 抑制呼吸中枢的呼吸驱动力，降低吸痰带来的影响。

3. 减轻患者的焦虑心情。

4. 防止患者自行拔除气管插管。

5. 改善睡眠，使机械通气与患者自主呼吸同步。

6. 减轻严重疾病、手术、创伤及留置各种导管引起的疼痛。

7. 来自工作人员、仪器的刺激几乎持续存在，易诱发焦虑及谵妄，故通常会对ICU患者在第一时间选择使用镇静剂。

（二）镇静药、镇痛药的使用原则

1. 明确镇静、镇痛的目标。

2. 适度镇静、镇痛。

3. 运用镇静、镇痛及谵妄的评估、治疗整体模式。

4. 实施每日唤醒、结合评分配合医师调整用量。

四、危重患者院内感染相关知识

（一）医院内感染的定义及 ICU 常见医院内感染的类型

1. 医院内感染　是患者在住院期间获得的感染，入院时既不存在，也不处于潜伏期。在临床上，常把入院 48 小时或 72 小时后发生的感染称为院内感染，有利于临床的可操作性，并便于比较。

2. ICU 最常见的院内感染类型　包括下呼吸道感染、泌尿系感染、血流感染、外科伤口感染等。

（二）ICU 控制院感的方法及措施

1. 坚持认真执行无菌操作规程，防止交叉感染。

2. 常规洗手、戴手套、重复使用的器械应进行严格消毒后使用。

3. 采取隔离预防、限制抗生素的使用等。

五、其他危重症相关知识

（一）ICU 患者不推荐皮下注射胰岛素的原因

ICU 使用胰岛素应该为静脉输注而不是皮下注射。因为皮下注射胰岛素吸收速度变化很大，重症患者常常需要高浓度、大剂量胰岛素来控制血糖，而皮下注射胰岛素吸收较慢。另外休克、低血压、使用血管活性药物后会出现灌注不足现象，灌注不足会引起皮下注射部位对药物吸收减慢或吸收的不确定，无法很好地控制血糖。

（二）腹内压的概述及分级

1. 腹内压的概述　腹内压（IAP）指腹腔内压力，正常情况下与大气压相等或略高于大气压，任何引起腹腔内容物体积增加的情况都可以增加腹内压。腹内压增高常发生于腹部创伤、手术、感染，急性胰腺炎、肠梗阻等。

2. 腹内压的分级　腹内压可分为 4 级。Ⅰ级为 10～14mmHg，此级不需特殊治疗；Ⅱ级为 15～24mmHg，根据患者具体情况进行治疗；Ⅲ级为 25～35mmHg，当腹内压达到 25mmHg 时是一个警戒线，应考虑剖腹减压；当腹内压 >35mmHg 时，即达到Ⅳ级标准。

（三）影响血氧饱和度的常见因素

检测位置血流量不足、外来光线过强、不正常血红素过多、肤色差异、重度贫血、监测部位经常移动或不正常脉动等。

第二十三节 CCU 专科知识

一、急性心肌梗死的相关知识

(一)急性心肌梗死的定义

急性心肌梗死是冠状动脉急性闭塞,使部分心肌因严重的持久性缺血而发生局部坏死。它是冠心病的严重类型,属中医"真心痛"范畴。

(二)急性心肌梗死的临床表现

1. 先兆表现 50% ~81.2% 的患者发作前数日或数周有乏力、胸部不适等先兆症状,其中最常见而明显的是既往无心绞痛者新近出现心绞痛,或原有的心绞痛加重,表现为发作频繁、程度加重、持续时间延长、硝酸甘油疗效差、诱发因素不明显等。

2. 主要症状

(1)疼痛:最早出现和最突出的症状,无明显诱因,疼痛部位和性质与心绞痛相似,但程度较重,持续时间较长,可达数小时或数天,伴烦躁不安、汗出、频死感,休息和含服硝酸甘油多无效。

(2)全身症状:可有发热、心动过速、白细胞增高和血沉增快等。

(3)心律失常:极常见,在起病 1 ~2 周内,尤其在 24 小时内出现,以室性心律失常最多见。频发的、成对的或呈 R - on - T 现象的室早以及短阵室性心动过速,常是心室颤动的先兆。

(4)低血压和休克:多在起病后数小时至 1 周内发生,主要是心源性休克。

(5)心力衰竭:主要是急性左心衰竭,为梗死后心肌收缩力明显下降所致。

3. 体征 心率多增快,心尖部第一心音减弱,可出现房性奔马律。

(三)急性心肌梗死的心肌坏死标志物测定

1. 血清酶

(1)肌酸激酶(CK):起病 6 小时内升高,24 小时达高峰,3 ~4 天恢复正常。

(2)门冬氨酸氨基转移酶(AST):起病 6 ~12 小时后升高,24 ~48 小时达高峰,3 ~6 天后降至正常。

（3）乳酸脱氢酶（LDH）：起病 8～10 小时后升高，2～3 天达到高峰，1～2 周恢复正常。

（4）肌酸激酶同工酶（CK－MB）和乳酸脱氢酶同工酶（LDH）：诊断的特异性最高。

2. 心肌肌蛋白 心肌肌蛋白 T（cTnT）或肌钙蛋白 I（cTnI）于发病后 3 小时内升高，12～24 小时达峰值，持续 2 周以上。

3. 肌红蛋白 肌红蛋白的增高，其高峰较血清心肌酶出现早，恢复则较慢。

二、心力衰竭的相关知识

（一）心力衰竭的定义

心力衰竭指在静脉回流正常情况下，由于原发的心脏损害引起心排血量减少，不能满足组织代谢需要的一种病理生理状态。临床上是以肺循环和（或）体循环淤血以及组织血液灌注不足为主要特征，又称充血性心力衰竭。

（二）慢性心力衰竭的诱发因素

1. 呼吸道感染最常见。

2. 心律失常，尤其是心房颤动和快速性心律失常。

3. 电解质紊乱和酸碱平衡失调以及输液过多过快等。

4. 过度劳累和情绪激动。

5. 环境、气候的急剧变化。

6. 妊娠和分娩。

7. 洋地黄过量或不足，利尿过度等。

8. 原有心脏病变突然加重或出现并发症。

（三）慢性心力衰竭的临床表现

1. 左心衰竭 主要表现为肺循环淤血和心排血量降低的综合征。

（1）症状

①呼吸困难：是左心衰竭的典型表现。劳力性呼吸困难最早出现，经休息后可缓解，随着病情的加重，可出现端坐呼吸，有些患者还可发生夜间阵发性呼吸困难。

②咳嗽、咯粉红色泡沫痰。

③其他症状：乏力、尿少、心悸。

（2）体征：左心室增大，心率增快，心尖部第一心音减弱，肺部体征主要是在两肺底闻及湿啰音。

2. **右心衰竭** 主要表现为体循环淤血的综合征。

（1）症状：由于胃肠道淤血使患者出现食欲减退、恶心、呕吐、腹胀等表现。

（2）体征：颈静脉怒张、肝肿大和压痛、水肿、紫绀、右心增大。

3. **全心衰竭** 同时存在左、右心力衰竭的临床表现，因左心衰竭导致右心衰竭者，由于右心衰竭，右心排血量降低，肺淤血减轻，呼吸困难等表现反而减轻。

（四）急性心力衰竭的抢救及护理要点

1. **一般护理**

（1）体位：协助患者取端坐位，双腿下垂，以利于呼吸和减少回心血量，减轻心脏负荷。

（2）高流量吸氧：鼻导管或面罩高浓度、大剂量吸氧 6～8L/min，如动脉氧分压＜60mmHg，可给予无创呼吸机辅助呼吸，以增加肺泡内压力。

2. **病情观察**

（1）持续心电监护，注意监测生命体征和心电图波形的变化。

（2）观察神志、皮肤温度、颜色、肺部湿啰音、尿量等变化，如出现意识障碍、血压下降、四肢厥冷、尿量减少等休克表现时，应立即报告医生，配合抢救。

3. **抢救配合** 迅速开放静脉通道，遵医嘱正确使用药物，观察疗效与不良反应。

（1）镇静：吗啡注射液 3～5mg 静脉注射，不仅可以减轻患者的烦躁不安，还具有扩张静脉和小动脉的作用。观察用药后有无呼吸抑制、心动过缓、血压下降等不良反应。

（2）药物治疗：给予强心、利尿、扩血管、解痉平喘等药物并观察药物疗效。

（3）去除诱因，根据病情对症处理，必要时使用主动脉内球囊反搏泵以增加冠脉灌注，降低心肌耗氧。

三、心电图的相关知识

（一）正常心电图各波段的名称及形态（图4-1）

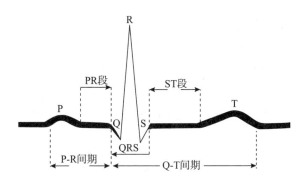

图4-1　正常心电图各波段的名称及形态

1. P波代表左右心房除极。

2. P-R间期为心房除极并经房室结、希氏束、束支传导至心室开始除极的时间。

3. QRS波群是心室除极综合波群。

4. ST段是自QRS综合波终了与T波之间平坦的一段基线。

5. T波是心室的复极，以备下一次心室搏动前再次除极。

6. Q-T间期为心室开始除极至心室复极完毕全过程的时间。

（二）临床上常见心律失常的心电图波形和特点

1. **室性早搏**　提前出现宽大畸形的QRS波群，其前无相关的P波（图4-2）。

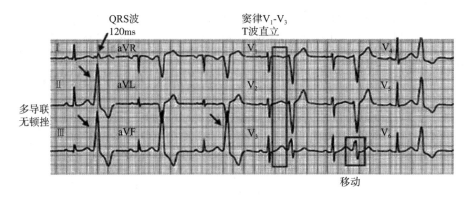

图4-2　室性早搏

2. **心房颤动** P波消失，代之为形态、振幅、间距均绝对不规则的f波；心室律极不规则；QRS波群形态正常（图4-3）。

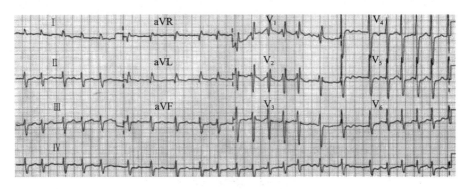

图4-3 心房颤动

3. **阵发性室上性心动过速** P波不能明视，快速整齐的QRS阵发性室上性心动过速波群，频率160~220次/分，节律规则（图4-4）。

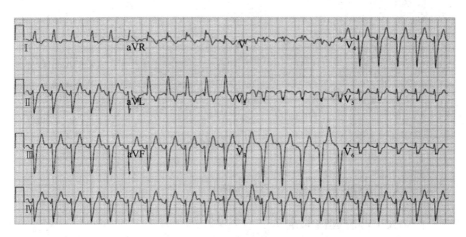

图4-4 阵发性室上性心动过速

4. **室性心动过速** 自发的连续三个室性期前收缩称为室速，心室率为100~250次/分，节律规则，P波与QRS无关系（图4-5）。

5. **心室颤动** 波形、振幅与频率极不规则的颤动波，室颤波越细小，预示患者存活机会越小（图4-6）。

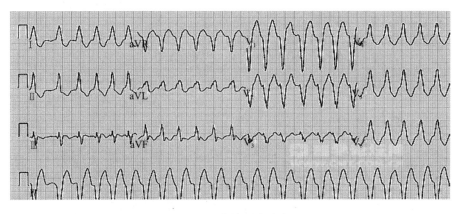

图 4 – 5 室性心动过速

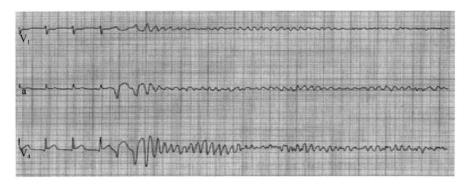

图 4 – 6 心室颤动

四、人工心脏起搏器的相关知识

（一）人工心脏起搏的定义

通过人工心脏起搏器发放一定频率的脉冲电流，通过导线和电极传到心房或心室肌，形成人造的异位兴奋灶，以带动心搏的治疗方法。

（二）永久性起搏器植入术的术前护理

1. 向患者介绍起搏器治疗的意义、手术过程，以消除焦虑情绪。

2. 双侧颈胸部、腋下及双侧腹股沟备皮。

3. 左侧肢体留置套管针。

4. 术前停用抗凝药 5 天以上，以防止囊袋内渗血。

5. 遵医嘱给予静脉应用抗生素。

6. 练习床上大小便，患者至导管室前排空大小便，脱掉内衣裤，只穿病号服。

（三）永久性起搏器植入术的术后护理

1. 给予心电监护，观察心率、心律的变化，起搏信号是否正常，患者原有症状是否消失。

2. 术后绝对卧床 24 小时，伤口局部加压包扎，24～48 小时嘱患者取半卧位，72 小时后患者可下床室内轻度活动，同时指导上肢及肩关节前后适当运动，但要避免高举、伸拉手臂。

3. 术后 24 小时换药一次，注意局部有无渗血及血肿，遵医嘱应用抗生素，防止皮肤感染。

4. 监测患者体温变化，连续 3 天，发现异常及时通知医生。

5. 术后 7～9 天拆线，术后 3 个月内，患者头颈、左上肢应减少活动，术后 6 周避免抬举重量过大的物品，防止电极移位。

6. 避免穿过紧衣服，以免对伤口和起搏器产生过度的压力。

（四）永久性起搏器术后自我监测和随访

1. 术后自我监测

（1）自我监测脉搏：应该保证每天在同一种身体状态下，如每日清晨醒来或静坐 15 分钟后，在安装初期监测脉搏可了解起搏情况，末期监测可及早发现电池剩余能量。

（2）起搏器植入部位伤口观察：保持安装起搏器处皮肤清洁，观察有无血肿、破溃，如有上述症状应立即就诊。

2. 随访

（1）随身携带心脏起搏器卡，安装起搏器后，告知患者不能再做核磁共振检查，不能用电手术刀，远离有磁场干扰的地方。

（2）起搏器工作年限 6～10 年，3 个月内应每个月门诊随访一次，以鉴定起搏器是否正常工作，以后每半年、1 年复查 1 次。待接近年限时，要缩短随访时间，若自觉心悸、胸闷、黑蒙，应立即到医院就诊。

第二十四节　急诊科专科知识

一、急诊科预检分诊制度

1. 急诊预检分诊工作必须由具有一定临床经验、责任心强的护士担任。分诊护士必须坚守工作岗位，离开时必须由护士长安排能胜任的护士替代。

2. 分诊护士应热情接待每一位前来就诊的患者，简要了解病（伤）情，重点观察生命体征，进行必要的初步检查并记录，准确合理分诊。遇有分诊困难时，可请有关医师协助。

3. 一般分诊原则为18岁以下的儿童分至儿科；头面部外伤、四肢感染性伤口通知外科，必要时联系神经外科；四肢外伤通知骨科；脐以上肩以下伤通知胸外；腹部外伤通知普外；体温≥37.5℃去发热门诊。

4. 分诊护士听到急救车的鸣笛，应立即迎接患者，初步了解病情，对危重患者应依据病情护送至相应诊疗区域。

5. 根据患者病情分级安排就诊顺序及候诊时间，优先安排病情危重者诊治。危急危重患者一边对患者进行紧急处理，一边及时通知有关医护人员，先抢救后挂号、交费取药（病情分级及候诊时间见表4-28）。

6. 遇有严重群发事故或集体中毒事件时，应立即启动应急预案并通知科主任及医务处（白天）、行政总值班（夜间）组织抢救工作。对涉及刑事、民事纠纷的伤病员，应及时向有关部门报告；对烈性传染病、职业病按照报告制度上报。

7. 遇到路人送来的神志不清而无人照看者，在做好救治工作的同时，积极联系有关部门（保卫处、医务处、行政总值班），报告或者报警，尽快确认患者身份并通知相关家属或亲友。

附：急诊就诊患者分类标准（表4-28）

表4-28　急诊就诊患者分类标准

分级范畴及处理			特征描述
分级	候诊时间	处理	
I危急	立即	立即进入抢救室	危及生命，如果未得到紧急的救治，患者可能死亡。心跳呼吸骤停、严重呼吸困难、休克、昏迷（GCS<9）、惊厥、复合伤、急救车转来明确心梗、血糖<3.33mmol/L
II危重	10分钟内	立即监护重要生命体征	生命体征不稳定，有潜在生命危险状态，如未及时救治，患者的情况可能短时间内恶化或危及生命，或导致器官功能衰竭。内脏性胸痛，气促，含服硝酸甘油不缓解；心电图提示急性心肌梗死；呼吸窘迫、非COPD患者SaO$_2$<90%、活动性出血
III紧急	30分钟内	安排急诊流水优先诊治	可能危及生命或情况紧急，生命体征稳定，有状态变差的危险。急性哮喘、剧烈腹痛、心脑血管意外、严重骨折、腹痛持续36小时以上、开放性创伤、儿童高热

续表

分级范畴及处理			特征描述
分级	候诊时间	处理	
Ⅳ不紧急	120分钟内	安排急诊流水顺序就诊	有潜在危险性低紧急度。护士每30分钟评估候诊患者病情。除非病情变化
Ⅴ非紧急	4～6小时	先解释、观察	不属于真正的急诊范畴，患者无需急症处理，但要求在急诊处理，可等待就诊。患者的病情为慢性或较轻，在到达后2小时内进行治疗，不会对症状和临床治疗结果产生影响。

＊标准参照北京协和医院急诊科/北京市急诊质控中心标准。

二、常用急救器具使用方法

（一）开口器的使用方法

从臼齿处放入，在口腔的最里面。放入压舌板后再放入开口器，慢慢旋动旋钮使口腔张开，再进行相应的护理操作。

（二）口咽通气管的使用方法

1. 口咽通气管有大小不等多种型号，使用时要因患者具体情况选择合适的型号，其长度以从门齿至下颌角为宜。

2. 正确的安置方法可使舌根离开咽后壁，解除气道梗阻，此时可感到患者呼吸气流通畅。插入时应先清洁口腔内分泌物、呕吐物，抬起下颌角，通气管弯头向上、向腭部，放入口腔（可先用压舌板压住舌协助），当其内口接近咽后壁时（已通过悬雍垂），再做180°旋转，放置于口腔中央位置。口咽通气管通过下压舌体防止舌后坠，支撑舌腭弓及悬雍垂，从而开放气道，并减少了从口腔到咽喉部的解剖死腔，改善通气。

3. 置管成功后，用两条胶布固定口咽通气管于口角，避免移位，保持呼吸道通畅。

三、气管插管和呼吸机的适应证及注意事项

（一）气管插管的适应证及注意事项

1. 适应证

（1）上呼吸道梗阻。

（2）气道保护性机制受损。

（3）气道分泌物潴留。

（4）实施机械通气。

2. 注意事项

（1）插管前，检查插管用具是否完好。

（2）气管插管时患者应呈中度或深昏迷，咽喉反射消失或迟钝，如嗜睡或浅昏迷，咽喉反射灵敏者，应行咽喉部表面麻醉，然后插管。

（3）喉镜的着力点应始终放在喉镜片的顶端，并采用上提喉镜的方法。

（4）插管动作要轻柔，操作迅速准确，勿使缺氧时间过长，以免引起反射性心搏、呼吸骤停。

（5）插管后吸痰时，必须严格无菌操作，吸痰持续时间一次不应超过15秒钟，必要时于吸氧后再吸引。经导管吸入气体必须注意湿化，防止气管内分泌物稠厚结痂，影响呼吸道通畅。

（二）呼吸机临床适应证

1. 严重通气不良。

2. 严重换气障碍。

3. 神经肌肉麻痹。

4. 心脏手术后。

5. 颅内压增高。

6. 新生儿破伤风使用大剂量镇静药需要呼吸支持时。

7. 窒息、心肺复苏。

四、出血性质的判断及出血量的估计

（一）出血性质的判断

1. 动脉出血　动脉出血时，血色鲜红，有搏动，因血管内压力高，呈与动脉搏动同步的搏动性喷射状出血，速度快，可短时间内大量出血，危及生命。

2. 静脉出血　静脉出血时，呈暗红色持续出血，一般危险性低于动脉出血。

3. 毛细血管出血　毛细血管出血时，血色多为鲜红色，自伤口渐渐流出，常能自行凝固止血，但如伤口较大，也可造成大量出血。

（二）出血量的估计

休克指数（SI）=脉率（次/分）/收缩压（mmHg），可用于粗略估算失血量。SI=1时，血容量约减少10%～30%，失血量>1000mL；SI=1.5时，血容量减少30%～50%，失血量>1500mL；SI=2时，血容量减少50%～70%，失血量>2000mL。

五、休克的分期和临床表现

（一）休克前期

患者表现为精神紧张、烦躁不安；面色苍白、四肢湿冷；脉搏增快（<100 次/分），呼吸增快，血压变化不大，但脉压缩小（<30mmHg）；尿量正常或减少。

（二）休克期

患者表情淡漠、反应迟钝；皮肤黏膜发绀或花斑、四肢冰冷；脉搏细速（>120 次/分），呼吸浅表，血压进行性下降；尿量减少；浅静脉萎陷、毛细血管充盈时间延长；患者出现代谢性酸中毒的症状。

（三）休克晚期

患者意识模糊或昏迷；全身皮肤、黏膜明显发绀，甚至出现瘀点、瘀斑，四肢厥冷；脉搏微弱，血压测不出、呼吸微弱或不规则、体温不升；无尿；并发弥散性血管内凝血（DIC）者，可出现鼻腔、牙龈、内脏出血等。

六、胸痛的分诊方法及常见原因

（一）危急指征

面色苍白、出汗、发绀、呼吸困难及生命体征异常，不论其为何种病因，均属危急状态，应送入抢救室。

（二）致命性胸痛

有血流动力学改变，如主动脉夹层、急性肺栓塞、急性心肌梗死、张力性气胸、心脏压塞、大量心包积液患者应入抢救室。

（三）常见胸痛原因

1. 心血管疾病　冠心病、急性心肌炎、心包炎、主动脉夹层撕裂。

2. 呼吸系统疾病　气胸、胸膜炎、肺炎、肺癌。

3. 消化道疾病　反流性食管炎、胃溃疡、胆囊炎。

4. 胸壁疾病　带状疱疹、肋骨炎、肋骨骨折。

5. 纵隔疾病　纵隔肿瘤。

6. 颈部疾病　颈椎病。

7. 其他　神经官能症。

七、有机磷农药中毒的相关知识

(一) 定义

有机磷农药中毒是指有机磷农药短时大量进入人体后造成的以神经系统损害为主的一系列伤害。

(二) 临床表现

1. 胆碱能兴奋或危象　有机磷农药中毒有 3 大主要症候群。

(1) 毒蕈碱样症状：又称 M 症状。主要由于堆积的乙酰胆碱使副交感神经末梢过度兴奋所致，引起平滑肌收缩失常和腺体分泌亢进。临床表现有恶心、呕吐、腹痛、腹泻、多汗、流涎、呼吸道分泌物增多、视物模糊、瞳孔缩小、呼吸困难、心跳加快，严重者瞳孔呈针尖样并肺水肿。

(2) 烟碱样症状：又称 N 样症状。由于乙酰胆碱堆积在骨骼肌神经肌肉接头处，出现肌纤维震颤，全身紧缩或压迫感，表现有胸部压迫感、全身紧束感、肌纤维颤动，常见于面部、胸部，以后发展为全身抽搐，最后可因呼吸肌麻痹而死亡。

(3) 中枢神经症状：由于乙酰胆碱在脑内蓄积，表现为头痛头晕、倦怠、烦躁不安、言语不清，不同程度的意识障碍。严重者出现脑水肿昏迷，可因中枢性呼吸衰竭而死亡。乐果和马拉硫磷口服中毒者，可能出现经抢救临床症状明显好转，稳定数天或一周后，病情急剧恶化，再次出现胆碱能危象，甚至肺水肿、昏迷或死亡，称为反跳。

2. 中间综合征　急性中毒后 24 ~ 96 小时，胆碱能危象基本消失且意识清晰，出现以屈颈肌、四肢近端肌肉、脑神经支配的肌肉、呼吸肌无力为主的临床表现，严重者出现进行性缺氧致意识障碍、昏迷以致死亡。多见于含二甲氧基的化合物，如乐果、氧乐果等。

3. 迟发性多发神经病　急性重度中毒或中度中毒后 2 ~ 4 周，胆碱能症状消失，出现的感觉、运动型多发神经病。表现肢体远端最明显，上肢和下肢远端套式感觉减退。

(三) 中毒的程度

1. 轻度中毒　以毒蕈碱样症状（M 样症状）为主，没有肌纤维颤动等烟碱样症状（N 样症状），血胆碱酯酶活力在 50% ~ 70%。

2. 中度中毒　毒蕈碱样症状（M 样症状）加重，出现肌纤维颤动等烟碱样症状（N 样症状），血胆碱酯酶活力在 30% ~ 50%。

3. 重度中毒　除有毒蕈碱样症状（M 样症状）、烟碱样症状（N 样症状）

外，出现昏迷、肺水肿、呼吸衰竭、脑水肿。血胆碱酯酶活力在 30% 以下。

（四）急救措施

1. 清除毒物，洗胃、灌肠、吸附剂、血液净化。

2. 立即给予足量的特效解毒剂，如硫酸阿托品注射液、解磷定注射液，尽早使患者达到并维持阿托品化（颜面潮红，皮肤干燥，瞳孔散大，心率增快，<120 次/分，无高热及意识障碍）。

3. 维持呼吸循环功能。

4. 对症治疗。

第二十五节　手术室专科知识

一、手术室常用的无菌技术

手术室常用的无菌技术包括物品灭菌技术、外科刷手技术、穿手术衣戴无菌手套技术、铺无菌器械台及铺无菌巾技术、无菌持物钳使用技术、术中无菌操作技术。

二、灭菌方法的分类

（一）压力蒸汽灭菌

适用于耐高温、耐高湿的医疗器械和物品灭菌，不能用于凡士林等油类和粉剂的灭菌。

（二）干热灭菌

适用于高温下不损坏、不变质、不蒸发的物品灭菌，也用于不耐湿热的器械、蒸汽或气体不能穿透的物品灭菌，如玻璃、油脂、粉剂和金属制品等。

（三）环氧乙烷气体灭菌

适用于大多数不宜用一般方法灭菌的物品，如电子仪器、光学仪器、医疗器械、书籍、文件、皮毛、棉制品、化纤制品、塑料制品、木制品、陶瓷及金属制品、内镜、透析器和一次性使用的诊疗用品等，是目前最重要的低温灭菌方法之一。

（四）低温蒸气甲醛气体灭菌法

用于对湿、热敏感、易腐蚀的医疗物品灭菌。

三、皮肤消毒原则

（一）消毒范围

由清洁区向相对不清洁区稍用力消毒。如清洁手术，一般以拟定的切口区为中心向周围涂擦。消毒范围应超过手术切口周围 15cm 的区域。关节手术消毒范围，应超过上或下一个关节。如为污染手术或肛门、会阴处手术，则涂擦顺序相反，由手术区向切口中心涂擦。

（二）消毒顺序

无论消毒顺序是由中心向四周还是由四周向中心，已接触污染部位的消毒纱球，不得再反擦清洁处。如切口有延长的可能，应事先扩大相应皮肤的消毒范围。每一次消毒均不得超过前一次的范围，至少使用两把消毒钳。

四、铺置无菌台的要求

1. 无菌包必须在灭菌有效期内，外包装上化学灭菌指示胶带及包内的灭菌指示卡显示符合灭菌要求，方可使用。

2. 操作时，操作者距无菌台始终保持一定距离。

3. 敷料包第一层，直接用手按无菌技术要求打开，第二层用无菌持物钳打开（或穿手术衣戴无菌手套后打开）。

4. 无菌台（桌）应铺置4层以上，台上的夹层包布应向四周下垂30cm以上。

5. 刷手护士整理手术台（桌）上的物品，应在刷手后、穿好无菌手术衣并戴好无菌手套后进行。

6. 手臂不可跨越无菌区操作，无菌器具、敷料摆放在无菌台以内。湿纱布、湿敷料应放于无菌弯盘内。

7. 手术开始后，无菌台上的一切物品只能用于此台手术。

五、手术用物清点及管理的注意事项

1. 手术开始前，刷手护士与巡回护士共同清点器械、纱布、纱垫、缝针等用物并做好记录，同时应注意检查器械上的螺丝有无松动、脱落。

2. 手术进行中，刷手护士应及时收回伤口周围不用的器械，并掌握已使用器械和敷料的数目。

3. 术中所增添的器械、纱布等，巡回护士应及时记录。

4. 腹腔或胸腔深部填塞纱布垫或留置止血夹或钳时，术者应与护士相互提醒，防止遗留。

5. 手术台上掉下的器械或纱布等，应及时捡起放于器械车下层，任何人不得带出室外。

6. 关闭胸腔、腹腔前，刷手护士与巡回护士再次核对所有物品，无误后方可缝合。缝合中如需再次使用纱布时，必须经由刷手护士传递。

7. 缝合皮肤前再次核对清点，无误后在清点单上签字。如有疑问，术者必须认真检查伤口，必要时借助 X 线设备查找，并记录备案。

六、常用手术体位的种类及用途

1. 仰卧位　包括水平仰卧位、侧头仰卧位和仰头仰卧位。

（1）水平仰卧位：适用于前胸壁、腹部、四肢、前额等手术。

（2）侧头仰卧位：适用于乳突根治、颌下腺、腮腺以及一侧颈部等手术。

（3）仰头仰卧位：适用于甲状腺、气管切开、咽喉、唇裂、腭裂等手术。

2. 侧卧位　适用于颅脑、胸腔、肾脏部位等手术。

3. 半侧卧位　患者半侧位30°～45°，适用于胸前肋间切口手术，如二尖瓣分离术等。

4. 俯卧位　适用于背部、脊柱畸形矫正及椎体骨折固定等手术。

5. 坐位　适用于鼻咽部手术，如鼻息肉摘除、鼻中隔矫正、局麻扁桃体摘除等手术。

6. 膀胱截石位　适用于直肠会阴部、妇科阴道及尿道等手术。

七、接送患者的注意事项

1. 患者应由受过专业训练的人员接送，接送人员应有较强的责任心。

2. 到病房接患者时，应根据手术通知单内容核对病室、床号、患者姓名、年龄、住院号、手术名称、手术时间、术前用药、是否禁食等情况。

3. 接患者时还应检查术前皮肤准备情况及患者卫生情况，按手术需要嘱其排空膀胱，同时携带病历、X 光片、药物等至手术室。

4. 患者个人物品，如假牙、手表、戒指、耳环等应在病房内完全摘除，并交由家属保管。

（1）接送患者时，一次只可以接送一个患者。

（2）将患者接到手术室后送到指定的手术间，交由手术间巡回护士再次核对患者姓名、床号、住院号、实施手术名称等信息。

（3）麻醉前由麻醉医师、手术医师生再次核对患者信息。

（4）神志不清的患者、儿童，应由医师或护士护送。在等待手术时，应有专人守护，平车应加护栏。

八、手术标本的留送方法

1. 手术中切下的病理标本由巡回护士即刻留于病理袋内放好，贴上标签。标签上注明患者的姓名、科室、病历号。病理标本放入固定液，并在病理本上登记。

2. 每日由专人负责把病理标本送到病理科，双方核对无误后在病理登记本上签字。

3. 手术中获得的冷冻切片标本，由巡回护士放于病理袋内（不放固定液），写好病理单，立即送到病理科。

九、麻醉前禁食的目的及注意事项

（一）目的

1. 使患者意识放松，情绪稳定，消除术前紧张情绪，提高大脑皮质对局麻药的耐药阈。

2. 提高皮层痛阈，以增强麻醉作用。

3. 减少随意肌活动，减少氧需要，降低基础代谢，使麻醉药用量减少，毒性或副反应减轻。

4. 使应激反应降低，稳定心肺系统功能，减少呼吸道分泌，保证呼吸道通畅，对心率减慢者术前可适当提高心率。

（二）注意事项

1. 为使麻醉达到预期效果，需根据不同患者的病情、麻醉方法、年龄及体质，确定麻醉前用药的种类和剂量。

2. 对高热、甲亢或心动过速的患者禁用阿托品，对心率减慢的患者则阿托品用量应相对加大。

3. 吸入麻醉前，应常规使用颠茄类药物，以减少呼吸道分泌物，防止误吸，保证呼吸道通畅。

十、电刀操作流程

1. 接通电源，粘贴负极板。

2. 开机自检，根据手术需要调节输出功率。

3. 连接电刀笔或双极线路，使用手控或脚控开关。

4. 使用完毕，先关主机电源，再拔电源插头，拔出负极板导线及单双极导线，收回脚踏，撤掉患者身上的负极板，从边缘沿皮纹方向缓慢揭除。

5. 整理机器，做好记录。

第二十六节　血液净化中心专科知识

一、血液净化技术的种类

血液净化技术包括血液透析、血液滤过、血液透析滤过、血液灌流、单纯超滤、血浆置换、免疫吸附、连续性血液净化、序贯透析技术、腹膜透析等。

二、血液透析的原理、适应证及禁忌证

（一）血液透析的原理

利用弥散、超滤和对流原理，清除血液中有害物质和过多水分，是最常用的肾脏替代治疗方法之一，也可用于治疗药物或毒物中毒等。

（二）血液透析的适应证

慢性肾功能衰竭、急性肾功能衰竭、药物或毒物中毒、药物逾量、难治性充血性心力衰竭、急性肺水肿、肝胆疾病、免疫相关性疾病、水电解质紊乱等。

（三）血液透析的禁忌证

血液透析无绝对禁忌证，以下情况为相对禁忌证：严重心功能不全；严重心律失常；有明显出血倾向；出现休克或血压偏低，收缩压 <80mmHg；近期大手术患者。

三、血液透析抗凝的意义及抗凝方法

血液透析时，必须建立体外循环，为防止血液在体外循环时发生凝固，需使用抗凝剂，合理使用抗凝剂是血液透析顺利进行的必要保证，另外应避免过度抗凝，以免引起或加重出血。通常使用常规肝素抗凝法、低分子肝素抗凝法及无肝素透析法。

四、血液透析患者血管通路的分类

（一）临时性血管通路

包括直接于外周动、静脉穿刺和经皮中心静脉置管。经皮中心静脉置管的位置主要选择颈内静脉和股静脉。

（二）长期性血管通路

包括自体动静脉内瘘、移植物人工血管和带隧道带涤纶套双腔导管。

五、血液透析患者的干体重

血液透析患者的干体重也称理想体重或目标体重，是指患者体内既无水钠潴留，又无脱水现象（低血压、肌肉痉挛等）时的体重。

六、血液透析患者控制体重的意义和方法

（一）血液透析患者控制体重的意义

每次透析过程中，脱水量应控制在体重的 3%～5%，如果两次透析间期体重增长过多会导致体液过多而使血压增高，增加心脏、血管的负担，引起心功能不全等并发症。当体重增加过多时，透析中脱水量会增多，脱水速率会增快，易出现低血压、肌肉痉挛等不适症状，故应养成定时、定秤测量体重的习惯，并限制水分和盐的摄入。

（二）血液透析患者控制体重的方法

1. 每日水分摄取量 = 前一日尿量 + 500mL，故应每日测量排尿量。

2. 宜清淡饮食，不要吃过咸的东西，如腌菜，否则引起口渴，不利于控制水分的摄入。

3. 选择含水量较少的食物，如稀饭和面条含水量较大，应严格控制。

七、血液透析过程中发生低血压的临床表现及处理

（一）透析低血压的临床表现

透析低血压是血液透析常见的并发症之一，在血液透析过程中，患者收缩压较透析前下降 30mmHg 或低于 90mmHg 即为发生了透析低血压。常见临床表现有头晕乏力、出冷汗、恶心、呕吐、打哈欠或有便意，严重者有面色苍白或发绀、黑蒙、抽搐、反应迟钝、意识模糊甚至意识丧失。

（二）透析低血压的处理

当患者出现透析低血压症状时，可不必马上测量血压，先做应急处理。立即停止超滤、降低血流量，回输 0.9% 氯化钠注射液 100～200mL，必要时输注高渗液体，如 10% 氯化钠注射液、50% 葡萄糖注射液，或输注胶体溶液。使患者取平卧位或头低脚高位，吸入氧气。观察血压及临床症状，直至临床症状消失，血压恢复。必要时使用升压药物。积极寻找诱发低血压的原因，解除并加以防范。

八、血液透析患者需定期监测的化验指标

血红蛋白、血清肌酐、血清尿素、血清钾、血清钙、血清磷、全段甲状

旁腺激素、传染病检测。

九、血液透析的充分性

在良好的营养摄入情况下，尿毒症患者可通过透析治疗有效地清除体内毒素和水分，从而消除尿毒症的症状与体征，维持血压在正常水平，避免发生心脑血管系统、神经系统并发症及水、电解质或酸碱失衡。充分的血液透析不但可以使终末期肾病患者能以良好的心理状态和生活质量回归社会，还能延长患者寿命。

十、透析前用物准备

穿刺针、护理包、透析管路、透析器、0.9% 氯化钠注射液、医用垃圾袋及胶条，自下而上依次摆放。

十一、透析液的成分

透析液有 A、B 浓缩液两种。A 浓缩液主要由氯化钠、氯化镁、氯化钙、氯化钾、冰醋酸溶液组成；B 浓缩液的主要成分是碳酸氢钠。

十二、血液透析水处理的前期处理系统及工作原理

（一）水处理的前期处理系统

包括沙滤器、活性炭滤过装置和水软化装置。

（二）水处理的工作原理

1. 沙滤器　是一个对水质进行除铁、沉淀和过滤的装置。

2. 活性炭滤过装置　清除水中的氯气和氯氨以及部分有机物和致热源，需定期定时进行反冲。

3. 水软化装置　利用树脂交换去除自来水中的钙离子、镁离子。

树脂上富含钠离子，其交换作用指的是其钠离子被自来水中的钙、镁离子置换，钙、镁离子被吸附于树脂上，达到软化水质的目的。当吸附在树脂上的钙、镁离子达到饱和状态时，应停止供水，进行反向冲洗，将附着于树脂上的钙、镁离子清除，使钠离子重新吸附于树脂上冲。

第二十七节　供应室专科知识

一、供应室的区域划分

供应室的区域划分为工作区域和生活区域，工作区域包括去污区、检查

包装灭菌区及无菌物品存放区。

二、供应室的工作流程

临床科室回收→分类→清洗→消毒→干燥→检查→包装→灭菌→存储→发放。

三、常用的清洗方法

清洗机清洗、超声波清洗、手工清洗。

四、手工清洗的适用范围及基本步骤

（一）手工清洗适用范围

1. 严重污染物品的初步处理。
2. 精密、复杂的器械应先手工清洗，然后再采用机械清洗。
3. 不能长时间浸泡于水中的物品。
4. 不能采用机械清洗方法处理的器械。

（二）手工清洗的基本步骤

冲洗、洗涤、漂洗、终末漂洗。

五、无菌物品包外六项标识

物品名称、灭菌日期、失效日期、操作者、灭菌器编号、锅次号。

六、呼吸机管道人工清洗的流程

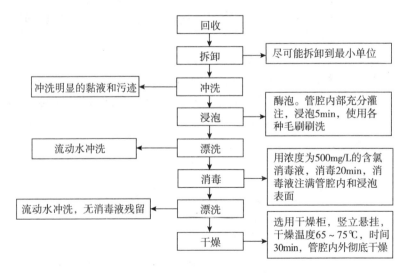

七、检查包装的操作流程

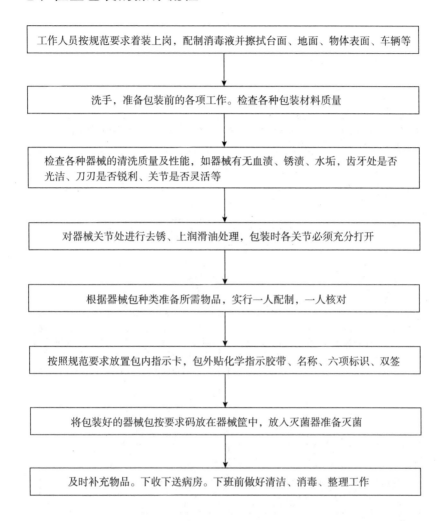

工作人员按规范要求着装上岗，配制消毒液并擦拭台面、地面、物体表面、车辆等

洗手，准备包装前的各项工作。检查各种包装材料质量

检查各种器械的清洗质量及性能，如器械有无血渍、锈渍、水垢，齿牙处是否光洁、刀刃是否锐利、关节是否灵活等

对器械关节处进行去锈、上润滑油处理，包装时各关节必须充分打开

根据器械包种类准备所需物品，实行一人配制，一人核对

按照规范要求放置包内指示卡，包外贴化学指示胶带、名称、六项标识、双签

将包装好的器械包按要求码放在器械筐中，放入灭菌器准备灭菌

及时补充物品。下收下送病房。下班前做好清洁、消毒、整理工作

八、无菌物品的储存、发放流程

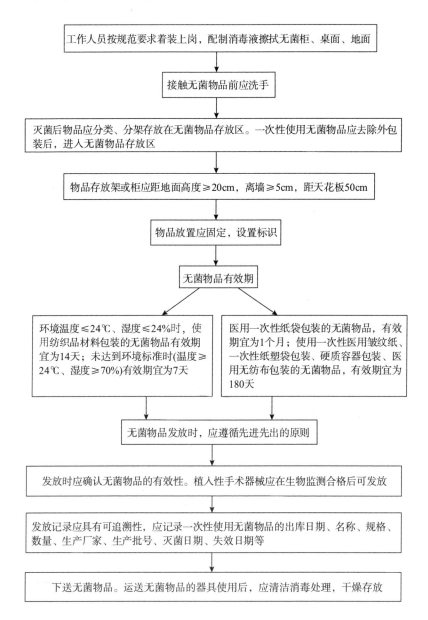

工作人员按规范要求着装上岗，配制消毒液擦拭无菌柜、桌面、地面

接触无菌物品前应洗手

灭菌后物品应分类、分架存放在无菌物品存放区。一次性使用无菌物品应去除外包装后，进入无菌物品存放区

物品存放架或柜应距地面高度≥20cm，离墙≥5cm，距天花板50cm

物品放置应固定，设置标识

无菌物品有效期

环境温度≤24℃、湿度≤24%时，使用纺织品材料包装的无菌物品有效期宜为14天；未达到环境标准时(温度≥24℃、湿度≥70%)有效期宜为7天

医用一次性纸袋包装的无菌物品，有效期宜为1个月；使用一次性医用皱纹纸、一次性纸塑袋包装、硬质容器包装、医用无纺布包装的无菌物品，有效期宜为180天

无菌物品发放时，应遵循先进先出的原则

发放时应确认无菌物品的有效性。植入性手术器械应在生物监测合格后可发放

发放记录应具有可追溯性，应记录一次性使用无菌物品的出库日期、名称、规格、数量、生产厂家、生产批号、灭菌日期、失效日期等

下送无菌物品。运送无菌物品的器具使用后，应清洁消毒处理，干燥存放

九、待灭菌物品的摆放、装载要求

1. 应使用专用灭菌器或篮筐装载灭菌物品，灭菌包之间应留间隙。
2. 宜将同类材质的器械、器具和物品，同一批次进行灭菌。

3. 材质不同时，纺织类物品放置于上层、竖放，金属器械类放置于下层。

4. 手术器械包、硬质容器应平放；盆、盘、碗类物品应斜放，玻璃瓶等底部无孔的器皿类物品应倒立或侧放，利于蒸汽的进入和冷空气的排出。

5. 大包宜摆放于上层，小包宜摆放于下层。

十、灭菌包的重量、体积要求

1. 器械包重量不宜超过 7kg，敷料包重量不宜超过 5kg。

2. 灭菌包的体积不宜超过 30cm×30cm×50cm。

十一、空气培养的方法

1. 采样时间　选择消毒处理后和进行医疗活动之前采样。

2. 采样高度　与地面垂直高度 80～150cm。

3. 布点方法

（1）面积≤30m^2，设一条对角线取三点，即中间一点，两端距墙 1 米处各取一点。

（2）室内面积＞30m^2，设两条对角线，东、西、南、北、中取五点，其中东、西、南、北四点均距墙 1 米。

（3）采样方法　打开空气培养皿，在采样点准确暴露 5～10 分钟后，送检培养。

（4）结果分析　Ⅰ类区域＜10cfu/m^3；Ⅱ类区域＜200cfu/m^3；Ⅲ类区域＜500cfu/m^3。

第二十八节　体检科专科知识

一、健康体检的概念及其相关知识

（一）健康体检的概念

健康体检是利用医学手段和方法对受检者进行科学的身体检查，以了解受检者身体状况为目的的诊疗活动，其可为受检者早期发现疾病或健康问题提供科学依据。

（二）体重指数（BMI）

1. 定义　体重指数（BMI）是用体重（kg）除以身高（m）的平方得出的数值，为国际常用衡量人体肥胖及是否健康的一个可靠指标。

标准体重较普遍的计算方法为：

男性：身高（cm）－105＝标准体重（kg）

女性：身高（cm）－100＝标准体重（kg）

2. 体重指数分类（表4－29）

表4－29　体重指数分类

体重指数分类	参考标准	相关疾病发病的危险性
体重过低	<18.5	低（但其他疾病危险性增加）
正常范围	18.5～23.9	平均水平
超重	≥24.0	增加
肥胖前期	24.0～26.9	增加
Ⅰ度肥胖	27.0～29.9	中度增加
Ⅱ度肥胖	≥30.0	严重增加

（三）腰臀比

1. 腰臀比的定义　用腰围除以臀围得出的比值，即腰臀比（WHR）

2. 腰臀比的意义　腰臀比越小越健康，其比例过大意味着健康风险加大，易导致糖尿病、高血压、冠心病、中风、高脂血症等疾病的发生。临床上用腰臀比判断中心性肥胖，男性＞0.9、女性＞0.85时可判断为中心性肥胖。

二、健康体检的种类及内容

（一）中医健康体检

包括体质辨识、证候辨识、经络辨识。

（二）西医健康体检

1. 基本检查　包括既往史、家族史、身高、体重、血压、腰臀比等基本信息。

2. 血液、尿、便检查。

3. 各项功能检查　包括心电图、B超、胸片、CT、核磁等检查。

三、健康体检的对象

健康体检的对象是健康人群、亚健康人群、慢性病患者群。

四、健康体检的注意事项

1. 体检前 3 天保持正常饮食，不吃高脂类、高蛋白类食物，进食宜清淡。勿饮酒，不喝浓茶、咖啡，勿过劳。不服用维生素 C、减肥药及抗生素类药物。

2. 受检前需禁食水 8 小时左右。高血压、心脏病、气喘病等慢性病患者检查当天无需停服降压药、抗凝药等，可用少量清水送服。

3. 如有晕针、晕血史者需在抽血前告知护士。

4. 留取尿标本时，需留中段尿。

5. 便潜血检查前，勿食含铁食物，例如血豆腐、猪肝、菠菜等，勿食绿叶蔬菜。

6. 妇科检查前 48 小时勿同房。无性生活史的女士勿做妇科检查。怀孕或可能已受孕的女士勿做 X 线及妇科检查。

7. 月经期女士不做尿、便检查，妇科检查，可待月经完全干净后 3~5 天补检。

8. 需检查空腹 B 超者应禁食，需检查生殖 B 超者应憋尿。

9. 妇科、肛诊检查前需排空大小便。

10. 需检查眼底眼压者勿戴隐形眼镜。

11. 体检当日保持身体清洁，不化妆，着宽松、便于穿脱的衣物，勿穿有扣子或金属饰品的内衣，勿携带贵重物品及饰品。

五、中医健康管理的相关内容

（一）中医健康管理的定义

中医健康管理的定义是指通过中医健康体检对个人或群体的健康进行全面监测、分析、评估，提供健康咨询和指导，并对健康危险因素进行干预的全过程。

（二）中医体质辨识

1. 定义　体质是指人体生命过程中，在先天禀赋和后天获得的基础上所形成的形态结构、生理功能和心理状态方面综合的、相对稳定的固有特质。中医体质辨识是以中医理论为指导，通过体质辨识方法，把每个人的体质判定为正常体质和偏颇体质，为每一种偏颇体质的疾病防治提供依据，由此制定出不同体质个性化的养生保健方法，是中医"治未病"的关键项目。

2. 体质辨识的基本类型及临床表现

（1）平和质：主要表现是面色、肤色红润，头发稠密有光泽，目光有神，鼻色明润，嗅觉、味觉正常，唇色红润，不易疲劳，精力充沛，耐受寒冷，睡眠良好，食欲良好，大小便正常。

（2）气虚质：主要表现是气短、腰膝酸软、纳少、滑精、早泄。

（3）阳虚质：主要表现是怕冷、四肢不温、腰腿酸痛、腹泻、性欲减退。

（4）阴虚质：主要表现是眼干、咽干、手脚心热、心躁不宁、尿少、大便干。

（5）痰湿质：主要表现是肥胖、怠惰、胸闷、嗜睡、小便浑浊。

（6）湿热质：主要表现是牙龈红、口中异味、大便黏、小便黄。

（7）血瘀质：主要表现是偏瘦、皮肤干燥瘙痒、易脱发、长斑、月经不调。

（8）气郁质：主要表现是抑郁内向、睡眠不安、大便秘结、女性乳房肿胀。

（9）特禀质：主要表现是易发生哮喘、风团、咽痒、鼻塞、常打喷嚏。

（三）中医证候辨识

证候是在中医理论指导下，对四诊收集的临床资料综合分析而得出的诊断性结论，是人体在致病内外因影响下所形成的短暂的临床表现和病理特征。证候辨识是通过对"证候"的辨识而确定的病位和病性。

（四）中医经络辨识

经络辨证是指以经络学说为理论依据，对患者的症状及体征进行综合分析，以辨识疾病发生在何经、何脏、何腑，进而确定病因、病性、病机的一种辨证方法。

（五）中医健康管理的流程

1. 中西医结合体检；

2. 符合要求者签订健康管理协议；

3. 建立健康档案；

4. 进行健康及疾病风险评估；

5. 制定中西医结合健康干预方案；

6. 实施健康干预；

7. 干预效果评价；

制定下一个干预方案前需再进行风险评估，制定方案，实施干预，形成一个不断循环的过程。

第五章　中医基础知识

一、"阴阳"及基本内容

阴阳是指对自然界相互关联的某些事物和现象对立双方的概括，它既可以代表两个相互对立的事物，也可以代表同一事物内部存在的相互对立的两个方面。阴阳学说包括阴阳的相互对立、相互依存、相互消长及相互转化。

二、"五行"及生克乘侮规律

五行指构成客观世界的五种基本物质，即木、火、土、金、水，五类物质及其运动变化。

基本内容：①相生，是指一事物对另一事物具有促进、助长和资生作用，次序为木→火→土→金→水。②相克，是指一事物对另一事物的生长和功能具有制约作用，次序为木→土→水→火→金。③相乘，是指一行对另一行的过度相克，次序为木→土→水→火→金。④相侮，是指一行对另一行的反克，次序为木→金→火→水→土。

三、气血津液的定义

气是体内不断运动着的具有很强活力的精微物质，是构成人体和维持人体生命活动的最基本物质。包括元气、宗气、卫气和营气。其功能是推动、温煦、防御、固摄和气化。

血是循行于脉中的富有营养的红色液态样物质，是构成人体和维持人体生命活动的基本物质。气为血之帅，气能生血、行血、摄血；血为气之母，血能载气，血能养气。

津液是人体正常水液的总称，包括各脏腑组织器官的液体及正常的分泌物。

四、五脏、六腑

五脏是指心、肝、脾、肺、肾；六腑是指胆、胃、小肠、大肠、三焦、膀胱。

五、六淫、七情

六淫为风、寒、暑、湿、燥、火六种致病因素。七情即喜、怒、忧、思、悲、恐、惊七种情志变化，是人体对外界客观事物不同的情绪反应，一般情况下，并不是致病因素，但突然剧烈或持久的精神刺激，会引起气机紊乱，脏腑阴阳气血失调可导致疾病发生。

六、经络

（一）经络的定义

经络是人体结构的重要组成部分，是经脉和络脉的总称。"经"有路径的意思，是经络系统的主干；"络"有网络之意，是经脉别出的分支。

（二）十二经脉及其常用穴位

十二经脉是经络系统的主要组成部分。十二经脉对称地分布于人体的两侧，分别循行于上肢或下肢的内侧或外侧，每一经脉又分别隶属于一脏或一腑。分别是手太阴肺经、手厥阴心包经、手少阴心经、手阳明大肠经、手少阳三焦经、手太阳小肠经、足太阴脾经、足厥阴肝经、足少阴肾经、足阳明胃经、足少阳胆经、足太阳膀胱经。

1. 手太阴肺经

（1）尺泽

①定位：仰掌，肘部微屈，在肘窝部肱二头肌腱外侧之肘横纹上。

②主治：咳嗽、咳喘、咯血、咽痛、前臂疼痛。

（2）列缺

①定位：桡骨茎突上方，腕横纹上 1.5 寸。简便取穴方法：两手虎口自然平直交叉，一手食指按在另一手桡骨茎突上，指尖下凹陷取穴。

②主治：咳嗽、气喘、咽痛、发热、项强。

（3）鱼际

①定位：掌面，第一掌骨中点、赤白肉际处。

②主治：咳嗽、咯血、失音、咽痛、发热。

（4）少商

①定位：拇指桡侧，距指甲角 0.1 寸。

②主治：咽喉肿痛、咳喘、急救、中风、昏迷、中暑、高热抽搐。

2. 手阳明大肠经

（1）商阳

①定位：食指桡侧，距指甲角 0.1 寸。

②主治：咽喉肿痛、齿痛、急救、中暑、昏迷、热病、手指麻木。

（2）合谷

①定位：手背第一、二掌骨间，当第二掌骨桡侧中点处。

②主治：头痛、眩晕、面瘫、面肿、齿痛、牙关紧闭、目赤肿痛、耳聋、耳鸣、热病、多汗、无汗、闭经、滞产。

（3）曲池

①定位：肘横纹外侧端，屈肘，尺泽与肱骨外上髁连线中点。

②主治：咽喉肿痛、齿痛、目赤痛、面瘫、皮肤病、荨麻疹、全身瘙痒、湿疹、热病、高血压、上肢不遂、手臂疼痛无力、腹痛、腹泻。

（4）肩髃

①定位：肩部三角肌上，臂外展或向前平伸时，肩峰前下方凹陷中。

②主治：肩臂痛、上肢不遂、瘰疬。

（5）迎香

①定位：鼻翼外缘中点旁，当鼻唇沟中。

②主治：鼻疾、鼻塞、鼻衄、面瘫、面肿、面痒、胆道蛔虫症。

3. 足阳明胃经

（1）颊车

①定位：下颌角前上方一横指凹陷中，咀嚼时咬肌隆起最高点处。

②主治：牙痛、面瘫、腮腺炎。

（2）天枢

①定位：脐旁 2 寸处。

②主治：腹部胀痛、腹泻、便秘、呕吐。

（3）上巨虚

①定位：外膝眼下 6 寸，距胫骨前缘外侧一横指处。

②主治：腹痛、腹泻、阑尾炎。

（4）下巨虚

①定位：外膝眼下 9 寸，距胫骨前缘外侧一横指处。

②主治：小腹痛、泄泻、偏瘫。

（5）丰隆

①定位：外踝高点上 8 寸，条口穴外一横指（条口穴：上巨虚穴下 2 寸）。

②主治：咳嗽痰多、头痛、眩晕、腹痛、便秘、下肢疼痛、癫痫。

4. 足太阴脾经

（1）三阴交

①定位：内踝高点上3寸，胫骨后缘处。

②主治：泌尿及生殖系统疾病，腹痛、泄泻、失眠。

（2）血海

①定位：髌骨内上缘上2寸，患者正坐，屈膝，医者面对患者用手掌按在其膝盖骨上在拇指尖所指处。

②主治：月经不调、荨麻疹、神经性皮炎。

（3）阴陵泉

①定位：胫骨内侧髁后下方凹陷处。

②主治：腹胀、水肿、黄疸、淋证、癃闭、遗尿、遗精、膝痛。

5. 手少阴心经

（1）神门

①定位：腕横纹尺侧端，尺侧腕屈肌腱的桡侧凹陷中。

②主治：失眠、心悸、癫痫。

（2）少冲

①定位：手小指桡侧指甲旁约0.1寸。

②主治：热病、中风昏迷。

6. 手太阳小肠经

（1）后溪

①定位：握拳，第5指掌关节后外侧，横纹头赤白肉际。

②主治：后项强痛、落枕、目痛、手指麻木。

（2）少泽

①定位：小指尺侧指甲根角旁0.1寸。

②主治：乳痈、乳汁少等，昏迷热病等急症，头痛、咽喉肿痛。

7. 足太阳膀胱经

（1）睛明

①定位：在面部，眉头凹陷中，眶上切迹处。

②主治：头痛、口眼歪斜、目视不明、流泪、目赤、肿痛、眼睑下垂、呃逆。

（2）肺俞

①定位：在背部，第3胸椎棘突下，旁开1.5寸。

②主治：咳嗽、气喘、吐血、骨蒸、潮热、盗汗、鼻塞。

（3）心俞

①定位：在背部，第5胸椎棘突下，旁开1.5寸。

②主治：心痛、惊悸、失眠、健忘、癫痫、咳嗽、吐血、盗汗、梦遗。

（4）肝俞

①定位：在背部，第9胸椎棘突下，旁开1.5寸。

②主治：黄疸、胁痛、吐血、目赤、目眩、迎风流泪、脊背痛。

（5）脾俞

①定位：在背部，第11胸椎棘突下，旁开1.5寸。

②主治：腹胀、黄疸、呕吐、泄泻、痢疾、便血、水肿、背痛。

（6）肾俞

①定位：在腰部，第2腰椎棘突下，旁开1.5寸。

②主治：遗尿、遗精、月经不调、阳痿、白带、水肿、头晕、耳鸣、耳聋、腰痛。

（7）攒竹

①定位：眉头凹陷中。

②主治：头痛、各种眼疾、面瘫。

8. 足少阴肾经

（1）太溪

①定位：内踝高点与跟腱之间凹陷中。

②主治：头痛、休克、中暑。

（2）涌泉

①定位：卷足时足前部凹陷处，约在足底2、3趾缝纹端与足跟连线的前线的前1/3与后2/3交点上。

②主治：头痛、头昏、小便不利、便秘、小儿惊风、足心热、癫狂、昏厥。

9. 手厥阴心包经

（1）内关

①定位：腕横纹上2寸，掌长肌腱与桡侧腕屈肌腱之间。

②主治：心痛、心悸、癫痫、热病、失眠、眩晕、偏头痛、胃痛、呕吐、呃逆、胸闷、胸痛。

（2）劳宫

①定位：第2、3掌骨之间偏于第3掌骨，握拳时中指尖接触处。

②主治：心痛、呕吐、癫狂、痫证、口疮、口臭。

10. 手少阳三焦经

（1）外关

①定位：腕背横纹上2寸，桡骨与尺骨之间。

②主治：热病、头痛目赤、耳鸣耳聋、胁肋痛、上肢痿痹不遂。

（2）支沟

①定位：腕背横纹上3寸，桡骨与尺骨之间。

②主治：肩背疼痛、胸胁痛、咽痛、便秘。

11. 足少阳胆经

（1）风池

①定位：胸锁乳突肌与斜方肌之间的凹陷中，平风府穴（后发际正中直上1寸）。

②主治：头痛、眩晕、目赤肿痛、鼻渊、耳鸣耳聋、颈项强痛、感冒、中风、热病、疟疾。

（2）阳陵泉

①定位：腓骨小头前下方凹陷中。

②主治：黄疸、口苦、呕吐、胁痛、眩晕、偏瘫。

12. 足厥阴肝经

（1）期门

①定位：在胸部，乳头直下，第6肋间隙，前正中线旁开4寸。

②主治：胸胁胀满疼痛、呕吐、呃逆、吞酸、腹胀、泄泻、饥不欲食、胸中热、咳喘、疟疾。

（2）太冲

①定位：足背，足1、2趾间，趾蹼上2寸处。

②主治：头痛、眩晕、目赤肿痛、月经不调、小儿惊风、下肢痿痹。

（三）奇经八脉及其常用穴位

1. 定义　奇经八脉是督脉、任脉、冲脉、带脉、阴跷脉、阳跷脉、阴维脉、阳维脉的总称。奇经是与正经相对而言，由于其分布不如十二经脉那样有规律，与五脏六腑没有直接的络属关系，相互之间也没有表里关系，异于十二正经，故曰"奇经"，又因数有八，故曰"奇经八脉"。

2. 常用穴位

（1）百会

①定位：前发际正中直上5寸，或两耳尖连线的中点。

②主治：头痛、眩晕、晕厥、中风不语、偏瘫、癫狂、痫证、不寐、脱

肛、阴挺。

（2）人中

①定位：人中沟上 1/3 与中 1/3 交界处。

②主治：癫狂、小儿惊风、昏迷。

（3）大椎

①定位：第 7 颈椎棘突下。

②主治：外感热病、风疹、疟疾、咳嗽、气喘、骨蒸盗汗、头项强痛、肩背痛、癫狂、痫证。

（4）命门

①定位：第 2 腰椎棘突下。

②主治：月经不调、带下、阳痿、遗精、腰脊痛、下肢痿痹、泄泻。

（5）膻中

①定位：前正中线上，平第 4 肋间，两乳头连线的中点。

②主治：咳嗽、气喘、胸痛、心痛、心悸、噎膈、呕吐、乳汁少、乳痈。

（6）中脘

①定位：脐上 4 寸。

②主治：胃痛、呕吐、吞酸、腹胀、腹泻。

（7）气海

①定位：腹正中线上，脐中下 1.5 寸。

②主治：遗精、阳痿、崩漏、月经不调、带下、闭经、痛经、不孕不育、遗尿、癃闭、小便不利、疝气、中风脱证、泄泻、眩晕，有强壮作用，为保健要穴。

（8）关元

①定位：腹正中线上，脐中下 3 寸。

②主治：遗精、阳痿、崩漏、月经不调、带下、闭经、不孕不育、遗尿、小便不利、疝气、中风脱证、虚劳、脱肛、眩晕、泄泻，有强壮作用，为保健要穴。

（9）神阙

①定位：脐的中央。

②主治：虚脱、脱肛、阴挺、绕脐腹痛、腹胀、泄泻、水肿臌胀。

（四）经外奇穴

1. 四神聪

①定位：头顶百会穴前后左右各 1 寸处。

②主治：头痛、眩晕、失眠。

2. 印堂

①定位：两眉头连线中点。

②主治：头痛、眩晕、鼻衄、鼻渊、小儿惊风、失眠。

3. 太阳

①定位：眉梢与目外眦之间向后约 1 寸处凹陷中。

②主治：头痛、目疾。

4. 安眠

①定位：翳风穴与风池穴连线中点（翳风穴：耳垂后，下颌角与乳突之间凹陷中）。

②主治：头痛、眩晕、失眠、心悸、癫狂。

5. 落枕穴

①定位：手背，第 2、3 掌骨间，指掌关节后 0.5 寸处。

②主治：落枕、手臂痛、胃痛。

七、八纲辨证

（一）表证与里证

1. **表证** 表证是病位浅在肌肤的证候。一般为六淫外邪从皮毛、口鼻侵入机体后，邪留肌表，出现正气（卫气）拒邪的一系列症状。

主症：以发热恶寒（或恶风），头痛，舌苔薄白，脉浮为基本证候，常兼见四肢关节及全身肌肉酸痛、鼻塞、咳嗽等症状。

2. **里证** 里证是与表证相对而言，是病位深于内（脏腑、气血、骨髓等）的证候。里证的临床表现是复杂的，凡非表证的一切证候皆属里证。外感病中的里证还需结合病因辨证、卫气营血辨证，而内伤杂病中，则以脏腑辨证为主。里证要辨别寒、热、虚、实。

（二）寒证与热证

1. **寒证** 寒证是感阴寒之邪（如寒邪、湿邪）或阳虚阴盛、脏腑阳气虚弱、功能活动衰减所表现的证候。

主症：畏寒、形寒肢冷，口不渴或喜热饮，面色白，咳白色痰，腹痛喜暖，大便稀溏，小便清长。舌质淡，苔白，脉沉迟。

2. **热证** 热证是感受阳热之邪（如风邪、热邪、火邪等）或阳盛阴虚、脏腑阳气亢盛和阴液亏损、功能活动亢进所表现的证候。

主症：发热，不恶寒，烦躁不安，口渴喜冷饮，面红目赤，咳痰黄稠，腹痛喜凉，大便燥结，小便短赤。舌质红，苔黄，脉数。

（三）虚证与实证

1. 虚证　虚证的形成，或因体质素弱（先天、后天不足），或因久病伤正，或因出血、失精、大汗，或因外邪侵袭损伤正气等原因而致"精气夺则虚"。

主症：面色苍白或萎黄，精神萎靡，身疲乏力，心悸气短，形寒肢冷或五心烦热，自汗盗汗，大便溏泻，小便失禁，舌少苔或无苔，脉虚无力等。

2. 实证　实证的形成，或是由患者体质素壮，因外邪侵袭而暴病，或是因脏腑气血功能障碍引起体内的某些病理产物，如气滞血瘀、痰饮水湿凝聚、虫积、食滞等。临床表现由于病邪的性质及其侵犯的脏腑不同而呈现不同证候，其特点是邪气盛，正气衰，正邪相争处于激烈阶段。

主症：高热，面红，烦躁，谵妄，声高气粗，腹胀满痛而拒按，痰涎壅盛，大便秘结，小便不利，或有瘀血肿块，水肿，痰饮、水湿、食滞并见，虫积，舌苔厚腻，脉实有力等。

八、中医护理的基本特点与意义

1. 中医护理的基本特点　整体观念，辨证施护。

2. 辨证施护的定义　按照中医理论，通过四诊、八纲对疾病变化过程中出现的各种症状和体征进行综合分析，弄清疾病的原因、部位、性质和治疗原则，进而采取相应护理措施。

九、中药用药原则

一般药应在进食前后 2 小时服用，急性病者可及时多次给药；滋补药、开胃药宜饭前服；消食导泻药、对胃肠有刺激的药宜饭后服；安神药、润肠通便药宜睡前服；驱虫、攻下、逐水药宜清晨空腹服；调经药宜行经前数日开始服用，来月经后停服；解表发汗药可随时服用。

第六章 常用化验指标参考区间及临床意义

一、血液样本

1. 白细胞计数（WBC）测定

【正常参考值】成人（4.0~10.0）×10^9/L；儿童（5.0~10.0）×10^9/L；新生儿（10.0~20.0）×10^9/L。

【增多的常见原因】

（1）生理性增多：以胎儿及初生儿、妊娠5个月以上、刚参加完剧烈运动和体力劳动者为主；此外，人体在暴热和严寒环境中，白细胞总数也常常短时间内增多。

（2）病理性增多：常见于急性感染、尿毒症、严重烧伤、急性出血、组织损伤、大手术后、白血病等。

【减少的常见原因】

（1）生理性减少：骨髓造血系统白细胞增生正常，只是外周血液中白细胞降低，没有任何不适症状。

（2）病理性减少：常见于伤寒及副伤寒，疟疾，再生障碍性贫血，急性粒细胞缺乏症，脾功能亢进，X线、放射性核素照射，使用某些抗癌药物等。

【检测时的注意事项】做此项检测时无需空腹，可采用抗凝静脉血，以避免溶血现象的发生。

2. 白细胞分类计数中性粒细胞测定

【正常参考值】成人50%~70%，（1.8~6.4）×10^9/L；儿童30%~65%。

【增多的常见原因】

（1）生理性增多：常见于婴儿、妊娠期妇女、吸烟人群，以及刚参加完剧烈运动或体力劳动者。

（2）病理性增多：常见于急性感染和化脓性感染、恶性肿瘤、急性出血等。

【减少的常见原因】

（1）生理性增多：常见于 4 ~ 14 岁的儿童以及女性月经期、绝经期。

（2）病理性减少：常见于流感、麻疹等传染性疾病，再生障碍性贫血，粒细胞缺乏症，脾功能亢进和自身免疫性疾病等。

【检测时的注意事项】做此项检测时无需空腹，可采用抗凝静脉血，以避免溶血现象的发生。

3. 白细胞分类计数淋巴细胞测定

【正常参考值】成人 20% ~ 40%，（0.8 ~ 4）×10^9/L；儿童 40% ~ 60%。

【增多的常见原因】常见于病毒或者细菌所导致的传染病、急慢性淋巴细胞性白血病、白血性淋巴肉瘤等。

【减少的常见原因】常见于使用肾上腺皮质激素，长期接触放射线，传染病的急性期、细胞免疫缺陷症等。

【检测时的注意事项】做此项检测时无需空腹，可采用抗凝静脉血，以避免溶血现象的发生。

4. 红细胞计数（RBC）测定

【正常参考值】成年男性（4.0 ~ 5.5）×10^{12}/L；成年女性（3.5 ~ 5.0）×10^{12}/L；新生儿（6.0 ~ 7.0）×10^{12}/L。

【增多的常见原因】

（1）生理性增多：以新生儿、高山居住者为主。

（2）病理性增多：常见于先天性心脏病、慢性肺脏疾病、脱水等。

【减少的常见原因】

（1）生理性减少：多见于孕妇及某些老年人。

（2）病理性减少：常见于急、慢性失血，各种原因引起的溶血，缺乏造血原料、骨髓造血障碍等各种原因引起的贫血患者。

【检测时的注意事项】无需空腹，可采用抗凝静脉血，以避免溶血现象的发生。

5. 红细胞沉降率（ESR）测定

【正常参考值】成年男性 0 ~ 15mm/h；成年女性 0 ~ 20mm/h；儿童 0 ~ 10mm/h。

【增快的常见原因】

（1）生理性增快：多见于妇女经期、妊娠 3 个月以上以及老年人。

（2）病理性增快：多见于急性炎症性疾病，例如风湿热和结核病的活动期等；组织损伤及坏死，例如较大的手术创伤、心肌梗死、严重创伤等；恶性肿瘤，例如恶性淋巴瘤、多发性脊髓瘤等；重度贫血或高胆固醇、重金属中毒等病症。

【减慢的常见原因】常见于因红细胞增多及纤维蛋白严重降低所导致的贫血，以及真性红细胞增多症和弥散性血管内凝血等。

【检测时的注意事项】检测无需空腹进行，建议采取抗凝静脉血，以避免溶血现象。

6. 血红蛋白（HGB）测定

【正常参考值】成年男性 120 ~ 160g/L；成年女性 110 ~ 150g/L；儿童 110 ~ 160g/L；新生儿 170 ~ 200g/L。

【增多的常见原因】常见于真性红细胞增多症、大量失水、严重烧伤、休克或者大细胞高色素性贫血、慢性肺源性心脏病。

【减少的常见原因】常见于缺铁性贫血、大细胞高色素性贫血、类风湿关节炎、再生障碍性贫血以及急、慢性肾炎所导致的贫血。

【检测时的注意事项】检测无需空腹进行，建议采取抗凝静脉血，以避免溶血现象。

7. 血小板计数（PLT 或 BPC）测定

【正常参考值】（100 ~ 300）× 10^9/L。

【增多的常见原因】

（1）生理性增多：常见于运动或者进餐以后，休息片刻便可恢复。

（2）病理性增多：常见于急性大出血和溶血后急性感染，原发性血小板增多症，真性红细胞增多症，慢性粒细胞白血病等。

【减少的常见原因】

（1）生理性减少：常见于妇女月经期前后，经期第一天血小板可降低一半。

（2）病理性减少：再生障碍性贫血、急性白血病、骨髓纤维化、血栓性血小板减少性紫癜、脾功能亢进等。

【检测时的注意事项】

（1）检测无需空腹进行，建议采取抗凝静脉血，以避免溶血现象。

（2）因为血小板计数在一天内不同时间段变化比较大，为了避免受其影响，复查时采标本时间要尽量统一。

8. 血糖（GLU）测定

【正常参考值】成人空腹 3.9 ~ 6.1mmol/L；餐后 2h < 11.1mmol/L；儿童 3.3 ~ 5.5mmol/L。

【增高的常见原因】

（1）生理性增高：见于饭后 1~2 小时、摄入高糖物质后，也会因为运动或者情绪紧张等引发。

（2）病理性增高：见于糖尿病，呕吐、高热等引起的脱水，颅外伤引起的颅内压增高等。

【降低的常见原因】

（1）生理性降低：常见于饥饿或者是剧烈运动后。

（2）病理性降低：常见于胰岛 B 细胞增生、癌症、肾上腺皮质功能减退、严重肝病等。

【检测时的注意事项】建议进行血糖测定时，清晨空腹静脉取血，分离血清进行测定，避免溶血。

9. 总胆固醇（TC）测定

【正常参考值】成人 2.9~5.4mmol/L。

【增高的常见原因】

（1）生理性增多：常见于吸烟、喝酒，或者是情绪紧张，妊娠末 3 个月时，可能明显增高，产后恢复原有水平。

（2）病理性增多：常见于各种高脂蛋白血症、梗阻性黄疸、肾病综合征、甲状腺功能低下、慢性肾功能衰竭、糖尿病等。

【降低的常见原因】

（1）生理性减少：常见于女性月经期间、营养不良等。

（2）病理性减少：常见于低脂蛋白血症、贫血、败血症、甲状腺功能亢进、肝病、严重感染、营养不良、肺结核和癌症晚期等。

【检测时的注意事项】检测时，建议空腹，采取不抗凝静脉血，分离血清进行测定，避免溶血。

10. 总胆红素测定（TBIL 或者 STB）

【正常参考值】1.7~17.1μmol/L。

【增高的常见原因】

（1）生理性增高：常见于新生儿黄疸。

（2）病理性增高：肝脏疾患，如急性黄疸型肝炎、急性黄色肝坏死、慢性活动性肝炎、肝硬化等；肝外疾病，如溶血型黄疸、血型不合的输血反应、胆石症、肝癌、胰头癌。

【降低的常见原因】常见于癌症或慢性肾炎引起的贫血和再生障碍性贫血。

【检测时的注意事项】检测时，建议空腹，采用不抗凝静脉血，分离血清进行测定，避免溶血。

11. 直接胆红素（DBIL）测定

【正常参考值】0～6.84μmol/L。

【增高的常见原因】常见于败血症、肝细胞性黄疸、阻塞性黄疸、慢性活动性肝炎、肝硬化、恶性疟疾、大面积烧伤和甲状腺功能低下等。

【检测时的注意事项】检测时，建议空腹，采取不抗凝静脉血，分离血清进行测定，避免溶血。

12. 间接胆红素（IBIL）测定

【正常参考值】1.71～13.8μmol/L

【增高的常见原因】常见于溶血性贫血、新生儿黄疸、肝细胞性黄疸、恶性疾病或者输血时血型不合。

【检测时的注意事项】检测时，建议空腹，采取不抗凝静脉血，分离血清进行测定，避免溶血。

13. 白蛋白（ALB）测定

【正常参考值】新生儿28～44g/L；14岁以上38～54g/L；成人35～50g/L；60岁以上34～48g/L。

【增多的常见原因】

（1）生理性增多：常见于饮食中摄入大量高蛋白食物。

（2）病理性增多：常见于严重的脱水及休克，大量出血、严重的烧伤、肾脏疾病等导致的血液浓缩。

【降低的常见原因】常见于急慢性肝病、胃癌、肠癌、肝癌、肾脏排泄屏障受损等。

【检测时的注意事项】检测时，建议空腹，采取不抗凝静脉血，分离血清进行测定，避免溶血。

14. 谷草转氨酶（AST或GOT）测定

【正常参考值】成人10～40U/L；婴儿25～95U/L；新生儿40～120U/L。

【增高的常见原因】常见于急性病毒性肝炎、酒精性或药物性肝损害等，大手术之后以及急性心肌梗死，常在发作后6～12小时升高，24～48小时达到最高峰，3～5天恢复正常；各种肝病，例如肝癌、慢性肝炎、肝硬化等；胸膜炎、肾炎、肺炎、急性胰腺炎等。

【减少的常见原因】常见于中枢神经系统疾病。

【检测时的注意事项】检测时空腹，建议采取不抗凝静脉血，分离血清进行测定，避免溶血。

15. 谷丙转氨酶（GPT 或 ALT）测定

【正常参考值】4～43U/L。

【增高的常见原因】常见于各类急慢性病毒性肝炎；肝硬化与肝癌；胆道疾病，如胆囊炎、胆石症；心脏疾病，例如急性心肌梗死、心肌炎、心力衰竭；其他某些感染性疾病，如肺炎、伤寒、结核病、传染性单核细胞增多症等。

【检测时的注意事项】检测时空腹，建议采取不抗凝静脉血，分离血清进行测定，避免溶血。

16. 淀粉酶（AMS 或 AMY）测定

【正常参考值】25～125U/L。

【增高的常见原因】常见于急性胰腺炎，发病后 8～12 小时开始升高，12～24 小时达到高峰，3～5 天降至正常；急性阑尾炎、慢性胰腺炎、胰腺癌、唾液腺化脓等。

【降低的常见原因】常见于肝炎、肝硬化、肝癌等肝部疾病。

【检测时的注意事项】检测时空腹，建议采取不抗凝静脉血，分离血清进行测定，避免溶血。

17. 钙离子（Ca）测定

【正常参考值】2.2～2.7mmol/L。

【增高的常见原因】常见于甲状腺功能亢进症、维生素 D 过多症、多发性骨髓瘤、肿瘤广泛骨转移、结节病等。

【降低的常见原因】

（1）生理性降低：常见于长期低钙饮食。

（2）病理性降低：常见于甲状旁腺功能减退、慢性肾炎尿毒症、佝偻病与软骨病、严重肝炎等。

【检测时的注意事项】检测时空腹，建议采取不抗凝静脉血，分离血清进行测定，避免溶血。

18. 铁离子（Fe）测定

【正常参考值】成年男性 11.0～30.0μmol/L；成年女性 9.0～27.0μmol/L；儿童 9.0～22.0μmol/L；老年 7.2～14.4μmol/L。

【增高的常见原因】常见于溶血性贫血、再生障碍性贫血、巨幼红细胞性贫血、急性肝细胞损害、坏死性肝炎、血色沉着症、含铁血黄素沉着症、反复输血治疗或肌内注射铁剂引起急性中毒症等。

【降低的常见】

（1）生理性降低：常见于婴儿生长期、妇女经期、妊娠等。

（2）病理性降低：常见于各种原因引起的缺铁性贫血、慢性失血、感染性疾病、肝硬化、恶性肿瘤等。

【检测时的注意事项】检测时空腹，建议采取不抗凝静脉血，分离血清进行测定，避免溶血。

19. 钾离子（K）测定

【正常参考值】3.6～5.5mmol/L。

【增高的常见原因】

（1）生理性增高：常见于高钾饮食。

（2）病理性增高：常见于肾功能衰竭、尿排泄障碍及肾上腺皮质功能减退、严重溶血及感染、烧伤、组织破坏、胰岛素缺乏、呼吸障碍、组织缺氧、心功能不全、休克、急性肠梗阻等。

【降低的常见原因】

（1）生理性降低：常见于长期禁食、厌食、少食而导致的钾摄入减少。

（2）病理性降低：常见于呕吐腹泻、肠胃引流、醛固酮增多症、碱中毒、肾功能不全、尿钾丢失及肾小管性酸中毒等。

【检测时的注意事项】检测时空腹，建议采取不抗凝静脉血，分离血清进行测定，避免溶血。

20. 甘油三酯（TG）测定

【正常参考值】成人<1.7mmol/L；儿童<1.13mmol/L。

【增高的常见原因】

（1）生理性增高：常见于一些不良的生活习惯，例如饮食不当、长期饮酒等。

（2）病理性增高：常见于原发性、继发性高脂蛋白血症，动脉粥样硬化，糖尿病，肾病，脂肪肝等。

【降低的常见原因】常见于甲状腺功能亢进、肾上腺皮质功能低下、肝实质病变、慢性阻塞性肺病、脑梗死、原发性β脂蛋白缺乏症等。

【检测时的注意事项】检测时空腹，建议采取不抗凝静脉血，分离血清进行测定，避免溶血。

21. 高密度脂蛋白胆固醇（HDL－C）测定

【正常参考值】男性0.9～1.83mmol/L；女性1.1～2.0mmol/L。

【降低的常见原因】

（1）生理性降低：常见于吸烟、缺少运动等。

（2）病理性降低：常见于脑血管病、冠心病、高甘油三酯血症、慢性贫血、甲状腺功能亢进、糖尿病以及肝功能损害，如急慢性肝炎、肝硬化、肝癌等。

【检测时的注意事项】检测时空腹，建议采取不抗凝静脉血，分离血清进行测定，避免溶血。

22. 低密度脂蛋白胆固醇（LDL－C）测定

【正常参考值】2.7~3.1mmol/L。

【增高的常见原因】

（1）生理性增高：常见于饮食不均衡导致的摄入脂肪太多、吸烟饮酒、剧烈运动或者运动量太大的人群。

（2）病理性增高：常见于肝功能异常、肝炎、动脉粥样硬化、高血压、心血管疾病等。

【降低的常见原因】常见于无β脂蛋白血症、甲状腺功能亢进、消化吸收不良、肝硬化、恶性肿瘤等。

【检测时的注意事项】检测时空腹，建议采取不抗凝静脉血，分离血清进行测定，避免溶血。

23. 乙型肝炎表面抗原（HBsAg）测定

【正常参考值】阴性。

【异常的临床意义】乙型肝炎表面抗原阳性多见于乙肝病毒感染后的潜伏状态；乙型病毒性肝炎急性期；慢性肝炎、肝硬化或肝癌。

【检测时的注意事项】检测时空腹，建议采用不抗凝静脉血，分离血清进行测定，避免溶血。

24. 乙型肝炎表面抗体（HBsAb）测定

【正常参考值】阴性。

【异常的临床意义】乙型肝炎表面抗体阳性可见于乙肝病毒感染过的机体；注射乙型肝炎疫苗或者打过乙型肝炎表面抗体免疫球蛋白者。

【检测时的注意事项】检测时空腹，建议采用不抗凝静脉血，分离血清进行测定，避免溶血。

25. 乙型肝炎e抗原（HBeAg）测定

【正常参考值】阴性。

【异常的临床意义】乙型肝炎e抗原阳性见于乙肝病毒感染的早期；乙型肝炎加重之前，持续时间10周以上，会转变为慢性乙型肝炎；乙型肝炎病毒e抗原阳性的孕妇具有垂直感染性，会将乙肝病毒传染给新生儿。

【检测时的注意事项】检测时空腹，建议采用不抗凝静脉血，分离血清进行测定，避免溶血。

26. 乙型肝炎 e 抗体（HBeAb）测定

【正常参考值】阴性。

【异常的临床意义】乙型肝炎 e 抗体阳性常见于乙型肝炎病毒 e 抗原转阴的患者；部分慢性乙型肝炎、肝癌患者；乙型肝炎近期感染等。

【检测时的注意事项】检测时空腹，建议采用不抗凝静脉血，分离血清进行测定，避免溶血。

27. 乙型肝炎核心抗体（HBcAb）测定

【正常参考值】阴性。

【异常的临床意义】IgM 增高可诊断急性乙型肝炎；IgG 增高常表示以前有过感染；乙型肝炎核心抗体的出现表明肝内乙肝病毒复制活跃，肝细胞受损严重，并且传染性较强；乙型肝炎核心抗体对乙型肝炎无保护作用，其持续阳性可长达数十年甚至保持终身。

【检测时的注意事项】检测时空腹，建议采用不抗凝静脉血，分离血清进行测定，避免溶血。

28. 丙型肝炎抗体（HCV – Ab）测定

【正常参考值】阴性。

【异常的临床意义】丙型肝炎抗体阳性常见于急性丙型肝炎病毒感染和慢性丙型肝炎病毒感染病变活动期，慢性丙型肝炎或者恢复期。

【检测时的注意事项】检测时空腹，建议采用不抗凝静脉血，分离血清进行测定，避免溶血。

29. 尿酸（UA）测定

【正常参考值】男性 237.9～356.9μmol/L；女性 178.4～297.4μmol/L。

【增高的常见原因】

（1）生理性增高：常见于妊娠反应、食用富含核酸的食物等。

（2）病理性增高：常见于痛风症；白血病及其他恶性肿瘤、多发性骨髓瘤、真性红细胞增多症等；急慢性肾炎、其他肾脏疾病的晚期，如肾结核、肾盂肾炎、肾盂积水等；氯仿中毒、四氯化碳中毒及铅中毒等。

【降低的常见原因】常见于恶性贫血、范科尼综合征等。

【检测时的注意事项】检测时空腹，建议采用不抗凝静脉血，分离血清进行测定，避免溶血。

30. 肌酐（CR）测定

【正常参考值】男性 53～106μmol/L；女性 44～97μmol/L。

【增高的常见原因】常见于急慢性肾功能衰竭、重度充血性心力衰竭、心肌炎、巨人症、肢端肥大症等。

【降低的常见原因】常见于进行性肌肉萎缩、白血病、贫血、肝功能障碍等。

【检测时的注意事项】检测时空腹，建议采用不抗凝静脉血，分离血清进行测定，避免溶血。

31. 血清尿素氮（BUN）测定

【正常参考值】2.9~7.1mmol/L。

【增高的常见原因】

（1）生理性增高：常见于饮用高蛋白的食物。

（2）病理性增高：常见于剧烈呕吐、消化道大量出血、肠梗阻和长期腹泻等；前列腺肿大、尿路结石、尿道狭窄等导致的尿路受阻；急性肾小球肾炎、慢性肾炎、肾病晚期、肾功能衰竭等。

【降低的常见原因】偶尔见于急性肝萎缩、中毒性肝炎、类脂质肾病等。

【检测时的注意事项】检测时空腹，建议采用不抗凝静脉血，分离血清进行测定，避免溶血。

32. 血清肌酐（Cr）测定

【正常参考值】男性53~106μmol/L；女性44~97μmol/L。

【增高的常见原因】

（1）生理性增高：常见于剧烈的体力活动之后。

（2）病理性增高：常见于原发性、继发性肝脏损害，例如急慢性肾小球肾炎、肾硬化、多囊肾、肾转移后排斥反应等；失血、休克、心力衰竭；还可见于肢端肥大症和巨人症。

【降低的常见原因】常见于进行性肌肉萎缩、贫血、白血病等。

【检测时的注意事项】检测时空腹，建议采用不抗凝静脉血，分离血清进行测定，避免溶血。

33. 血清尿素测定

【正常参考值】2.9~7.1mmol/L。

【增高的常见原因】可见于各种肾脏疾病，如急性肾衰、慢性肾炎、肝动脉硬化、慢性肾盂肾炎、肾结核、肾肿瘤晚期等；肾前性或肾后性因素引起尿量显著减少或尿闭，如剧烈呕吐、腹泻引起的脱水、水肿、腹水、循环功能衰竭，以及尿路结石、前列腺肥大、肿瘤等引起的尿路梗阻；体内蛋白质分解过多，如大面积烧伤、大手术以后、上消化道出血、甲状腺功能亢进及急性传染病等。

【降低的常见原因】常见于急性黄色肝萎缩、肝硬化、中毒性肝、严重贫血等。

【检测时的注意事项】检测时空腹，建议采用不抗凝静脉血，分离血清进行测定，避免溶血。

34. 24 小时尿蛋白定量（PRO）测定

【正常参考值】＜150mg/24h。

【增高的常见原因】

（1）生理性增高：常见于剧烈运动、长期的直立或仰卧、过于激动、高热、高温与受冷等。

（2）病理性增高：常见于肾脏疾病，例如急性肾炎、慢性肾炎、肾病综合征、肾盂肾炎、红斑狼疮、肾结核、肾结石、肾动脉硬化等；肾循环障碍，如贫血、充血、心功能不全；休克、失水、感染、中毒、白血病及肾脏移植等。

【检测时注意事项】在留取标本前，须向检验科领取尿液防腐剂，放置于预备容器中；留尿当日早晨 8 点的第一次尿液弃去，然后开始收集 24 小时内的所有尿液（包括次日早晨 8 点的尿液），记录尿液的总容量；混匀尿液后，取出 20mL 盛放在洁净干燥的容器中，及时送检。

35. 肌红蛋白（MYO、Mb）测定

【正常参考值】3.5～22.8ng/mL。

【异常的临床意义】肌红蛋白是诊断心肌梗死的早期指标。当心肌梗死发作 3 小时后肌红蛋白开始增高，4～12 小时会达到高峰，48 小时后恢复正常。肌红蛋白升高还见于假性肥大性肌病、急性皮肌炎、多发性肌炎、急性肌肉损伤，还有急、慢性肾功能衰竭等。

【检测时的注意事项】检测时空腹，建议采用不抗凝静脉血，分离血清进行测定，避免溶血。

36. 乳酸脱氢酶（LDH）测定

【正常参考值】109～245U/L。

【增高的常见原因】

（1）生理性增高：常见于妇女妊娠期或者剧烈运动之后。

（2）病理性增高：常见于心肌梗死，发病 12～48 小时开始升高，2～4 天达到高峰，8～9 天后恢复正常；肝炎、肺梗死、恶性肿瘤等；白血病、巨幼红细胞贫血、恶性淋巴瘤等血液病；还可见于营养不良、横纹肌损伤、胰腺炎等。

【降低的常见原因】

（1）生理性降低：常见于过于劳累、睡眠不好、心情不好等。

（2）病理性降低：常见于内分泌失调。

【检测时的注意事项】检测时空腹，建议采用不抗凝静脉血，分离血清进行测定，避免溶血。

37. α羟丁酸脱氢酶（α-HBD）测定

【正常参考值】80~200IU/L。

【增高的常见原因】常见于急性心肌梗死、恶性贫血、溶血性贫血、肾梗死、营养不良等。

【检测时的注意事项】检测时空腹，建议采用不抗凝静脉血，分离血清进行测定，避免溶血。

38. 心肌肌钙蛋白I（cTnI）测定

【正常参考值】<0.04ng/mL。

【异常的临床意义】血清心肌肌钙蛋白I>0.04ng/mL时提示有心肌损伤。血清心肌肌钙蛋白I>0.05ng/mL时为急性心肌梗死，3~6小时升高，14~20小时到达巅峰，5~7天恢复正常。血清心肌肌钙蛋白I升高也可能是不稳定性心绞痛，有小范围心肌梗死的可能。

【检测时的注意事项】检测时空腹，建议采用不抗凝静脉血，分离血清进行测定，避免溶血。

39. 肌酸激酶测定（CK）

【正常参考值】男性38~174U/L；女性26~140U/L。

【增高的常见原因】见于急性心肌梗死，发病时2~4小时开始上升，12~48小时到达高峰，2~4天可恢复正常；还见于多种肌肉疾病，例如进行性肌营养不良发作期、病毒性心肌炎、多发性肌炎；还有急性脑损伤、全身性惊厥、甲状腺功能减退、脑梗死等疾病。

【检测时的注意事项】检测时空腹，建议采用不抗凝静脉血，分离血清进行测定，避免溶血。

40. 肌酸激酶同工酶CK-MB测定

【正常参考值】<25IU/L。

【异常的临床意义】活性增高是心肌损伤的特异性指标，对心肌梗死的早期诊断很有价值。同时CK-MB早达峰值者比晚达峰值者预后要好。

【检测时的注意事项】检测时空腹，建议采用不抗凝静脉血，分离血清进行测定，避免溶血。

41. C反应蛋白测定（CRP）

【正常参考值】≤10mg/L。

【增高的常见原因】

（1）生理性增高：常见于妇女妊娠期。

（2）病理性增高：常见于组织坏死，如大手术、严重创伤、心肌梗死等；各种细菌性感染，包括各种急性化脓性炎症、菌血症等；恶性肿瘤、结缔组织病；风湿热等自身免疫性疾病急性期、活动期等。

【检测时的注意事项】检测时空腹，建议采用不抗凝静脉血，分离血清进行测定，避免溶血。

42. 单纯疱疹病毒抗体（HSV）

【正常参考值】阴性。

【异常的临床意义】单纯疱疹病毒抗体阳性可见于急性疱疹性龈口炎、皮肤疱疹、急性疱疹性角膜炎、急性疱疹性结膜炎、生殖器疱疹、宫颈炎以及急性疱疹性神经系统感染等。

【检测时的注意事项】检测时空腹，建议采用不抗凝静脉血，分离血清进行测定，避免溶血。

43. 口服葡萄糖耐量测定

【正常参考值】空腹血糖 < 6.7mmol/L（120mg/dL）；口服葡萄糖 0.5 ~ 1 小时后在 7.8 ~ 9.0mmol/L；2 小时后降至空腹水平。

【临床意义】当空腹血糖 > 7.0mmol/L，口服葡萄糖 2 小时后血糖 ≥ 11.1mmol/L，尿糖（＋）至（＋＋＋＋），说明人体处理食后葡萄糖的能力明显下降，符合糖尿病的诊断标准。口服葡萄糖后，血糖呈平坦曲线，可见于胰岛 B 细胞瘤、肾上腺皮质功能减退、垂体前叶功能减退或者小肠吸收不良。口服葡萄糖后血糖很快升高 > 11.1mmol/L，2 小时后恢复正常水平，常见于胃切除后的患者、严重的肝病患者。

【检测时的注意事项】试验前 3 天停止胰岛素治疗，可正常饮食，次日清晨空腹抽取血液，抗凝，测定血浆葡萄糖。

44. 胰岛素及胰岛素释放测定（INS）

【正常参考值】空服 12 小时，成人 4 ~ 24μU/mL；60 岁以上 6 ~ 35μU/mL。

【增高的常见原因】常见于非胰岛素依赖型糖尿病、胰岛 B 细胞瘤等。

【降低的常见原因】常见于胰岛素依赖型糖尿病、嗜铬细胞瘤、醛固酮增多症、肾上腺功能减退等。

【检测时的注意事项】试验前 3 天停止胰岛素治疗，可正常饮食，次日清晨空腹抽取血液，抗凝，测定血浆葡萄糖。

45. 糖化血红蛋白测定（GHB）

【正常参考值】4.72% ~ 8.12%。

【增高的常见原因】常见于糖尿病患者及其他高血糖患者。

【降低的常见原因】常见于贫血、红细胞更新率增加等。

【检测时的注意事项】清晨空腹，采用抗凝静脉取血，分离血浆进行测定，避免溶血。

46. 血浆凝血酶原时间测定（PT）

【正常参考值】11～14秒钟。

【延长的常见原因】见于先天性外源性凝血因子缺乏症和低血浆纤维蛋白原血症；维生素K缺乏；散播性血管内凝血及原发性纤维蛋白溶解亢进；急性重症肝炎、慢性肝炎、肝硬化等。

【缩短的常见原因】

（1）生理性缩短：常见于长期服用避孕药。

（2）病理性缩短：见于血栓前状态和血栓性疾病等。

【检测时的注意事项】无需空腹，采用抗凝静脉取血，立即送检，避免溶血。

47. 活化部分溶血酶时间测定（APTT）

【正常参考值】24～36秒种。

【延长的常见原因】见于凝血因子Ⅷ、Ⅸ、Ⅺ缺乏或者血浆水平降低，如血友病、部分血管性假血友病患者；严重的凝血酶因子Ⅴ、Ⅹ和纤维蛋白缺乏，如肝脏疾病、阻塞性黄疸、新生儿出血症、肠道灭菌综合征、吸收不良综合征、低纤维蛋白原血症；继发性、原发性纤溶以及血循环中有纤维蛋白降解物、血循环中有抗凝物质等。

【缩短的常见原因】见于高凝状态，如促凝物质进入血流以及凝血因子的活性增高；血栓性疾病，如心肌梗死、不稳定性心绞痛、脑血管病变、糖尿病伴血管病变、肺梗死、深静脉血栓形成、妊娠高血压综合征、肾病综合征等。

【检测时的注意事项】无需空腹，采用抗凝静脉取血，立即送检，避免溶血。

48. 甲胎蛋白测定（AFP）

【正常参考值】≤20μg/L。

【增高的常见原因】常见于原发性肝癌、胚胎细胞癌、胃癌、肠道癌、胆管细胞癌、胰腺癌、肺癌等恶性肿瘤；急、慢性肝炎，肝硬化，先天性胆管闭塞；妇女异常妊娠，如胎儿有脊柱裂、无脑儿、脑积水、十二指肠和食道闭锁、肾变性、胎儿宫内窒息、先兆流产和双胎等。

【检测时的注意事项】无需空腹，采用抗凝静脉取血，立即送检，避免溶血。

49. 癌胚抗原测定（CEA）

【正常参考值】≤5ng/mL。

【增高的常见原因】

（1）生理性增高：常见于长期吸烟者和妇女妊娠期。

（2）病理性增高：常见于大肠癌、胰腺癌、胃癌、小细胞肺癌、乳腺癌、甲状腺髓样癌等，还可见于肠梗阻、胆道梗阻、胰腺炎、肝硬化、支气管炎、肺炎、结核病、肺气肿等。

【检测时的注意事项】无需空腹，采用抗凝静脉取血，立即送检，避免溶血。

二、体液样本

1. 尿液一般性状测定

【正常参考值】颜色：淡黄色；气味：放置后有氨臭味；透明度：清晰透明，放置后可见少量混浊或微量絮状。

【异常的意义】

（1）颜色：浓茶色见于阻塞性黄疸、肝细胞性黄疸等；淡红色或者棕红色常见于肾结核、输尿管结石、膀胱乳头状瘤等；红茶色、酱油色、葡萄酒色见于阵发性睡眠性血红蛋白尿症等；乳白色常见于肾周围淋巴管引流受阻等；深黑色常见于黑色素原尿症等。

（2）气味：腐败腥臭味常见于膀胱炎及化脓性肾盂肾炎；粪臭味常见于患有膀胱结肠瘘的患者。

（3）透明度：极度清晰透明常见于慢性肾功能不全等多尿者；洗肉水样混浊常见于血尿；灰白色云雾状有沉淀常见于脓尿（一般为尿路感染）；云雾状但无沉淀常见于菌尿；白色混浊常见于脂肪尿或乳糜尿。

【检测时的注意事项】留尿的容器必须清洁、干燥，而且要一次性使用；尿液标本留取后立即送检，避免光照、细菌感染。

2. 尿胆红素测定（U-BIL）

【正常参考值】阴性。

【异常的临床意义】常见于病毒性肝炎、肝硬化、酒精性肝炎、药物性肝损害等，肝细胞性黄疸；错误输血、严重感染等引起的溶血性黄疸；化脓性胆管炎、胆囊结石、原发性肝癌等阻塞性黄疸。

【检测时的注意事项】留尿的容器必须清洁、干燥，而且要一次性使用；尿液标本留取后立即送检，避免光照、细菌感染。

3. 尿液酮体测定（U-KET）

【正常参考值】阴性。

【异常的临床意义】

（1）生理性异常：常见于长期营养不良、饥饿、剧烈运动后；妊娠期妇女因妊娠反应而剧烈呕吐、子痫、消化吸收障碍等。

（2）病理性异常：常见于严重糖尿病酮症酸中毒，急性肠胃炎伴有严重脱水、严重呕吐、腹泻、中毒性休克、甲亢等。

【检测时的注意事项】留尿的容器必须清洁、干燥，而且要一次性使用；尿液标本留取后立即送检，避免光照、细菌感染。

4. 尿蛋白测定（U-PRO）

【正常参考值】阴性。

【异常的临床意义】

（1）生理性异常：常见于人体剧烈运动、重体力劳动、情绪激动、过冷、过热及妇女妊娠期、青少年快速成长期等。

（2）病理性异常：常见于间质性肾炎、肾小管性酸中毒、慢性肾炎、肾病综合征、糖尿病、肾病、多发性骨髓瘤、原发性巨球蛋白血症等。

【检测时的注意事项】留尿的容器必须清洁、干燥，而且要一次性使用；尿液标本留取后立即送检，避免光照、细菌感染。

5. 痰液一般性状测定

【正常参考值】颜色：白色或者灰白色；性状：有黏性；气味：无特殊气味；量：无或者少量。

【异常的临床意义】

（1）颜色：黄色常见于慢性支气管炎、肺结核、肺脓肿；红色或棕红色见于肺癌、肺结核、支气管扩张等；铁锈色见于大叶性肺炎、肺梗死等；棕褐色见于阿米巴性肺脓肿、慢性充血性心脏病淤血；灰黑色常见于大量吸入煤炭粉尘或者长期吸烟；烂桃样灰黄色见于肺吸虫病。

（2）性状：黏液样痰见于支气管炎、哮喘、早期肺癌；脓性痰液见于支气管扩张、肺脓肿、脓胸、空洞性肺结核；泡沫性痰见于支气管哮喘发作（白色泡沫样痰）、急性肺水肿（粉红色泡沫样痰）；浆液性痰常见于肺水肿等；血性痰见于肺结核、支气管扩张症、肺癌等。

（3）气味：血腥气味见于各种原因所致的呼吸道出血；恶臭味见于肺脓肿、支气管扩张、晚期恶性肿瘤；粪臭味见于膈下脓肿。

（4）量：痰液增多见于支气管扩张、肺脓肿，急、慢性支气管炎，大、小叶性肺炎。

【检测时的注意事项】所留的痰标本必须是从肺部咳出，不要混入唾液、鼻咽分泌物、食物、漱口水等；痰液必须十分新鲜，送检标本在 1 小时内处理，以防细胞自溶。

三、粪便样本

1. 粪便性状与颜色测定

【正常参考值】成人粪便呈黄褐色、柱状、软；婴儿为黄色或金黄色糊状。

【异常的临床意义】

（1）稀糊状或稀水样：常见于各种感染性或肺感染性腹泻，如急慢性肠炎。

（2）米泔样：常见于霍乱、副霍乱患者。

（3）黏液状：常见于大肠、小肠、直肠炎。

（4）胨状：常见于过敏性结肠炎。

（5）脓血：常见于痢疾、溃疡性结肠炎或者直肠癌。

（6）鲜血：常见于痔疮、肛裂等。

（7）白土样：常见于梗阻性黄疸。

（8）柏油样：常见于上消化道出血。

（9）细条状：常见于直肠癌、直肠息肉等。

【检测时的注意事项】粪便标本要新鲜，留取粪便的盛器要洁净，不得混有尿液、月经血、消毒剂及污水，一般不用灌肠后的粪便做标本；标本采集后应于 1 小时内送检，以免导致有形成分破坏分解。

2. 粪便潜血测定（FOB）

【正常参考值】阴性。

【异常的临床意义】

（1）假阳性（生理性）：常见于吃猪肝、动物血、菠菜等或者服用含铁剂。

（2）阳性（病理性）：常见于消化系统疾病，比如消化道溃疡、急性胃黏膜损伤（例如阿司匹林、吲哚美辛等药物性损伤以及乙醇刺激等）、肠结核、溃疡性结肠炎、血友病、消化道恶性肿瘤（胃癌、结肠癌）等。

【检测时的注意事项】粪便标本要新鲜，留取粪便的盛器要洁净，不得混有尿液、月经血、消毒剂及污水，一般不用灌肠后的粪便做标本；标本采集后应于 1 小时内送检，以免导致有形成分破坏分解。

附录一　一例肠蕈术后患者护理教学查房

查房日期：2017 年 7 月 20 日。

汇报人：实习生

参加人员：教学一组带教老师

一、患者的一般资料

姓名：袁某　　　　　　　　　　床号：3 床

性别：男　　　　　　　　　　　年龄：68 岁

民族：汉族　　　　　　　　　　职业：退休

入院时间：2017 年 3 月 12 日 10：00

中医诊断：腹痛，热毒蕴结证。

西医诊断：腹痛待查；

　　　　　急性肠炎待查；

　　　　　慢性阻塞性肺病；

　　　　　冠心病。

主诉：右中腹不适伴大便隐血阳性 3 月余。

现病史：3 月前患者无明显诱因出现右中腹不适，大便色黑，大便隐血阳性。患者入院时诉周身乏力，右中腹疼痛不适，咳嗽咳痰，痰白质黏不易咯出，恶心无呕吐，纳差，小便可，无排气，大便 3 日未行，夜寐安宁，体重近 2 月下降 5kg。

入院查体：右中腹部可扪及轻压痛，腹部膨隆对称，无明显反跳痛与肌紧张，墨菲征（－），听诊肠鸣音 3~4 次/分。

既往史：既往发现慢性阻塞性肺病 20 年余，冠心病史 10 年，均规律服药，控制良好。否认高血压、糖尿病等慢性病史，否认肝炎、结核等传染病史。否认外伤及手术、输血史。

过敏史：否认药物及食物过敏史。

个人史：生于并久居北京，否认疫区接触及居留史，吸烟史 20 余年，平均 20 支/天。否认其他不良嗜好。

婚育史：患者已婚，子女及配偶均体健。

家族史：否认家族性遗传病病史。

神色形态：神情倦怠，面色萎黄，双目无神，肌肉不削，体态自如。

语声气味：语声清晰，未闻及异常气味。

舌象脉象：舌红，苔黄微腻，脉滑。

体格检查：T37.0℃　　P80 次/分　　R18 次/分　　BP120/80mmHg

身高：170cm

体重：55kg

体格检查：神志清楚，发育良好，形体适中，步入病房，查体合作，全身皮肤黏膜未见黄染及出血点；胸廓为桶状胸，胸壁无压痛，双侧呼吸动度一致，触觉语颤减弱，双肺叩诊过清音，听诊双肺呼吸音降低，可闻及明显干湿啰音；心前区无膨隆，心尖搏动最强点位于左锁骨中线第5肋间，心界不大，HR：80 次/分，律齐，各瓣膜听诊区未闻及病理性杂音。双下肢无水肿。腹部稍膨隆对称，未见腹壁静脉曲张，未见胃肠形及蠕动波，右中腹部可及轻压痛，无明显反跳痛与肌紧张，肝脾肋下未触及肿大胆囊，墨菲征（－），全腹未及异常包块，肝区及双肾区叩击痛（－），移动性浊音（－），听诊肠鸣音 3～4 次/分。

二、患者入院护理诊断及措施

1. 清理呼吸道无效：与痰黏不易咳出有关

（1）保持室内适当的温度和湿度，鼓励患者多饮水，防止痰液黏稠不易咳出。

（2）给予雾化吸入稀释痰液利于咳出，必要时及时吸痰，保持呼吸道通畅。

（3）指导患者练习呼吸操改善其肺功能。

（4）遵医嘱给予穴位贴敷疗法，取大椎穴、天突穴、肺俞，促进痰液稀释。

2. 急性疼痛：与疾病引起的生物损害有关

（1）观察并记录疼痛的性质、程度、时间、发作规律、伴随症状及诱发因素。

（2）调整好舒适的体位。

（3）指导患者应用松弛疗法缓解疼痛，如听音乐、聊天。

3. 恶心：与对胃肠系统的激惹有关

（1）观察患者恶心呕吐情况。

（2）遵医嘱给予患者静脉营养支持治疗。

（3）必要时遵医嘱给予患者止呕药物。

（4）指导患者按摩足三里穴和关元穴。

4. 便秘：与生活方式改变有关

（1）指导患者顺时针按摩腹部，以促进肠蠕动。

（2）指导患者饮用一些清理肠道的茶饮。

（3）遵医嘱给予患者灌肠。

5. 活动无耐力：与疲乏有关

（1）卧床休息，减少不必要的活动。

（2）患者在活动时应有家属或护理人员陪同，防止跌倒或坠床。

（3）在患者症状明显时应绝对卧床休息。

患者入院第二天，神志清楚，精神倦怠，主诉：右中腹部疼痛有所好转。纳谷不香，夜寐不安，小便调，无排气排便。查：患者右中腹压痛，听诊肠鸣音弱，约 3 次/分。实验室检查：消化道肿瘤标志物：CEA > 500ng/mL。CT检查提示：升结肠占位病变。结肠镜检查提示：升结肠占位病变，并取病理标本。

6. 睡眠型态紊乱：与环境的改变有关

（1）建立良好的休息环境，及时熄灯，避免噪音，为患者创造安静舒适的氛围。

（2）夜间查房时，除了必要的操作外，尽量不要干扰患者的睡眠。

（3）减少探视，限制陪护，及时清除无关人员，督促患者早点入睡。

（4）睡前行中药泡洗，促进睡眠。

（5）耳穴贴压，取神门穴、肾、心、皮质下。每天垂直按压 2 ~ 3 次，每次按压 1 ~ 2 分钟，交替贴压。

患者入院第三天，神志清楚，精神倦怠，主诉：右中腹部疼痛有所好转。纳谷不香，夜寐不安，小便调，无排气排便。拟于明日在手术室全麻下行剖腹探查、升结肠癌根治术。已行术前肠道准备，术前备皮，嘱患者术晨禁食水 8 小时。14：00 在病房行右上臂贵要静脉 PICC 置管术。留置 PICC 管通畅，固定在位。

7. 恐惧：与担心疾病转归有关

（1）加强巡视，认真观察患者的情绪变化。

（2）将正性的医疗信息及时告知患者，减少患者的猜疑。

（3）保持病室安静整洁，灯光温和，集中治疗，避免不良刺激，营造良好的休息及睡眠环境。

（4）取得家属的配合，减少探视人员，避免人员嘈杂。

患者入院第四天，遵医嘱留置胃管、尿管，于 10：00 送至手术室，在全麻下行剖腹探查、右半结肠切除术、结肠造口术。术中诊断：升结肠癌。于 15：25 安返病房。患者主诉：腹部切开疼痛。查：敷料清洁干燥无渗出。留置胃管通畅，固定在位，引出淡黄色澄清胃液约 50mL。留置 PICC 管通畅，固定在位。留置腹腔引流管通畅，固定在位，引出鲜红色液体，量约 20mL。留置尿管固定通畅，尿色黄澄清。术后医嘱：持续心电监护，禁食水，持续胃肠减压，持续低流量吸氧 2L/min。

8. 有感染的危险：与留置导尿管有关

（1）遵医嘱给予尿道口护理，注意观察患者尿液的色、质、量的情况。

（2）为患者翻身时注意勿牵拉尿管，以免损伤尿道黏膜。

患者术后第一天，于 10：00 主诉：喘憋明显不能平卧，咳嗽，咳粉红色泡沫痰，切口疼痛。心电监护示：HR130 次/分，R28 次/分，BP170/90mmHg，$SPO_2$86%。听诊双肺湿啰音。查：敷料清洁干燥无渗出。留置胃管通畅，固定在位，持续胃肠减压，引出淡黄色澄清胃液约 100mL。留置 PICC 管通畅，固定在位。留置腹腔引流管固定通畅，引出暗红色液体，量约 100mL。留置尿管固定通畅，尿色黄澄清。24 小时总入量约 3250mL，总出量约 1150mL。

9. 气体交换受损：与肺泡 - 微血管膜发生病理性改变有关

（1）保持病室环境安静，空气新鲜。协助患者成高枕卧位。

（2）遵医嘱给予氧气吸入。

（3）遵医嘱给予强心、利尿、扩血管药物，观察用药疗效及不良反应。

10. 急性疼痛：与组织创伤有关

（1）观察并记录疼痛的性质、程度、时间、发作规律、伴随症状及诱发因素。

（2）调整好舒适的体位。

（3）指导患者应用松弛疗法缓解疼痛，如听音乐、聊天。

（4）遵医嘱给予镇痛药物，观察并记录用药后的效果。

患者术后第二天，主诉：腹部切口疼痛较前缓解，喘憋较前好转，偶有咳嗽，痰少色白质黏。心电监护示：HR100 次/分，R20 次/分，BP110/70mmHg，$SPO_2$100%。查：敷料清洁干燥无渗出。留置胃管通畅，固定在位，持续胃肠减压，引出淡黄色澄清胃液约 100mL。留置 PICC 管通畅，固定在位。留置腹腔管固定通畅，引出鲜红色液体，量约 60mL。留置尿管固定通畅，尿色黄澄清。24 小时总入量约 3320mL，总出量约 2200mL。

11.身体意象紊乱：与术后肠道功能所致的外表改变有关

（1）让患者详细了解造口的形态及功能，掌握正确的维护方法。

（2）在造口护理操作前向患者做好解释，并说明其目的和意义。

（3）注意保护患者隐私。

（4）向患者介绍成功病例，鼓励患者间的交流，使患者正确对待形象改变。

三、教学老师对查房病例的补充意见

（一）肛肠科带教老师

整个病例汇报缺乏并发症的描述和相关护理内容。此患者并发症包括肠粘连、下肢静脉血栓、泌尿系感染、口腔黏膜损伤、肺部感染。那么我们如何预防并发症的发生呢？

1.肠粘连　可以协助患者床上翻身，若病情允许术后鼓励患者下床活动。

2.下肢静脉血栓　可以指导并协助患者做踝泵运动，具体方法是：坐位或卧位，两腿伸直将脚尖下压至低点，缓慢回原位。可以根据患者的情况适当增加次数。

3.泌尿系感染　如果患者是非禁食禁水患者，可以指导多饮水。禁食水期间一定要保证患者的尿量，随时观察尿液色、量、质，有无絮状物。做好尿道口护理。

4.口腔黏膜损伤　根据患者情况，可以用0.9%氯化钠注射液或中药进行口腔护理，或是用金银花水漱口。

5.肺部感染　遵医嘱使用抗生素，为患者拍背促进排痰。

（二）消化科带教老师

入院病历中提到恶心，可以补充几点护理措施。

1.可用生姜研成汁，用棉签蘸少许，涂抹于患者舌尖，起到止呕目的。生姜性温味辛；归肺、胃、脾经；功能散寒解表、降逆止呕。

2.穴位贴敷中脘穴。中脘穴属任脉，在胸骨下端和肚脐连线中点处。可用旋覆代赭汤的中药制成颗粒，调和成膏状，贴于穴位上。有和胃降逆、下气消痰的作用。穴位贴敷的时间是4~6小时。

3.穴位按摩足三里穴。足三里穴是足阳明胃经的主要穴位之一。主治胃痛、恶心呕吐、腹胀等症状。足三里穴位于外膝眼下3寸，距胫骨前嵴一横指，当胫骨前肌上。穴位按摩，每天按摩两次，每次1~2分钟。

（三）泌尿乳腺科带教老师

对于手术患者除了对症施护，也有一些常规的手术护理措施。根据本病例简单说一下手术护理常规。

1. 术前准备

（1）心理护理：刚才同学提到了一个护理诊断"恐惧"，手术患者普遍存在恐惧、紧张情绪。因此与患者交流，帮助患者正确认识疾病，使患者以最佳的心理状态接受手术，可以使手术顺利进行。术前的心理护理是非常有必要的。

（2）胃肠道准备：胃肠道准备在结肠手术中占有十分重要的地位，充分的肠道准备对保证手术的成功有着重要意义。可以避免术中污染腹腔，减少术后并发症，促进伤口愈合。结肠手术一般要求术前 1～2 天开始进流质饮食，术前 8～12 小时开始禁食，术前 4 小时开始禁止饮水，以防因麻醉或手术过程中的呕吐而引起窒息或吸入性肺炎。必要时可用胃肠减压。在术前 1 天及手术当天清晨行清洁灌肠或结肠灌洗，并于术前 2～3 天开始口服肠道制菌药物，以减少术后并发感染的机会。

（3）皮肤准备：术前 1 天给予皮肤准备，备皮要彻底。范围要规范，备皮范围：从乳头至大腿根部及外阴部、肛门，两侧至腋后线。腹部手术备皮范围原则上应超出切口四周的距离 20cm 以上，同时要注意肚脐的清洁（用肥皂水、0.9% 氯化钠注射液和碘伏清洁脐孔皮肤）。

（4）术前配血：一般结肠癌患者都有消瘦等营养不良的症状，本患者近 2 个月体重下降约 5kg，所以术前需配血，术中备用，对保证患者手术的顺利完成以有十分重要的意义。

（5）排尿练习：术后患者因创伤和麻醉影响，加上排尿习惯问题，易发生尿潴留，因此术前有必要进行床上排尿的练习。

2. 术后护理

（1）体位护理：手术患者患者一般术中采取全身麻醉的方式，回来后需要平卧，头偏向一侧，防止误吸。术后麻醉苏醒 6 小时后，每 2 小时翻身 1 次。鼓励患者在床上进行早期活动，例如腿部肌肉按摩，协助患者做屈腿、抬腿运动。术后 24 小时生命体征平稳后给予利于呼吸和引流的半卧位，还可以减轻腹部切口张力，缓解疼痛。尽早下床，可在家属或护理人员的陪伴下在病房或走廊进行简单锻炼，注意一定要保证安全。

（2）术后生命体征：严密观察患者生命体征及病情变化。准确记录 24 小时出入量，预防患者出现水、电解质平衡失调。

（3）管道护理：做好引流管的护理，保证引流管固定在位且通畅有效，密切观察引流量、性质及颜色。避免管路的扭曲、受压、折叠。准确记录 24 小时尿量、引流量。密切观察患者伤口处敷料有无渗血、渗液，保持敷料的干净整洁。

（四）体检科带教老师

结肠术后饮食护理应注意以下几点。

1. 术后 1~2 天　禁食，胃肠减压，经静脉补充水、电解质及营养物质。

2. 术后 3~5 天　造口袋排气，结肠造口开放，无不良反应，遵医嘱拔除胃管，仍给予禁食，经静脉补充水、电解质及营养物质。

3. 术后 6~8 天　根据患者情况进流质饮食，选择易消化富有营养的食物，如菜汤、米汤、藕粉，最好是少食多餐，每 2~3 小时进食 1 次，每日 6~7 餐。

4. 术后第 9 天　给予半流质饮食，应选择富含蛋白质、低纤维素的食物如面条、稀饭、馄饨等，也应少量多餐，每日 5~6 餐。

5. 结肠造口患者康复期饮食原则　选择清淡易消化、优质蛋白、低脂肪、低胆固醇饮食，多吃新鲜的蔬菜、水果，适当摄入补充含电解质的饮料，如橙汁等。适量进食粗纤维食物，有助于大便成形。

6. 结肠造口患者康复期饮食注意事项

（1）食辛辣、刺激性食物，少进食产气、有异味、引起腹泻的食物，可以佩戴具有防臭功能的造口袋。

（2）在尝试某种新食物时一次不要进食过多，无不良反应才可多吃，避免进食容易引起便秘的食物。

（五）供应室带教老师

对造口袋进行补充讲解。

1. 造口袋的起源　对造口人士来说，造口袋是有效收集排泄物的理想产品，它的问世已经有 50 多年了。1954 年，丹麦的 Elise Sorensen 女士是一名护士，她的妹妹 Thora 在患了结肠癌并做了结肠造口手术后，羞于外出。在了解了妹妹的痛苦后，Elise 发明了世界上第一个不渗漏的结肠造口袋，这个袋子的诞生使得像 Thora 一样成千上万的造口人重新回归平常人的生活。

2. 造口袋应具备的功能　①皮肤保护功能。②佩戴舒适、方便、隐蔽。③具有隔臭功能。④便于造口观察。⑤使用费用合理。

3. 选择合适造口袋的依据　①造口的种类。②造口及周围皮肤情况。③排便是否规律。④收集排泄物的效果。⑤个人喜好。⑥经济条件等。

4. 造口袋的保存方法　①阴凉干燥、通风处保存。②避免放入冰箱。③避免在阳光下直晒，参考产品包装上的保存温度提示。④避免重压造口底盘及造口袋，存放数量不宜过多。

（六）心内科带教老师

刚才病例汇报里提到患者在术后第一天出现喘憋、咳嗽、咳粉红色泡沫样痰、尿少等急性心衰的表现，那么是左心衰还是右心衰呢？护士应了解左心衰、右心衰的临床表现及护理要点。

1. 左心衰竭 临床表现以肺淤血及心排血量降低为主要表现。

（1）症状

①呼吸困难：劳力性呼吸困难是左心衰竭最早出现的症状。夜间阵发性呼吸困难为左心衰竭最典型表现。严重心力衰竭时，患者可出现端坐呼吸，采取的坐位越高说明左心衰竭的程度越重，故可据此估计左心衰竭的严重程度。

②咳嗽、咯痰和咯血：咳嗽、咳痰是肺泡和支气管黏膜淤血所致。长期慢性淤血时肺静脉压力升高，导致肺循环和支气管血液循环之间形成侧支循环，在支气管黏膜下形成扩张的血管，此血管一旦破裂可引起大咯血。

③疲倦、头晕、心慌：上述表现是由于心排血量降低，心、脑、骨骼肌等血液灌注不足及代偿性心率加快所致。

④尿少：严重左心衰竭时血液进行再分配，首先是肾血流量明显减少，患者出现少尿。

（2）体征

①肺部湿啰音：多见于两肺底部，与体位变化有关。

②心脏体征：心脏扩大，心尖区可闻及舒张期奔马律。

2. 右心衰竭 临床表现以体循环淤血为主要表现。

（1）症状

①食欲减退、腹胀、恶心、呕吐是右心衰竭最常见的表现，因胃肠道及肝脏淤血所致。

②劳力性呼吸困难：右心衰竭有明显的体循环淤血时可出现呼吸困难。

（2）体征

①水肿：最典型体征，首先出现于身体低垂部位，常为对称可凹性。严重者可出现胸腔积液和（或）腹水。

②颈静脉征：颈静脉搏动增强、充盈、怒张是右心衰竭最主要的体征，肝颈静脉反流征则更具特征性。

③肝肿大，有压痛。

④心脏体征：右心室扩大而出现三尖瓣关闭不全的反流性杂音。

3. 急性左心衰竭的护理要点

（1）观察患者的生命体征，主要观察心率、血压、呼吸、血氧饱和度。

（2）协助患者取端坐位，并注意安全，防止坠床。

（3）吸氧，对于呼吸困难伴有低氧血症（$SPO_2 < 90\%$ 或 $PaO_2 < 60mmHg$），但不伴有二氧化碳潴留（$PaCO_2 > 50mmHg$）的患者给予高流量吸氧。

（4）遵医嘱给予镇静剂，常规使用吗啡，但要排除呼吸衰竭。

（5）使用利尿剂期间，严格记录出入量，尤其是尿量，利尿剂使用有效指标是开始使用 2 小时内尿量 >100mL。

（6）使用血管扩张剂时，严格控制速度，密切监测血压。

4. 右心衰竭的护理要点

（1）给予氧气吸入，根据缺氧的轻重程度调节氧流量。

（2）休息是心力衰竭的基本治疗方法，根据心功能情况决定活动和休息原则。

（3）控制输液速度及入量，并告诉患者及家属勿随意调节滴数。

（4）给予高蛋白、高维生素、易消化清淡饮食，少食多餐，避免过饱，食盐量每日不超过 5g，禁食腌制品、罐头、味精、碳酸饮料等。

（5）保持床单位整洁、干燥，嘱患者穿柔软、宽松的衣服。严重水肿患者可使用气垫床，定时更换体位，预防压疮的发生。

（6）防寒保暖，预防呼吸道的感染。

四、答疑环节

学生提问：老师，护理查房中体格检查涉及的阳性体征是通过护理查体获得的，我想知道护理查体具体是怎么做的？

CCU 带教老师答：护理查体是护士运用视、触、叩、听等体格检查技术对患者的各个系统进行的检查，包括一般状况的检查，头颈部、胸部、腹部、四肢和神经系统的检查，目的是确定护理诊断，为制定护理计划提供依据，因此我们的护理查体还是有别于医师的体格检查。为了大家能够更直观的了解护理查体，下面请一位同学配合我为大家做一个胸部、心脏和腹部的护理查体的演示。

核对患者的床号、姓名、腕带，向患者讲解护理查体的目的，取得患者的配合。

1. 前、侧胸部检查

（1）视诊：暴露胸部，视诊胸部外形、对称性、呼吸运动。

（2）触诊：检查胸廓扩张度，请患者重复发"一"音，检查双侧语音震颤。

（3）叩诊：叩诊双侧前胸和侧胸，先直接叩诊，后间接叩诊，先左后右，自上而下，由外侧向内侧进行叩诊，叩诊的手法是用一手中指的第一、二指节作为叩诊板，轻轻而又严密地贴放在被检部位上，用另一手的中指指端作为叩诊锤，快速垂直地叩击叩诊板指的第二指节前端，叩击后迅速离开，叩诊时应以腕关节活动为主，一个部位叩诊两次，叩诊时注意比较左右、上下、内外叩诊音的变化。

（4）听诊：听诊顺序是由肺尖开始，即锁骨中线 – 乳头上方 – 乳头下方 – 腋前线或腋中线，每一点至少听诊 1 ~ 2 个呼吸周期，听诊时注意要左右对比。

2. 心脏检查

（1）视诊：检查者双眼与胸廓同高，取切线方向观察心前区有无隆起，心尖搏动。

（2）触诊：用右手两步法触诊心尖搏动，即手指指腹和手掌，用手掌尺侧缘小鱼际平贴于触诊心前区，包括胸骨左缘第 3 肋间隙、第 4 肋间隙、第 5 肋间隙，注意有无异常搏动、震颤。

（3）叩诊：用指叩诊法，先叩左界，在心尖搏动的最强点所在肋间的外侧 2cm 处开始叩诊，当叩诊音由清音变浊音时做标记，注意板指与心缘垂直，板指每次移动距离不超过 1cm，叩诊力度要适中、均匀，从下向上依次叩诊直至第 2 肋间，叩右界时，先叩出肝上界，从肝浊音界上一肋间开始由外向内，依次向上叩诊至第 2 肋间，叩诊结束后，用直尺测量前正中线到各个标记点的距离。心脏叩诊主要确诊心脏的大小和形态。

（4）听诊：有五个听诊区，依次听诊二尖瓣区（胸骨左缘、锁骨中线内侧第 5 肋间）；肺动脉瓣听诊区（胸骨左缘第 2 肋间）；主动脉瓣第一听诊区（胸骨右缘第 2 肋间）；主动脉瓣第二听诊区（胸骨左缘第 3 肋间、第 4 肋间）；三尖瓣听诊区（胸骨体下端近剑突稍偏左或右）。听二尖瓣听诊区 1 分钟。

3. 背部检查

（1）视诊：请患者坐起，充分暴露背部，观察脊柱形态、胸廓外形和呼吸运动。

（2）触诊：检查胸廓扩张度及其对称性，嘱患者发"一"音，检查双侧语音震颤。

（3）后背叩诊，嘱患者稍低头，双上肢交叉抱肩，叩诊双侧后胸部，顺序和手法同前胸部检查；在进行背部叩诊时，在肩胛间区叩诊板指平行于后正中线的，而在之前叩诊前侧胸部时，叩诊板指平行于肋间的，现在在肩胛下角叩诊时板指仍然要平行于肋间，叩诊时注意比较左右、上下、内外叩诊音的变化。

（4）肺下界及移动度叩诊：患者平静呼吸时，在肩胛线上叩出肺下界；嘱其做深吸气后屏气，自上而下，重新叩至清音变浊音时，为肺下界最低点，嘱其深呼气后屏气，自上往下，重新叩至清音变浊音时，为肺下界最高点。最高点至最低点为肺下界移动范围，正常值是 6~8cm，肺下界移动范围减少见于肺气肿、肺不张、肺纤维化或者气胸、胸腔积液的患者。

（5）听诊：听诊双侧后胸，听诊时先听一呼一吸，注意有无干湿啰音，听诊顺序依次为肩胛间区、肩胛下角、肺底（肩胛下角三横指处），一个点至少听诊 1~2 个呼吸周期，注意左右对比。

4. 腹部检查

（1）视诊：充分暴露腹部，视诊腹部外形、腹壁静脉、呼吸运动、胃肠型、蠕动波等。

（2）听诊：听诊肠鸣音至少 1 分钟，正常肠鸣音 4~5 次/分。

（3）移动性浊音叩诊：从脐向左叩诊至叩诊浊音时，固定板指，右侧卧位，向右侧叩诊至鼓音变浊音时再次固定板指，左侧卧位，向左侧再次叩诊，这种因体位改变而出现浊音区移动的现象称移动性浊音，是确诊腹腔有无积液的重要检查方法。

（4）检查肝区叩击痛。

（5）腹部触诊：患者屈膝，从左下腹开始按逆时针方向先浅再深，触诊全腹，了解腹肌紧张度，有无压痛，肿块。

（6）肝脏触诊：在右锁骨中线上用单手法触诊肝脏，在右锁骨中线上用双手法触诊肝脏，在前正中线上双手法触诊肝脏。

（7）检查肝颈静脉回流征，用手压迫肝脏使颈静脉怒张明显，为肝颈静脉回流征阳性，见于右心衰的患者。

（8）胆囊触诊：检查胆囊触痛征。

（9）麦氏点检查反跳痛。

（10）脾脏触诊：双手法触诊脾脏，从脐移向左肋弓，未能触及脾脏，嘱患者右侧卧位再触诊脾脏。

学生提问：请问老师，患者疼痛，在临床上是怎样评估的？

肿瘤科带教老师答：这位患者已经有 3 个月的腹部疼痛，88% 的癌症患者都在忍受疼痛的折磨，那么在临床上如何护理疼痛患者？如何评估患者的疼痛呢？我们先来学习一下什么是疼痛。疼痛是一种不愉快的感觉和情绪经历，伴随现有或潜在的组织损伤，是躯体和心理共同的体验。疼痛是一种多维体验，它不仅是身体组织损伤的一种感觉，也会对人内心情绪产生伤害，所以说疾病可以损伤身体，疼痛可以摧毁灵魂。

1. 根据现代护理诊断手册，临床上疼痛分为急性疼痛和慢性疼痛。

（1）急性疼痛：急性疼痛是6个月以内的疼痛，是疾病反映的症状。

（2）慢性疼痛：慢性疼痛是持续或间断6个月以上的疼痛。它已经是一种疾病了。癌性疼痛表现为持续性的漫长，甚至伴随生命终结的疼痛，严重疼痛会影响患者的日常活动、自理能力、交往能力及整体生活质量。解决患者的疼痛是一个非常急迫的问题。

2. 评估疼痛要全面。

（1）部位：疼痛的主要部位和发生放射性疼痛的部位。

（2）性质：请患者描述性质，护士可以启发患者，如刺痛、酸痛、钝痛、胀痛。

（3）疼痛的时间：疼痛开始时间和持续时间，间断性疼痛还是持续疼痛。

（4）疼痛伴随的症状：失眠、心慌、出汗、麻木、感觉异常等。

（5）疼痛评估的频率：将疼痛作为第五大生命体征进行评估。止痛治疗后要进行评估，在使用静脉止痛药后15分钟进行评估，皮下、肌内注射后30分钟进行评估，口服止痛药后1小时进行评估。

（6）治疗副反应：便秘、恶心呕吐、嗜睡、精神错乱、尿潴留、瘙痒、眩晕、呼吸抑制等。

3. 我们还要对患者的疼痛使用评估工具进行量化评估，在临床上常用以下三种评估方法：数字分级法、面部表情评估量表法及主诉疼痛程度分级法。

（1）数字分级法：用0~10的数字代表不同程度的疼痛，0为无痛，10为剧烈疼痛，1~3分是轻度疼痛，4~6分是中度疼痛，7~9分是重度疼痛。让患者圈出一个最能代表其疼痛程度的数字。

（2）面部表情疼痛评估量表法：由医护人员根据患者疼痛时的面部表情状态，对照《面部表情疼痛评分量表》进行疼痛评估，运用于表达困难的患者，如儿童、老年人，以及存在语言或文化差异或其他交流障碍的患者。

（3）主诉疼痛程度分级法：根据患者对疼痛的主诉，将疼痛程度分为轻、中、重度。

①轻度疼痛：有疼痛但可忍受，生活正常，睡眠无干扰。

②中度疼痛：疼痛明显，不能忍受，要求服用镇痛药物，睡眠受干扰。

③重度疼痛：疼痛剧烈，不能忍受，需用镇痛药物，睡眠严重受干扰，

可伴有自主神经紊乱或被动体位。

我们刚刚讲到，疼痛在临床上要按照生命体征进行评估，在患者入院时要有 1 次疼痛的生命体征评估，评估方法是患者入院前 24 小时内最疼的一个数值，和最不疼的一个数值与患者入院时的疼痛数值相加除以 3 的平均数，作为患者入院时的生命体征疼痛数值。

学生提问：结肠造口患者如何进行护理？

外一科带教老师：

1. 更换造口袋步骤

（1）准备物品：造口袋、底盘、造口粉、皮肤保护膜、度量尺、弯剪、湿纸巾（不含乙醇）、垃圾袋。

（2）揭除底盘：由上向下环形撕离已用的造口袋，并观察内容物。

（3）清洁造口：清洁造口及周围皮肤，并观察周围皮肤及造口的情况。

（4）测量长度：用造口度量尺测量造口的大小、形状。

（5）绘线，做记号。

（6）剪裁底盘：沿记号修剪造口袋底盘。

（7）在造口周围皮肤上涂抹保护膜。

（8）粘贴底盘：撕去粘贴面上的纸，按照造口位置由下而上将造口袋贴上，夹好便袋夹。

2. 更换造口袋注意事项

（1）贴造口袋前保持造口周围皮肤清洁干燥。

（2）自上而下环形揭除，减少皮肤的损伤。

（3）避免使用含有乙醇的用品。

（4）底盘与造口黏膜之间应保持适当空隙，1～2mm。

3. 日常生活指导

（1）衣着：最好避免穿紧身的衣裤（裙），腰带宜扎在造口上（避开造口），以免压迫或摩擦造口，影响肠造口的血液循环。建议穿高腰、宽松的衣裤或背带裤。

（2）沐浴：造口如同口腔黏膜，是不怕水的，但不要用力擦洗或碰撞，同时采用中性肥皂。忌洗盆浴，提倡淋浴。

（3）社交生活：只要体力允许，应积极参加一般的社会活动，多参加造口联谊会，激发造口人士重新走向新生活的勇气，对促进其心理康复有着积极的作用。

（4）锻炼与运动：术后不妨碍锻炼和运动，建议逐渐增加运动量。要避免碰撞、剧烈运动，如打篮球、举重等。

（5）手术后一般需要一段时间来恢复，当体力完全恢复，便可以恢复以前的工作，但是术后第一年，应避免重体力劳动。

五、教学组长进行护理教学查房总结

今天我们汇报的病例内容是一例肠蕈术后患者的护理查房。由我院的实习生代表汇报。该病例临床上较为常见，具有外科、心内科、肿瘤科、呼吸科的特色。希望通过此次护理教学查房，提高临床护理教学质量及护理学生的专科理论知识，学习和了解此类疾病的新进展。提高护理实习生的学习氛围，同时提高护理质量，从而达到我们预想的效果。感谢各位教学老师的悉心指导！

附录二 食物含水量表

附表 2 - 1 干果类食物含水量表

食物名	单位量	原料量（g）	含水量（mL）	备注	食物名	单位量	原料量（g）	含水量（mL）	备注
生花生		100	7		花生仁		100	2	炒
葵花子		100	8		干核桃		100	5	
南瓜子		100	4	炒	鲜栗子		100	32	
西瓜子		100	9		杏仁		100	6	
葡萄干		100	11		柿饼		100	34	

附表 2 - 2 干果类食物含水量表

食物名	单位量	原料量（g）	含水量（mL）	备注	食物名	单位量	原料量（g）	含水量（mL）	备注
柚子		100	85		橙子		100	50	
苹果		100	68		葡萄		100	65	
桃子		100	82		菠萝		100	86	
西瓜		100	79		李子		100	68	
香蕉		100	60		柿子		100	58	
橘子		100	54		红果		100	50	
柠檬		100	58		沙果		100	67	
梨		100	71		甘蔗		100	69	
杏		100	80		甜瓜		100	66	
枇杷		100	61		枣		100	66	
荔枝		100	54		草莓		100	75	
广柑		100	88		樱桃		100	67	
桂圆		100	57		猕猴桃		100	63	
椰子肉		100	31		芒果		100	60	

附表 2－3　菜类食物含水量表

食物名	单位量	原料量（g）	含水量（mL）	备注	食物名	单位量	原料量（g）	含水量（mL）	备注
炒菜	6 寸碟		200		炖菜	1 大碗		250	
汤菜	1 大碗		350		炸鱼	6 寸碟	200	100	
大白菜		100	96		冬瓜		100	97	
拼盘	6 寸碟	200	170		凉拌菜	6 寸碟	200	180	
酱肉		50	25		叉烧肉		100	45	
香肠		100	15		泥肠		100	35	
猪蹄		100	38		烤鸭		100	25	
鸡腿		100	48		盐水鸭		100	35	
牛肉		100	69		猪肉		100	29	
羊肉		100	59		带鱼		100	50	
火腿		100	28		猪肝		100	40	
毛豆		100	50		心里美		100	73	
西红柿		100	90		胡萝卜		100	78	
黄瓜		100	83		八宝菜	1 小碟	50	35	

附表 2－4　主食类食物含水量表

食物名	单位量	原料量（g）	含水量（mL）	备注	食物名	单位量	原料量（g）	含水量（mL）	备注
蒸米饭	1 大碗	150	350		炸酱面	1 大碗	150	170	酱 30g 含水 25mL
蒸米饭	1 中碗	100	240						
蒸米饭	1 小碗	50	120						
馒头	1 个	50	25		打卤面	1 大碗	100	250	
包子	1 个	150	80		麻酱面	1 大碗	150	180	稀释麻酱 40g 含水 40mL
豆包	1 个	50	34		油饼	1 个	100	25	
糖包	1 个	50	30		炸糕	1 个	50	15	
菜包	1 个	150	80		烧饼	1 个	50	20	
烙饼	1 块	50	20						

续表

食物名	单位量	原料量（g）	含水量（mL）	备注	食物名	单位量	原料量（g）	含水量（mL）	备注
花卷	1个	50	25		煎饼	1个	200	15	
水饺	1个		20	一两面粉5个	白薯		100	58	
蒸饺	1个	25	40	一两面粉2个	油条		100	20	
馄饨	1大碗	100	350		玉米		100	60	
蛋糕		50	25		饼干	1块	7	2	
面包		50	25		点心	1块	20	10	
大米粥	1大碗	50	400		面片汤	1大碗	100	350	
菜粥	1大碗	50	400		燕麦片	200mL	50	170	
小米粥	1大碗	60	400		藕粉	225mL	50	210	

附表2-5 豆制品类食物含水量表

食物名	单位量	原料量（g）	含水量（mL）	备注	食物名	单位量	原料量（g）	含水量（mL）	备注
南豆腐		100	70		豆腐干		100	45	
北豆腐		100	60		酱豆腐	半块	20	10	

附表2-6 蛋类食物含水量表

食物名	单位量	原料量（g）	含水量（mL）	备注	食物名	单位量	原料量（g）	含水量（mL）	备注
煮鸡蛋	1个	40	30		蛋羹	1大碗	60	260	
松花蛋	1个	60	34		炒鸡蛋	1碟		50	2个鸡蛋
鸭蛋	1个	100	72		鹌鹑蛋		100	60	

参 考 文 献

［1］中华中医药学会．中医护理常规技术操作规程（ZYYXH/T1.1 - 2006）［M］．北京：中国中医药出版社，2006.

［2］姜桂春．肿瘤护理学［M］．2 版．上海：上海科学技术出版社，2016.

［3］缪景霞，周小平．肿瘤科护理细节问答全书［M］．北京：化学工业出版社，2013.

［4］王建荣，罗莎莉．肿瘤疾病护理指南［M］．北京：人民军医出版社，2013.

［5］葛均波，徐永健．内科学［M］．北京：人民卫生出版社，2013.

［6］李庆印，李峥，康晓凤，等．成人急性心力衰竭护理实践指南［J］．中国护理管理，2016，16（9）：1179 - 1186.

［7］杨跃进，华伟．阜外心血管内科手册［M］．2 版．北京：人民卫生出版社，2013.

［8］姚景鹏．内科护理学［M］．北京：科学出版社，2000.

［9］曾和松，汪道文．心血管内科疾病诊疗指南［M］．3 版．北京：科学出版社，2013.

［10］丁淑贞，姜秋红．心血管内科临床护理［M］．北京：中国协和医科大学出版社，2016.

［11］张铭光，杨小莉，唐承微．消化内科护理手册［M］．北京：科学出版社，2015.

［12］丁蔚，王玉珍，胡秀英．消化系统疾病护理实践手册［M］．北京：清华大学出版社，2016.

［13］关玉霞．北京协和医院消化内科护理工作指南［M］．北京：人民卫生出版社，2016.

［14］杨艳，李丹．新编护士必读［M］．沈阳：辽宁科学技术出版社，2012.

［15］杨莘．神经疾病护理学［M］．北京：人民卫生出版社，2005.

［16］周宏珍，石红梅．神经内科护理细节问答全书［M］．北京：化学

工业出版社，2016.

[17] 王丽华. 神经外科护理 [M]. 北京：人民军医出版社，2009.

[18] 瞿幸. 中医皮肤性病学 [M]. 北京：中国中医药出版社，2014.

[19] 高芳，骆秋芳. 血液及造血系统疾病患者的护理 [M]. 北京：中国协和医科大学出版社，2005.

[20] 赵凤军，胡晓玲，田瑞芳. 血液科临床护理 [M]. 北京：军事医科科学出版社，2013.

[21] 陈伟红，卫诺. 肾脏内科护理基本知识与技能930问 [M]. 北京：科学出版社，2010.

[22] 徐筱萍，翁素珍. 临床护士职业防护 [M]. 上海：上海科学技术出版社，2010.

[23] 国家中医药管理局. 中医病症诊断疗效标准 [M]. 南京：南京大学出版社，1994.

[24] 李曰庆，何清湖. 中医外科学 [M]. 北京：中国中医药出版社，2002.

[25] 李乐之. 外科护理学 [M]. 北京：人民卫生出版社，2012.

[26] 韦企平. 视神经疾病专家答疑解惑 [M]. 北京：人民卫生出版社，2013.

[27] 韦企平，路明，邓慧娟. 青光眼患者必读 [M]. 2版. 北京：人民卫生出版社，2014.

[28] 郑修霞. 妇产科护理学 [M]. 5版. 北京：人民卫生出版社，2013.

[29] 陈孝平，汪建平. 外科学 [M]. 北京：人民卫生出版社，2013.

[30] 黄志强. 外科手术学 [M]. 北京：人民卫生出版社，2005.

[31] 吴孟超，吴在德. 黄家驷外科学 [M]. 北京：人民卫生出版，2008.

[32] 魏革，刘苏君，王方. 手术室护理学 [M]. 北京：人民军医出版社，2014.

[33] 李乃卿. 外科学 [M]. 上海：上海科学技术出版社，2006.

[34] 吴在德，吴肇汉. 外科学 [M]. 北京：人民卫生出版社，1984.

[35] 凉山. 乳腺癌患者术后渐进康复操 [J]. 人人健康，2008，(9)：39.

[36] 刁乃洁. 急性乳腺炎患者的临床护理 [J]. 世界最新医学信息文摘（连续型电子期刊），2014，14 (30)：414.

［37］徐立华．钱培芬．重症护理学［M］．人民卫生出版社，2008.

［38］栾京梅．体外冲击波碎石在泌尿结石患者中的应用及护理［J］．中国保健营养（中旬刊），2012，（10）：194.

［39］安阿玥．肛肠病学［M］．北京：人民卫生出版社，2015.

［40］卢参省，马春耕，石健，等．肛肠病答疑［M］．合肥：合肥工业大学出版社，2014.

［41］赵小义．外科护理学［M］．西安：西安交通大学出版社，2016.

［42］孙田杰，王兴华．外科护理学［M］．北京：人民卫生出版社，2015.

［43］刘大为．实用重症医学［M］．北京：人民卫生出版社，2010.

［44］王方．现代化洁净手术部护理工作指南［M］．北京：北京大学医学出版社，2004.

［45］郭莉．手术室护理实践指南［M］．北京：人民卫生出版社，2016.

［46］陈香美．血液净化标准操作规程［M］．北京；人民军医出版社，2010.

［47］杨晓梅，等．血液净化中心培训手册［M］．北京：人民卫生出版社，2010.

［48］向晶，马志芳．血液透析专科护理操作指南［M］．北京：人民卫生出版社，2014.

［49］向晶，马志芳，肖光辉．血液透析用血管通路护理操作指南［M］．北京：人民卫生出版社，2015.

［50］徐国英，刘颖青，李春燕．急诊专业护士资格认证培训教程［M］．北京：人民军医出版社，2013.

［51］胡亚美，江载芳．诸福棠实用儿科学［M］．7版．北京：人民卫生出版社，2002.

［52］袁尚华．中医健康体检在"治未病"中的作用［J］．中国中医药信息杂志，2015，22（01）：8-10.

［53］袁尚华．中医五位一体健康管理法整体预防慢性病［J］．中华中医药杂志，2014，29（10）：3170-3172.

［54］李晓松．护理学基础学习及实习指导［M］．北京：人民卫生出版社，2008

［55］李秋萍．护患沟通技巧［M］．北京：人民军医出版社，2010.

［56］邹红．护理文化建设［M］．北京：军事医学科学出版社，2011.

［57］吴欣娟．临床护理技术操作并发症与应急处理［M］．北京：人民

卫生出版社，2011.

[58] 牟明威. 专家教你读懂化验单 ［M］. 北京：化学工业出版社，2013.

[59] 牟兆新，夏广军. 人体形态与结构 ［M］. 北京：人民卫生出版社，2016：113 - 124.

[60] 杨俊卿，秦大莲. 药理学 ［M］. 2 版. 北京：科学出版社，2018：292 - 299.

[61] 朱蕾. 临床肺功能 ［M］. 2 版. 北京：人民卫生出版社，2016：29 - 33，398 - 400.

[62] 张雅丽. 中医护理 ［M］. 上海：复旦大学出版社，2015：278 - 284.

[63] 张毅敏，夏文进. 肺癌患者血清 CA125 水平与肺癌转移的关系分析 ［J］. 浙江医学，2009，31（5）：599 - 601.

[64] 王海燕，朱正学，肖燕，等. 非小细胞肺癌血清中 CA125、CEA 的浓度及意义 ［J］. 中国肺癌杂志，2008，（1）：97 - 100.

[65] 杨刚，何安南，曹进平. 肺癌血清 CEA、CA125、CA19 - 9 联检的诊断价值 ［J］. 皖南医学院学报，2007，（3）：181 - 182.

[66] 范燕平，钱玉华，周文琴. 常见病症中西医结合健康教育. 上海：上海科学技术文献出版社，2009.

[67] 李军祥. 中医内科学 ［M］. 北京：中国中医药出版社，2015.

[68] 肖激文. 实用护理药物学 ［M］. 北京：人民军医出版社，2007.

[69] 匡培根. 神经系统疾病药物治疗学 ［M］. 北京：人民卫生出版社，2008.

[70] 刘芳，杨莘. 神经内科重症护理手册 ［M］. 北京：人民卫生出版社，2017.

[71] 杨崇礼，邓家栋. 血液病学 ［M］. 上海：上海科学技术出版社，1985：52 - 61.

[72] 李德爱，孙伟. 肾内科治疗药物的安全应 ［M］. 北京：人民卫生出版社，2014.

[73] 王海燕，肾脏病学 ［M］. 北京：人民卫生出版社，2008.

[74] 张延龄，吴肇汉. 实用外科学 ［M］. 北京：人民卫生出版社，2012.

[75] 崔慧先. 系统解剖学 ［M］. 北京：人民卫生出版社，2008.

[76] 陈茂君，蒋艳，游潮. 神经外科护理手册·临床护理指南丛书 ［M］. 北京：科学出版社，2015.

［77］瞿幸．中医皮肤性病学［M］．北京：中国中医药出版社．2014.

［78］蒋米尔，张培华．临床血管外科学［M］．北京：科学出版社，2011.

［79］邹仲之，李继承．组织学与胚胎学［M］．北京：人民卫生出版社，2008.

［80］张素秋，孟昕，李莉．常见病中医护理常规．北京：人民军医出版社，2012.

［81］李乃卿，何清湖．中西医结合外科学［M］．中国中医药出版社，2014.

［82］肖激文．实用护理药物学［M］．北京：人民军医出版社，2007.

［83］严振国．正常人体解剖学［M］．上海：上海科学技术出版社，2005.

［84］刘仍海，韩平，张建柏．肛肠疾病诊疗讲座［M］．北京：人民军医出版社，2015.

［85］乐杰．妇产科学［M］．北京：人民卫生出版社，2008.

［86］王卫平．儿科学［M］．北京：人民卫生出版社，2013.

［87］汪受传．中医儿科学［M］．北京：人民卫生出版社，1998.

［88］王辰．危重症医学［M］．北京：人民卫生出版社，2012.

［89］戴万亨．中西医临床内科学［M］．北京：中国医药科技出版社，2003.

［90］王辰．团体健康体检管理存在的主要问题及对策［J］．全科护理，2013，11（9）：833－834.

［91］邬瑞．健康体检的注意事项［J］．内蒙古中医药，2014，33（7）：101.

［92］中华人民共和国卫生部疾病控制司．中国成人超重和肥胖症预防控制指南［M］．北京：人民卫生出版社，2006.

［93］中华中医药学会．中医体质分类与判定（ZYYXH/T 157－2009）［M］．北京：中国中医药出版社，2009.

［94］潘倩仪．中医体质辨识在健康体检中的应用价值和推广策略［J］．中医临床研究，2012，（19）：113－114.

［95］王苏娜，诸毅晖．浅谈经络辨证在针灸临床中的应用［J］．针灸临床杂志，2006，22（3）：3－5.

［96］佟旭，林晓峰．体质与证候的相关性浅谈［J］．中医药信息，2013，30（4）：15－16.

［97］朱文锋．创立以证素为核心的辨证新体系［J］．湖南中医学院学报，2004，24（6）：38－39．

［98］陈志强，蔡光先．中西医结合内科学［M］．北京：中国中医药出版社，2012．

［99］陈红风．中医外科学［M］．北京：中国中医药出版社，2016．

［100］晁恩祥．今日中医内科［M］．北京：人民卫生出版社，2011．

［101］葛志红，李达．中医临床诊治血液科专病［M］．北京：人民卫生出版社，2013．

［102］中华中医药学会．中医内科常见病诊疗指南（ZYYXH/T50～135－2008）［M］．北京：中国中医药出版社，2008．

［103］田德禄，蔡淦．中医内科学［M］．上海：上海科学技术出版社，2013．

［104］中华医学会呼吸病学分会．中国成人社区获得性肺炎诊断和治疗指南［J］．中华结核和呼吸杂志，2016，39（4）：253－279．

［105］曾庆华．中医眼科学［M］．北京：中国中医药出版社，2003．

［106］张玉珍．中医妇科学［M］．北京：中国中医药出版社，2008．

［107］中华中医药学会脾胃病分会．胆囊炎中医诊疗专家共识意见（2017）［J］．中国中西医结合消化杂志，2017，25（4）：241－247．

［108］中华中医药学会脾胃病分会．急性胰腺炎中医诊疗专家共识意见［J］．中华中医药杂志，2013，28（6）：1826－1832．